U0142170

■ 本書配合5DA5《配鏡學》使用 ■

朱泌錚 黃大明 編著

驗光配鏡職考題庫

Optometry and Ophthalmic Dispensing Standard Text

◆ 配鏡師、驗光師專業職考必備題庫
◆ 視光科等相關科系學生必備試題集

五南圖書出版公司 印行

目　錄

定配工理論知識　151

驗光師理論知識

模擬試卷（一）

一、選擇題（第1題～第160題。選擇正確的答案，將相應的字母填入題內的括號中。每題0.5分，滿分80分）

1. （　）當量氯化鈉是淚液的滲透壓的正常值。　(A)0.09%～1.02%　(B)0.09%～1.20%　(C)0.90%～1.02%　(D)0.90%～1.20%

2. 0.52公釐是用光學方法測量活體角膜（　）的正常值。　(A)厚度　(B)曲率　(C)中央部厚度　(D)周邊部厚度

3. 以鼻端標示法表示的軸向L30，改用太陽穴法表示為（　）。　(A)120°　(B)60°　(C)30°　(D)15°

4. 在光學恆等變換規則中規定若原軸位小於、等於90°時新軸位應（　）。　(A)不變　(B)加90°　(C)加30°　(D)乘30°

5. （　）為角膜折射率的正常值。　(A)1.336　(B)1.376　(C)1.406　(D)1.437

6. （　）為房水折射率的正常值。　(A)1.336　(B)1.376　(C)1.406　(D)1.437

7. 與物體距離遠近成反比的是（　）。　(A)視軸　(B)視角　(C)光軸　(D)固定軸

8. 由兩個（　）構成的透明介質稱為透鏡。　(A)反射面　(B)直射面　(C)折射面　(D)對射面

9. 有色玻璃鏡片有使眼睛不受（　）侵害的作用。　(A)紫外線　(B)光線　(C)空氣　(D)藥品

10. 兩眼屈光度差別超過（　）為屈光參差的診斷依據。　(A)1.00D　(B)2.00D　(C)−3.00D　(D)3.00D

11. 屈光參差的臨床表現有（　）、交替視力、單眼視力。　(A)複合視力　(B)混合視力　(C)矯正視力　(D)雙眼視力

12. 從理論上講，（　）。　(A)調節與集合同步　(B)調節先於集合　(C)調節落後於集合　(D)調節與集合無關

13. 由一個遠用矯正和一個近用矯正兩個部分組成的鏡片為（　）。　(A)近用鏡片　(B)遠用鏡片　(C)漸近多焦鏡片　(D)雙焦點鏡片

14. 雙焦點或三焦點鏡片的子片一般位於鏡片的（　）。　(A)中部　(B)上部　(C)下部　(D)外部

15. （　）位於晶體與視網膜之間。　(A)房角　(B)房水　(C)虹膜　(D)玻璃體

16. 玻璃體正常情況下是（　）。　(A)透明的　(B)半透明的　(C)含雜質的　(D)不透明的

17. 角膜、房水（　）及玻璃體稱為屈光介質。　(A)角膜上皮　(B)角膜內皮　(C)晶體　(D)視網膜

18. 眼底鏡下的玻璃體混濁（　）。　(A)都是病理性的　(B)都是生理性的　(C)都是物理性的　(D)都是化學性的

19. 在照明度逐漸減低的情況下，最後失去辨別（　）的能力。　(A)紅色　(B)黃色　(C)藍色　(D)綠色

20. 後天性色覺障礙的原因包括（　）。　(A)物理性、心理性及器質性　(B)心理性、生理性及器質性　(C)生理性、物理性及器質性　(D)生理性、物理性及心理性

21. 紅色與（　）盲是最常見的色覺障礙。　(A)藍色　(B)黃色　(C)綠色　(D)橙色

22. 可導致色覺障礙的疾病有（　）。　(A)青光眼與玻璃體混濁　(B)視神經炎與玻璃體混濁　(C)視神經炎與虹膜炎　(D)視神經炎與青光眼

23. 色覺障礙包括（　）。　(A)色盲　(B)色散　(C)色盲與色弱　(D)全色盲

24. 紅色盲辨別（　）的能力喪失。　(A)紅色與綠色　(B)紅色與黃色　(C)紅色與藍色　(D)紅色

25. （　）者稱為全色盲。　(A)四色視　(B)三色視　(C)二色視　(D)一色視

26. 先天性色覺障礙的發生率為（　）。　(A)男多於女　(B)女多於男　(C)男同於女　(D)與性別無關

27. 完全反射光線的物體呈現（　）。　(A)黑色　(B)白色　(C)綠色　(D)黃色

28. 人眼的最小視角是由（　）決定的。　(A)屈光狀態　(B)人眼所具有的最小分辨力　(C)角膜狀況　(D)晶體狀況

29. （　）是我國目前視力表最常用的視標。　(A)「C」字　(B)「V」字　(C)「E」字　(D)不同的圖形

30. （　）是在我國常用的近視力檢查距離。　(A)20公分　(B)50公分　(C)70公分　(D)33公分

31. 使用交叉柱鏡比較前後兩面清晰度是否相同時（　）。　(A)兩面一定要同樣清楚　(B)兩面一定要同樣模糊　(C)同樣模糊與同樣清楚均可　(D)一面清楚一面模糊即可

32. 標準對數視力表中1.0相當於5分記錄法中的（　）。　(A)3.0　(B)3.1　(C)4.0　(D)5.0

33. 遠近視力均<1.0時眼的屈光狀態大致為（　）。　(A)遠視、復性遠散或有眼疾　(B)近視、復性遠散或有眼疾　(C)近視、復性近散或有眼疾　(D)近視、近視散光或有眼疾

34. 晶狀體的調節是通過（　）來完成的。　(A)睫狀肌　(B)眼外肌　(C)瞳孔括約肌　(D)瞳孔開大肌

35. 調節作用的兩個因素是（　）。　(A)晶狀體的厚度　(B)晶狀體的大小　(C)晶狀體的可塑性及睫狀肌的收縮力量　(D)睫狀肌的收縮力量

36. −3.00D的人眼的遠點在（　）。　(A)30公尺處　(B)3公尺處　(C)0.33公尺處　(D)0.033公尺處

37. 遠視眼的遠點與近點（　）。　(A)均在眼球前方　(B)均在眼球後方　(C)遠點較近點更遠　(D)分別在眼球前後

38. 40歲的人調節幅度約為（　）。　(A)5.0D　(B)50m　(C)5m　(D)lm

39. 某人為正視眼，如近點為20cm，那麼他的調節範圍為（　）。　(A)10～20cm　(B)20～30cm　(C)20～∞cm　(D)0～∞cm

40. 調節、集合與（　）是近反射的三聯運動。　(A)瞳孔不變　(B)瞳孔開大　(C)瞳孔縮小　(D)前移

41. 如果要檢測結果靈敏，那麼應讀選擇交叉柱鏡的度數為（　）。　(A)±1.0D　(B)±0.75D　(C)±0.50D　(D)±0.25D

42. 如果矯正視力為0.8，那麼雙眼平衡時應選擇（　）那一行為視標。　(A)0.2　(B)0.5　(C)0.6　(D)1.0

43. （　）是雙眼平衡的目的。　(A)平衡雙眼的度數　(B)平衡雙眼的視力　(C)

等同雙眼的刺激 (D)縮小雙眼的屈光差別

44. （ ）是雙眼平衡的前提。 (A)雙眼霧視+1.00D (B)霧視的視力達到0.6 & 0.8 (C)雙眼霧視+0.50D (D)雙眼霧視+0.75D

45. 雙眼平衡時左眼稜鏡底向下，那麼右眼稜鏡底（ ）。 (A)向上 (B)向下 (C)向內 (D)向外

46. 雙眼平衡時如右眼較清楚，那麼應（ ）。 (A)左眼加+0.25D (B)右眼加+0.25D (C)左眼加−0.25D (D)右眼加−0.25D

47. （ ）是雙眼不能平衡時採取的措施。 (A)讓弱勢眼保持較好的視力 (B)讓優勢眼保持較好的視力 (C)提高優勢眼的鏡度 (D)提高弱勢眼的鏡度

48. （ ）可用來作老花鏡片。 (A)負球鏡片與正球鏡片 (B)只有正球鏡片 (C)只有負球鏡片 (D)只有柱鏡鏡片

49. （ ）是確定漸進鏡片遠用屈光度的原則。 (A)遠視度數控制在+3.0D以內 (B)遠視度數控制在+5.0D以內 (C)遠視能深則深 (D)遠視能淺則淺

50. （ ）測量調節幅度時，最後被檢者所添加的負鏡度總和就是調節幅度。 (A)負鏡法 (B)正鏡法 (C)推進法 (D)托後法

51. 漸進多焦鏡片加光的量越大（ ）。 (A)遠用區越大 (B)近用區越大 (C)三稜鏡越大 (D)每側像差越大

52. 老花眼驗配是以（ ）為基礎的。 (A)矯正視力達到0.8 (B)遠用屈光狀態的矯正 (C)近用屈光狀態的矯正 (D)矯正視力達到1.0

53. （ ）一般不會發生在老花眼上。 (A)調節滯後更明顯 (B)調節幅度下降 (C)遠視力下降 (D)近視力下降

54. 漸近鏡片基本上可分為（ ）。 (A)視遠、近區及漸變區 (B)視遠區及視近區 (C)漸變區及視遠視近區 (D)漸變區及視遠視近區、像差區

55. 漸近鏡加稜鏡是為了（ ）。 (A)增加鏡片的厚度 (B)增加鏡片的重量 (C)減少鏡片的重量 (D)減薄鏡片的厚度

56. 漸進鏡暫時標記包括（ ）。 (A)商標 (B)隱形小刻印 (C)加光度 (D)配鏡十字

57. （ ）是漸近鏡軟性設計的優點。 (A)漸進區寬而長 (B)漸進區細而長

(C)漸進區細而短　(D)漸進區寬而短

58. 漸進多焦鏡片從遠用區到近用區的鏡度變化（　）。　(A)無關緊要　(B)決定過渡槽的寬度　(C)是固定的　(D)呈0.25D遞增

59. （　）是漸進多焦鏡片的優點。　(A)看中距與看近清晰　(B)全程的清晰視力　(C)看遠與看中距離均能看清　(D)看遠與看近均能看清

60. 漸進多焦鏡片畸變像差會使戴鏡者頭部移動時感到（　）。　(A)無法移動　(B)視物變形　(C)物體變大　(D)物體變小

61. （　）是不適合配戴普通漸進多焦眼鏡的職業。　(A)教師　(B)書記員　(C)秘書　(D)圖書管理員

62. 漸近多焦眼鏡鏡架選擇時瞳孔中心至鏡架底部最小應為（　）。　(A)20mm　(B)18mm　(C)16mm　(D)12mm

63. 鏡架調整的主要內容包括（　）。　(A)頂點距離　(B)鏡框大小　(C)鏡框高度　(D)鏡框寬度

64. （　）是鏡架頂點距的一般要求。　(A)8～17mm　(B)13～17mm　(C)10～15mm　(D)15～20mm

65. 鏡架前傾角是為了（　）。　(A)外觀美觀　(B)配戴舒適　(C)擴大視遠區視野　(D)擴大視近及中間區的視野

66. 平行光線通過交叉圓柱鏡後形成（　）。　(A)史氏光錐　(B)史氏圓錐　(C)特納氏圓錐　(D)特納氏光錐

67. 散光患者霧視後，則兩條焦線必須在（　）。　(A)視網膜上　(B)視網膜後　(C)視網膜西側　(D)視網膜前

68. 視標到（　）是推進法測量Amp（調節幅度）時測量的距離。　(A)視網膜　(B)角膜　(C)晶體　(D)眼鏡平面

69. 負鏡度測定Amp（調節幅度）時，最後所添加的負鏡度總和就是（　）。　(A)被檢者的屈光度　(B)檢查者的屈光度　(C)Amp的一半　(D)Amp

70. 霧視後晶體的屈光力比原來（　）。　(A)變大　(B)不變　(C)變厚　(D)變小

71. 散光的度數與軸向是用（　）來精確的。　(A)裂隙片　(B)散光表　(C)視力表　(D)交叉柱鏡

72. 雙眼視力平衡是為了（　）。　(A)單眼達到最佳視力　(B)雙眼達到最佳視力 (C)等同雙眼視力　(D)達到清晰、舒適用眼，避免視疲勞

73. （　）是確定Add的最後一步。　(A)霧視+1.00D　(B)精確Add　(C)試戴與評估　(D)霧視+2.00D

74. （　）是可以通過散光表來大致測試的。　(A)準確軸位　(B)準確度數　(C)性質　(D)軸位

75. 遠視患者造成「人工近視」須加（　）。　(A)負球鏡片　(B)平光鏡片　(C)正球鏡片　(D)雙光鏡片

76. 霧視時，加正鏡片的幅度為（　）。　(A)每次+0.75　(B)每次+0.50　(C)每次+0.25　(D)每次+1.00

77. 按公式計算，80歲的老年人調節幅度應為（　）。　(A)0D　(B)−5D　(C)−3D　(D)3D

78. 以公尺為單位的工作距離的倒數稱為（　）。　(A)調節幅度　(B)最小調節幅度　(C)調節需求　(D)最小調節需求

79. （　）為雙色法的原理。　(A)藍光與綠光成像位置不同　(B)紅光與藍光成像位置不同　(C)藍光與黃光成像位置不同　(D)紅光與綠光成像位置不同

80. 遠視眼的配鏡處方（　）。　(A)都是近視鏡　(B)都是正鏡　(C)可以是近視鏡　(D)一定是近視鏡

81. 老花眼的原因不會是（　）。　(A)睫狀肌功能減退　(B)晶體變硬　(C)晶體變軟　(D)晶體囊膜彈性減退

82. 瞳高是指（　）至鏡框下緣內槽的距離。　(A)瞳孔上緣　(B)瞳孔中心　(C)瞳孔下緣　(D)角膜下緣

83. 漸近多焦鏡片視近區過小可能是由於（　）。　(A)瞳高過大　(B)瞳距過大 (C)瞳距過小　(D)瞳高過小

84. 斜視時，瞳距測量可採取（　）測量。　(A)單眼遮蓋法　(B)雙眼遮蓋法 (C)雙眼平視　(D)輻輳法

85. （　）是漸近多焦鏡片處方中應包括的內容。　(A)遠附加與瞳高　(B)近附加與瞳高　(C)遠附加與角膜曲率　(D)近附加與角膜曲率

86. 矯正眼鏡的放大倍率與（　）無關。　(A)眼鏡後頂點屈光度　(B)眼鏡前頂點屈光度　(C)鏡眼距　(D)鏡片形式

87. 大約2.00D的角膜散光可產生（　）網膜像的變形。　(A)0.06%　(B)0.03%　(C)0.3%　(D)0.6%

88. 盡早發現盡早（　）是12歲以下兒童屈光參差的矯正原則。　(A)矯正一半　(B)部分矯正　(C)矯正1/3　(D)全部矯正

89. 兒童一般在6歲前進行屈光參差矯正，尤其是（　）。　(A)近視性屈光不正　(B)遠視性屈光不正　(C)散光　(D)遠視性屈光參差

90. 一老者驗光結果為0D−2.00D, OS−6.00D，那麼他的處方可能為：　(A)0D−2.00D, OS−4.00D　(B)0D−2.00D, OS−7.00D　(C)0D−2.00D, OS−6.00D　(D)0D-3.00D, OS−4.00D

91. 年齡（　）適應屈光參差的能力越強。　(A)越大　(B)在10歲左右　(C)越小　(D)在20歲左右

92. 兒童雙眼視力仍在發育，即使低度（　）也能導致弱視。　(A)近視　(B)遠視　(C)散光　(D)屈光參差

93. 屈光參差發生的年齡與弱視的關係為（　）。　(A)年齡越小程度越深　(B)年齡越小程度越淺　(C)年齡越大程度越深　(C)無關係

94. 屈光參差時屈光不正較高的眼試配隱形眼鏡的條件為（　）。　(A)矯正視力0.5以上，無明顯斜視　(B)矯正視力0.5以上　(C)矯正視力0.5以上，有明顯斜視　(D)矯正視力1.0以上，無明顯斜視

95. 透鏡的稜鏡效應公式中F代表（　）。　(A)三稜鏡效應△　(B)偏心距mm　(C)偏心距cm　(D)鏡度D

96. （　）是不能植入人工晶體的白內障術後無晶體眼矯正較理想的方法。　(A)框架眼鏡　(B)角膜接觸鏡　(C)手術　(D)無框眼鏡

97. 人眼注視某一方向時眼的視軸與鏡片後表面相交點稱為（　）。　(A)光心　(B)視點　(C)視軸　(D)幾何光心

98. 屈光參差有散光時，在垂直方向的屈光度差大於（　）時應謹慎驗配漸進鏡。　(A)1.0D　(B)3.0D　(C)4.0D　(D)2.0D

99.（　）是隱形眼鏡沉澱物的主要來源。　(A)空氣　(B)隱形眼鏡鏡片　(C)眼內　(D)淚液

100.（　）是最常見的隱形眼鏡鏡片沉澱物。　(A)鈣點　(B)結石　(C)蛋白膜　(D)類脂

101.蛋白質是構成隱形眼鏡沉澱物（　）的主要成分。　(A)類脂　(B)蛋白膜　(C)鈣石　(D)結石

102.促使隱形眼鏡蛋白膜形成的條件是（　）。　(A)瞬目頻率高　(B)淚液量大　(C)淚膜破裂時間縮短　(D)淚膜破裂時間延長

103.造成隱形眼鏡沉澱物量比較大的材料是（　）。　(A)低含水、非離子性　(B)低含水離子性　(C)高含水離子性　(D)高含水非離子性

104.（　）是巨乳頭性結膜炎的主要特徵。　(A)下瞼血管充血　(B)上瞼血管充血　(C)下瞼乳頭增生　(D)上瞼乳頭增生

105.發生巨乳頭結膜炎時應當（　）。　(A)停戴隱形眼鏡　(B)繼續配戴隱形眼鏡　(C)不需治療　(D)改戴框架眼鏡

106.預防隱形眼鏡蛋白質沉澱物可採用（　）。　(A)熟消毒　(B)高含水離子性鏡片　(C)蒸餾水浸泡　(D)治療導致淚液中蛋白質含量增加的眼病

107.護理液有（　）可誘發脂質沉澱。　(A)Na_2O_2　(B)疏水親脂性　(C)親水疏脂性　(D)SiO_2

108.（　）可以預防膠凍塊形成。　(A)縮小鏡片直徑　(B)增加鏡片直徑　(C)加大鏡片的基弧　(D)改變其D/K值

109.膠凍塊多見於（　）。　(A)散發者　(B)群聚　(C)成對出現　(D)單個發生

110.（　）常見為鏡片基質有無沉澱物。　(A)真菌沉澱物　(B)脂質沉澱物　(C)蛋白質沉澱物　(D)膠凍塊

111.隱形眼鏡的（　）通常是以異物感為主要標準來評估的。　(A)材料特性　(B)舒適度　(C)設計　(D)鏡片大小

112.隱形眼鏡舒適度分值為1分時表現為（　）。　(A)基本無感覺　(B)異物感　(C)疼痛　(D)疼痛，不能睜眼

113.（　）是隱形眼鏡最常見的污染源。　(A)空氣　(B)髒手及潮濕的儲存盒

(C)潮濕的儲存盒　(D)髒手

114.隱形眼鏡銹斑發生率（　）。　(A)化學消毒片約為7%　(B)熱消毒約30%　(C)化學消毒片約20%　(D)熱消毒約50%

115.隱形眼鏡蛋白質膜的變性收縮可致（　）。　(A)角膜炎　(B)結膜炎　(C)鏡片混濁變形　(D)圓錐角膜

116.配戴有真菌生長的鏡片極易引起（　）。　(A)白內障　(B)角膜炎　(C)青光眼　(D)鞏膜炎

117.隱形眼鏡蛋白質沉澱物溶菌酶約為（　）左右。　(A)10%　(B)27%　(C)57%　(D)87%

118.誘發膠凍塊的原因有（　）。　(A)配適過鬆　(B)瞬目不良　(C)淚液過少　(D)淚液過多

119.（　）不是真菌沉澱物的誘因。　(A)濕熱的環境條件　(B)鏡片盒的污染　(C)鑷子的污染　(D)使用含防腐劑的生理食鹽水

120.早期真菌斑多為（　）。　(A)黑色絲狀　(B)黑色絮狀　(C)白色絮狀　(D)綠色絮狀

121.銹斑中的鐵鹽蛋白來源於（　）。　(A)白細胞　(B)結膜細胞　(C)角膜細胞　(D)紅細胞

122.配戴隱形眼鏡為了避免操作不當損及鏡片，可選擇（　）的鏡片。　(A)高含水量、稍薄　(B)高含水量、稍厚　(C)低含水量、稍厚　(D)低含水量、稍薄

123.高齡配戴隱形眼鏡者因眼瞼鬆弛，應適當（　）。　(A)加緊鏡片配適　(B)選擇大直徑鏡片　(C)減小鏡片基弧　(D)放鬆鏡片配適

124.（　）是散光焦度屈光參差者理想的選擇。　(A)切削工藝製作的高含水量薄球面鏡片　(B)切削工藝製作的高含水量厚球面鏡片　(C)澆鑄工藝製作的低含水量厚球面鏡片　(D)切削工藝製作的低含水量厚球面鏡片

125.（　）的隱形眼鏡是高度遠視患者理想的選擇。　(A)低含水量、高透氧材料　(B)高含水量、高透氧材料　(C)低含水量　(D)高含水量

126.影響隱形眼鏡配戴的設計因素有（　）。　(A)含水量　(B)矢深　(C)極性　(D)強度

127.（　）基本不影響隱形眼鏡配戴。　(A)角膜型態　(B)眼瞼力　(C)淚液特性 (D)結膜囊大小

128.軟性隱形眼鏡配戴過緊的表現為（　）。　(A)鏡片復位速度過快　(B)鏡片 復位速度過慢　(C)與鏡片復位速度無關　(D)以上都不對

129.軟性隱形眼鏡鏡片配適過鬆可致（　）增加。　(A)負鏡效應　(B)散光效應 (C)正鏡效應　(D)正鏡或負鏡效應

130.軟性隱形眼鏡配適過緊時應（　）。　(A)增加鏡片基弧　(B)增加鏡片直徑 (C)增加鏡片曲率半徑　(D)減小鏡片曲率半徑

131.軟性隱形眼鏡配適過鬆時應（　）。　(A)減小鏡片基弧　(B)減小鏡片直徑 (C)減小鏡片曲率半徑　(D)增加鏡片曲率半徑

132.（　）是護理液毒性反應的表現。　(A)白內障　(B)角膜穿孔　(C)角膜彌散 性點狀染色　(D)角膜潰瘍

133.隱形眼鏡鏡片如殘留酶清潔劑可導致（　）。　(A)過敏反應　(B)缺氧　(C) 毒性反應　(D)鏡片損壞

134.（　）是隱形眼鏡護理液過敏反應的表現。　(A)再激感、視力感下降　(B) 頭痛、眼紅　(C)眼紅、刺激感　(D)頭痛、噁心

135.隱形眼鏡護理液過敏反應的可能原因為（　）。　(A)對防腐劑過敏　(B)對 所有成分過敏　(C)對塑料過敏　(D)對激素過敏

136.全功能護理液（　）。　(A)開瓶後可使用1個月　(B)開瓶後可使用3個月 (C)開瓶前可保存1年　(D)開瓶前可保存2年

137.隱形眼鏡鏡片浸潤消毒時間通常為（　）以上。　(A)1小時　(B)4小時 (C)3小時　(D)2小時

138.去蛋白酶片浸泡超過（　）後因鬆解的沉澱物可自然恢復可使護理效價降 低。　(A)2小時　(B)6小時　(C)8小時　(D)12小時

139.全功能護理液包括（　）。　(A)整合劑：Nacl　(B)螯合劑：依地酸二鈉 (C)整合劑：聚合雙胍消毒劑　(D)整合劑：Cacl

140.聚合物表面活性劑具有（　）。　(A)單重極性　(B)雙重極性　(C)高效滅菌 作用　(D)較高的毒性

141. 聚合雙弧類（　　）。　(A)滅菌機制不同於洗必太　(B)不與鏡片表面蛋白質沉澱物結合　(C)易於產生防腐劑聚積　(D)非特性殺滅細菌

142. 蛋白水解酶（　　）。　(A)易溶於水　(B)不易溶於水　(C)受熱不易分解　(D)30℃即會失效

143. （　　）不是潤眼液的成分。　(A)滲透壓調整劑　(B)緩衝劑　(C)螯合劑　(D)蛋白酶

144. （　　）是潤眼液的潤滑成分。　(A)葡聚糖　(B)聚乙烯酸　(C)甘油　(D)羥乙基纖維素

145. （　　）在常用情況下，接目鏡會有手指印或灰塵玷污，會影響視物清晰度，可用鏡頭紙或無水酒精擦拭。　(A)裂隙燈　(B)瞳距尺　(C)眼壓計　(D)視野計

146. 裂隙燈在使用前要按照使用者的屈光不正度，分別轉動兩個目鏡的（　　）。　(A)方向　(B)距離　(C)大小　(D)調節圈

147. 裂隙燈的光源亮度不夠可能是（　　）老損，可拆下更換。　(A)光圈　(B)集光透鏡　(C)反射鏡　(D)燈泡

148. 裂隙燈的操縱桿操作不靈活可能是齒盤及軸上生鏽造成，可以在其上（　　）。　(A)滴潤滑袖　(B)滴酒精　(C)滴水　(D)其他

149. 雙光鏡片的識別內容包括種類、形式、屈光度、定心和（　　）。　(A)大小　(B)輕重　(C)厚薄　(D)形狀

150. 雙光鏡片的標記的第一步是定記視遠區的光心和柱鏡的（　　）。　(A)屈光度　(B)位置　(C)軸位　(D)方向

151. （　　）是雙光鏡在校配前必須檢驗的內容。　(A)兩子片外側的距離　(B)鏡框大小　(C)兩子片內側的距離　(D)近用屈光度是否與驗光單一致

152. 漸近多焦鏡片校配時，鏡片水平方向瞳距與裝配十字線距誤差超過（　　）時可能需要重新製作。　(A)0.1mm　(B)0.5mm　(C)lmm　(D)2mm

153. 顧客在發現漸近多焦鏡片配戴有問題時均應（　　）。　(A)在兩週後檢查　(B)及時複查　(C)三天後複查　(D)一週後複查

154. 漸近多焦鏡片上的暫時性標記如果用酒精不能擦去則試用（　　）。　(A)注射用水　(B)生理食鹽水　(C)乙酸　(D)丙酮

155.國家標準規定，驗光處方定配稜鏡眼鏡屈光率為（ ）的基底取向允偏差為±2°。 (A)<10.00△ (B)>5.00△ (C)<5.00△ (D)>10.00△

156.國家標準規定，正焦度鏡片（ ）的邊緣厚度不應小於1.2mm。 (A)÷10.00D (B)+5.00D (C)+2.00D (D)經配裝割邊後所有鏡片

157.對於（ ）的子鏡片可以找到它的光學中心。 (A)平頂 (B)圓頂 (C)方形 (D)菱形

158.對於光致變色玻璃鏡片的檢測是在（ ）。 (A)光照前進行目測判別 (B)光照後進行目測判別 (C)光照後進行放大判別 (D)光照前和光照後進行目測判別

159.鏡片內在疵病檢測時背景應為（ ）。 (A)反光的黑背景 (B)不反光的紅背景 (C)不反光的白背景 (D)不反光的黑背景

160.對單光鏡片質量檢測時可用（ ）的白熾燈照明。 (A)10W (B)20w (C)40W (D)30w

二、判斷題（第161題～第200題。將判斷結果填入括號中。正確的填「✓」，錯誤的填「×」。每題0.5分，滿分20分）

（ ）161.全心全意為消費者服務是每個驗光員必備的信念。

（ ）162.驗光員操作儀器時均應隨意操作。

（ ）163.淚膜水質層的主要功能是均勻地舖展於角膜表面，形成良好的屈光界面。

（ ）164.眼內直肌的主要作用是使眼球內轉。

（ ）165.眼下斜肌的主要作用是外旋眼球。

（ ）166.由葡萄膜炎、視網膜出血、外傷、腎炎、高度近視及年老等原因可致玻璃體混濁。

（ ）167.負球面透鏡是由底相對的大小不同的三稜鏡旋轉所組成。

（ ）168.負柱面透鏡是由底相對的大小不同的三稜鏡旋轉所組成。

（ ）169.角膜後面的曲率半徑的正常值為6.8mm。

（ ）170.三個平面相交形成的三角形透明柱稱三稜鏡。

（ ）171.光學樹脂片表面鍍多層防反射膜可防水防霧。

（　）172.屈光參差者的配鏡難題主要表現在調節平衡和視覺融像的問題。

（　）173.根據三原色學說，喪失部分綠色辨別力者稱綠色盲。

（　）174.近視眼調節範圍主要由遠點決定。

（　）175.只有在雙眼都達到相同的最好矯正視力時，才進行平衡除錯。

（　）176.柱鏡焦線在水平方向，軸位在垂直向。

（　）177.老花眼一般會在60歲後出現。

（　）178.漸進鏡的視野大於雙光鏡。

（　）179.晶體位置傾斜可導致殘餘散光。

（　）180.單眼瞳距是指單側瞳孔至鼻樑中線的距離。

（　）181.成年人屈光參差在5.00D以下者通常能全部矯正。

（　）182.人眼可容忍的水平方向的差異三稜鏡效應可為70△。

（　）183.只有少數的隱形眼鏡鏡片有脂質附著。

（　）184.如對隱形眼鏡護理液過敏則應暫停配戴直至痊癒。

（　）185.蛋白清除劑的主要成分為$CaCO_3$。

（　）186.常用的潤眼液的增黏成分有羥乙基纖維素。

（　）187.裂隙燈在長期使用擺放下會有灰塵玷污在反射鏡上，這樣會影響光源反射亮度，可用鏡頭紙或棉球蘸無水酒精擦拭。

（　）188.如裂隙燈的投射透鏡上有灰塵，可用無水酒精棉球擦拭。

（　）189.裂隙燈的集光透鏡受灰塵玷污後可用無水酒精棉球擦拭。

（　）190.裂隙燈是長期使用情況下要定期在其操縱桿和運動滑臺部位滴潤滑油。

（　）191.裂隙燈在開啟電源後不亮，可能是燈泡故障。

（　）192.裂隙燈的反射鏡固定螺絲鬆動可使投射光位置偏下。

（　）193.從鏡架側面看，鼻樑的兩側和托葉位置和傾斜度必須對稱。

（　）194.平頂雙光的缺點是近用區的最寬的部分位置較高。

（　）195.圓頂雙光的缺點是近用區的最寬部分位置較高。

（　）196.漸變片上隱性小刻印是暫時性標記。

（　）197.按國家標準規定，大於6.25D的驗光處方與定配眼鏡光學中心水平偏差可允許偏差為2mm。

（　）198.按國家標準規定，1.25D～2.00D的配裝眼鏡的光學中心的垂直互差允差為≤
3.0mm。

（　）199.國家標準規定，驗光處方定配稜鏡眼鏡屈光率為>2.00△～10.00△的允偏差
為±0.37△。

（　）200.近用區設計基準點是由定配工指明在鏡片上的位置。

模擬試卷（二）

一、選擇題（第1題～第160題。選譯正確的答案，將相應的字母填入題內的括號中。每題0.5分，滿分80分）

1. （　　）是每個驗光員必備的信念。　(A)文明禮貌　(B)熱情待客　(C)玩世不恭　(D)全心全意為消費者服務

2. （　　）當量氯化鈉是淚液的滲透壓的正常值。　(A)0.09%～1.02%　(B)0.09%～1.20%　(C)0.90%～1.02%　(D)0.90%～1.20%

3. 眼下直肌的主要作用是使眼球（　　）。　(A)內旋　(B)外旋　(C)上轉　(D)下轉

4. 0.52毫米是用光學方法測量活體角膜（　　）的正常值。　(A)厚度　(B)曲率　(C)中央部厚度　(D)周邊部厚度

5. 消除眼屈光間質的（　　）是瞳孔偏小的作用。　(A)球面差　(B)色散　(C)球面差和色覺　(D)球面差和色散

6. 由稜鏡頂相對的大小不同的三稜鏡旋轉所組成的透鏡為（　　）。　(A)正球面透鏡　(B)負球面透鏡　(C)正柱面透鏡　(D)負柱面透鏡

7. 由稜鏡頂相對的大小不同的三稜鏡單向排列所組成的透鏡為（　　）。　(A)正柱面透鏡　(B)負柱面透鏡　(C)正球面透鏡　(D)負球面透鏡

8. 7.7mm為（　　）曲率半徑的正常值。　(A)角膜前面　(B)角膜後面　(C)晶狀體前面　(D)玻璃體後面

9. （　　）為房水折射率的正常值。　(A)1.336　(B)1.376　(C)1.406　(D)1.437

10. 視角的大小與物體（　　）成反比。　(A)距離的遠近　(B)形狀的改變　(C)濕度的大小　(D)顏色的深淺

11. 由兩個（　　）構成的透明介質稱為透鏡。　(A)反射面　(B)直射面　(C)折射面　(D)對射面

12. 兩個平面相交形成的三角形透明柱稱（　　）。　(A)凸透鏡　(B)凹透鏡　(C)透鏡　(D)三稜鏡

13. 有色玻璃鏡片有使眼睛不受（　　）侵害的作用。　(A)紫外線　(B)光線　(C)

空氣　(D)藥品

14. 兩眼屈光度差別超過（　　）為屈光參差的診斷依據。　(A)1.00D　(B)2.00D
(C)－3.00D　(D)3.00D

15. 屈光參差的臨床表現有（　　）、交替視力、單眼視力。　(A)複合視力　(B)混合視力　(C)矯正視力　(D)雙眼視力

16. （　　）是雙眼視近時的三聯運動。　(A)調節、集合與瞳孔縮小　(B)調節
(C)瞳孔縮小　(D)調節、集合與瞳孔放大

17. 白內障術後不能立刻配鏡的原因是（　　）。　(A)視力不良　(B)傷口不癒合
(C)戴鏡眩光　(D)主觀意願

18. （　　）位於晶體與視網膜之間。　(A)房角　(B)房水　(C)虹膜　(D)玻璃體

19. 在照明度逐漸減低的情況下，最後失去辨別（　　）的能力。　(A)紅色　(B)黃色　(C)藍色　(D)綠色

20. 對視網膜和視路病變反應最靈敏的是（　　）感覺。　(A)紅、黃　(B)紅、綠
(C)藍、綠　(D)白、綠

21. 最常見的色覺障礙為（　　）。　(A)紅、綠色盲　(B)紅、黑色盲　(C)紅、黃色盲　(D)藍、黃色盲

22. 最常見的後天色覺障礙可見於（　　）。　(A)白內障　(B)角膜炎　(C)視神經萎縮　(D)虹膜炎

23. （　　）是色覺障礙的兩大類型。　(A)色盲與色弱　(B)全色盲與部分色盲
(C)色弱與部分色弱　(D)紅色盲與綠色盲

24. 紅色盲辨別（　　）的能力喪失。　(A)紅色與綠色　(B)紅色與黃色　(C)紅色與藍色　(D)紅色

25. 綠色盲辨別（　　）的能力的喪失。　(A)紅色與綠色　(B)紅色與黃色　(C)紅色與藍色　(D)綠色

26. （　　）者稱為全色盲。　(A)四色視　(B)三色視　(C)二色視　(D)一色視

27. 先天性色覺障礙的發生率為（　　）。　(A)男多於女　(B)女多於男　(C)男同於女　(D)與性別無關

28. 完全反射光線的物體呈現（　　）。　(A)黑色　(B)白色　(C)綠色　(D)黃色

29. 人眼的最小視角是由（　　）決定的。　(A)屈光狀態　(B)人眼所具有的最小分辨力　(C)角膜狀況　(D)晶體狀況

30. 兒童視力表的視標為（　　）。　(A)標準的「E」　(B)較大的「E」　(C)「C」　(D)不同的圖形

31. （　　）是在我國常用的近視力檢查距離。　(A)20公分　(B)50公分　(C)70公分　(D)33公分

32. 使用交叉柱鏡比較前後兩面清晰度是否相同時（　　）。　(A)兩面一定要同樣清楚　(B)兩面一定要同樣模糊　(C)同樣模糊與同樣清楚均可　(D)一面清楚一面模糊即可

33. 標準對數視力表中1.0相當於5分記錄法中的（　　）。　(A)3.0　(B)3.1　(C)4.0　(D)5.0

34. 遠近視力均<1.0時眼的屈光狀態大致為（　　）。　(A)遠視、復性遠散或有眼疾　(B)近視、復性遠散或有眼疾　(C)近視、復性近散或有眼疾　(D)近視、近視散光或有眼疾

35. （　　）是晶狀體調節的動力來源。　(A)瞳孔括約肌　(B)瞳孔開大肌　(C)睫狀肌　(D)眼外肌

36. 調節機制可分為（　　）。　(A)病理性與生理性　(B)物理性與生理性　(C)病理性與物理性　(D)生物性與生理性

37. −3.00D的人眼的遠點在（　　）。　(A)30公尺處　(B)3公尺處　(C)0.33公尺處　(D)0.033公尺處

38. 遠視眼的遠點與近點（　　）。　(A)均在眼球前方　(B)均在眼球後方　(C)遠點較近點更遠　(D)分別在眼球前後

39. 40歲的人調節幅度約為（　　）。　(A)5.0D　(B)50m　(C)5m　(D)lm

40. 某人為正視眼，如近點為20cm，那麼他的調節範圍為（　　）。　(A)10〜20cm　(B)20〜30cm　(C)20〜∞cm　(D)0〜∞cm

41. （　　）是近反射的三聯運動。　(A)調節、前移、瞳孔縮小　(B)調節、前移、瞳孔開大　(C)調節、集合、瞳孔開大　(D)調節、集合、瞳孔縮小

42. 如果要檢測結果靈敏，那麼應該選擇交叉柱鏡的度數為（　　）。　(A)±1.0D

(B)±0.75D　(C)±0.50D　(D)±0.25D

43. 如果矯正視力為0.8，那麼雙眼平衡時應選擇（　）那一行為視標。　(A)0.2
(B)0.5　(C)0.6　(D)1.0

44. 平衡除錯時如果不能稜鏡分離，那麼被檢者有（　）的可能。　(A)水平斜視
(B)垂直方向斜視　(C)外直肌麻痺　(D)內直肌麻痺

45. （　）是雙眼平衡的目的。　(A)平衡雙眼的度數　(B)平衡雙眼的視力　(C)
等同雙眼的刺激　(D)縮小雙眼的屈光差別

46. （　）是雙眼平衡的前提。　(A)雙眼霧視+1.00D　(B)霧視的視力達到0.6～
0.8　(C)雙眼霧視+0.50D　(D)雙眼霧視+0.75D

47. 雙眼平衡時左眼稜鏡底向下，那麼右眼稜鏡底（　）。　(A)向上　(B)向下
(C)向內　(D)向外

48. 雙眼平衡時如右眼較清楚，那麼應（　）。(A)左眼加+0.25D　(B)右眼加
+0.25D　(C)左眼加−0.25D　(D)右眼加−0.25D

49. （　）是雙眼不能平衡時採取的措施。　(A)讓弱勢眼保持較好的視力　(B)讓
優勢眼保持較好的視力　(C)提高優勢眼的鏡度　(D)提高弱勢眼的鏡度

50. （　）可用來作老光鏡片。　(A)近視與遠視鏡片　(B)只有遠視鏡片　(C)只
有近視鏡片　(D)只有散光鏡片

51. （　）是確定漸進鏡片遠用屈光度的原則。　(A)遠視度數控制在+3.0D以內
(B)遠視度數控制在+5.0D以內　(C)遠視能深則深　(D)遠視能淺則淺

52. 柱鏡軸位在75°時，則其屈光力在（　）。　(A)15°　(B)125°　(C)90°
(D)165°。

53. （　）測量調節幅度時，最後被檢者所添加的負鏡度總和就是調節幅度。
(A)負鏡法　(B)正鏡法　(C)推進法　(D)托後法

54. 漸變鏡加光的量越大（　）。　(A)遠用區越大　(B)近用區越大　(C)三稜鏡
越大　(D)每側像差越大

55. 隨著年齡的增長，一般在（　）以後才開始出現老視。　(A)60歲　(B)50歲
(C)40歲　(D)30歲

56. 漸變鏡片基本上可分為（　）。　(A)視遠、近區及漸變區　(B)視遠區及視近

區　(C)漸變區及視遠視近區　(D)漸變區及視遠視近區、像差區

57. 漸變鏡加稜鏡是為了（　）。　(A)增加鏡片的厚度　(B)增加鏡片的重量
(C)減少鏡片的重量　(D)減薄鏡片的厚度

58. （　）是漸變鏡軟式設計的優點。　(A)漸進區寬而長　(B)漸進區細而長
(C)漸進區細而短　(D)漸進區寬而短

59. 漸變鏡從遠用區到近用區的鏡度變化（　）。　(A)無關緊要　(B)決定過渡槽
的寬度　(C)是固定的　(D)呈0.25D遞增

60. （　）是漸進鏡的優點。　(A)看中距與看近清晰　(B)全程的清晰視力　(C)
看遠與看中距離均能看清　(D)看遠與看近均能看清。

61. （　）是漸進鏡的缺點。　(A)子片太大　(B)跳躍現象　(C)子片現象　(D)浮
動現象

62. 漸變鏡畸變像差會使戴鏡者頭部移動時感到（　）。　(A)無法移動　(B)視物
變形　(C)物體變大　(D)物體變小

63. （　）是不適合配戴普通漸變鏡的職業。　(A)教師　(B)書記員　(C)秘書
(D)圖書管理員

64. 漸變鏡鏡架選擇時瞳孔中心至鏡架底部最小應為（　）。　(A)20mm
(B)18mm　(C)16mm　(D)12mm

65. （　）是鏡架頂點距的一般要求。　(A)17mm　(B)16mm　(C)15mm
(D)12mn

66. 鏡架前傾角是為了（　）。　(A)外觀美觀　(B)配戴舒適　(C)擴大視遠區視
野　(D)擴大視近及中間區的視野。

67. 平行光線通過交叉圓柱鏡後形成（　）　(A)史氏光錐　(B)史氏圓錐　(C)特
納氏圓錐　(D)特納氏光錐

68. 散光患者霧視後，則兩條焦線必須在（　）　(A)視網膜上　(B)視網膜後
(C)視網膜西側　(D)視網膜前

69. 視標到（　）是推進法測量Amp時測量的距離　(A)視網膜　(B)角膜　(C)晶
體　(D)眼鏡平面

70. 負鏡度測定Amp時，最後所添加的負鏡度總和就是（　）。　(A)被檢者的屈

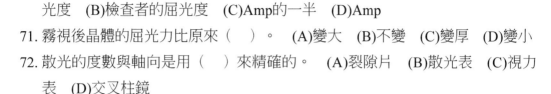

光度 (B)檢查者的屈光度 (C)Amp的一半 (D)Amp

71. 霧視後晶體的屈光力比原來（　）。 (A)變大 (B)不變 (C)變厚 (D)變小

72. 散光的度數與軸向是用（　）來精確的。 (A)裂隙片 (B)散光表 (C)視力表 (D)交叉柱鏡

73. 雙眼視力平衡是為了（　）。 (A)單眼達到最佳視力 (B)雙眼達到最佳視力 (C)等同雙眼視力 (D)達到清晰、舒適用眼，避免視疲勞

74. （　）是確定Add的最後一步。 (A)霧視+1.00D (B)精確Add (C)試戴與評估 (D)霧視2.00D

75. （　）是可以通過散光表來大致測試的。 (A)準確軸位 (B)準確度數 (C)性質 (D)軸位

76. 遠視患者造成「人工近視」須加（　）。 (A)近視鏡片 (B)平光鏡片 (C)遠視鏡片 (D)雙光鏡片

77. 霧視時，加正鏡片的幅度為（　）。 (A)每次+0.75 (B)每次+0.50 (C)每次+0.25 (D)每次+1.00

78. （　）可導致殘餘散光。 (A)角膜變形 (B)角膜變厚 (C)晶體位置傾斜 (D)晶體變厚

79. 按公式計算起，80歲的老年人調節幅度應為（　）。 (A)0D (B)−5D (C)−3D (D)3D

80. 以公尺為單位的工作距離的倒數稱為（　）。 (A)調節幅度 (B)最小調節幅度 (C)調節需求 (D)最小調節需求

81. （　）為雙色法的原理。 (A)藍光與綠光成像位置不同 (B)紅光與藍光成像位置不同 (C)藍光與黃光成像位置不同 (D)紅光與綠光成像位置不同

82. 遠視眼的配鏡處方（　）。 (A)都是近視鏡 (B)都是正鏡 (C)可以是近視鏡 (D)一定是近視鏡

83. 老花眼的原因不會是（　）。 (A)睫狀肌功能減退 (B)晶體變硬 (C)晶體變軟 (D)晶體囊膜彈性減退

84. 斜視時，瞳距測量可採取（　）測量。 (A)單眼遮蓋法 (B)雙眼遮蓋法 (C)雙眼平視 (D)輻輳法

85. （ ）是測量單眼瞳距時應注意的問題。 (A)未被測試眼向正前方注視視標 (B)被測試眼向正前方注視視標 (C)雙眼同時下視 (D)雙眼同時平視

86. （ ）是漸變鏡處方中應包括的內容。 (A)遠附加與瞳高 (B)近附加與瞳高 (C)遠附加與角膜曲率 (D)近附加與角膜曲率

87. 矯正眼鏡的放大倍率與（ ）無關。 (A)眼鏡後頂點屈光度 (B)眼鏡前頂點屈光度 (C)鏡眼距 (D)鏡片形式

88. 大約2.00D的角膜散光可產生（ ）網膜像的變形。 (A)0.06% (B)0.03% (C)0.3% (D)0.6%

89. 盡早發現盡早（ ）是12歲以下兒童屈光參差的矯正原則。 (A)矯正一半 (B)部分矯正 (C)矯正1/3 (D)全部矯正

90. 兒童一般在6歲前進行屈光參差矯正，尤其是（ ）。 (A)近視性屈光不正 (B)遠視性屈光不正 (C)散光 (D)遠視性屈光參差

91. 成年人屈光參差在3.00D以下者通常全部矯正（ ）。 (A)但不能得到立體視 (B)且可得到正常或接近正常的立體視 (C)且可得到完全的立體視 (D)但只能得到部分立體視

92. 一老者驗光結果為OD−2.00D, OS−6.00D，那麼他的處方可能為： (A)OD−2.00D, OS−4.00D (B)OD−2.00D, OS−7.00D (C)OD−2.00D, OS−6.00D (D)OD−3.00D, OS−4.00D

93. 年齡（ ）適應屈光參差的能力越強。 (A)越大 (B)在10歲左右 (C)越小 (D)在20歲左右

94. 兒童雙眼視力仍在發育，即使低度（ ）也能導致弱視。 (A)近視 (B)遠視 (C)散光 (D)屈光參差

95. 屈光參差發生的年齡與弱視的關係為（ ）。 (A)年齡越小程度越深 (B)年齡越小程度越淺 (C)年齡越大程度越深 (D)無關係

96. 屈光參差時屈光不正較高的眼試配隱形眼鏡的條件為（ ）。 (A)矯正視力0.5以上，無明顯斜視 (B)矯正視力0.5以上 (C)矯正視力0.5以上，有明顯斜視 (D)矯正視力1.0以上，無明顯斜視

97. 透鏡的稜鏡效應公式中F代表（ ）。 (A)三稜鏡效應△ (B)偏心距mm

(C)偏心距cm　(D)鏡度D

98.（　）是不能植入人工晶體的白內障術後無晶體眼矯正較理想的方法。　(A)框架眼鏡　(B)角膜接觸鏡　(C)手術　(D)無框眼鏡

99.人眼注視某一方向時眼的視軸與鏡片後表面相交點稱為（　）。　(A)光心　(B)視點　(C)視軸　(D)幾何光心

100.（　）是人眼可容忍的水平方向差異稜鏡效應值。　(A)30△　(B)50△　(C)70△　(D)10△

101.屈光參差有散光時，在垂直方向的屈光度差大於（　）時應謹慎驗配漸進鏡。　(A)1.0D　(B)3.0D　(C)4.0D　(D)2.0D

102.（　）是隱形眼鏡沉澱物的主要來源。　(A)空氣　(B)隱形眼鏡鏡片　(C)眼內　(D)淚液

103.（　）是最常見的隱形眼鏡鏡片沉澱物。　(A)鈣點　(B)結石　(C)蛋白膜　(D)類脂

104.蛋白質是構成隱形眼鏡沉澱物（　）的主要成分。　(A)類脂　(B)蛋白膜　(C)鈣石　(D)結石

105.造成隱形眼鏡沉澱物量比較大的材料是（　）。　(A)低含水、非離子性　(B)低含水、離子性　(C)高含水、離子性　(D)高含水、非離子性

106.（　）是巨乳頭性結膜炎的主要特徵。　(A)下瞼血管充血　(B)上瞼血管充血　(C)下瞼乳頭增生　(D)上瞼乳頭增生

107.發生巨乳頭結膜炎時應當（　）。　(A)停戴隱形眼鏡　(B)繼續配戴隱形眼鏡　(C)不需治療　(D)改戴框架眼鏡

108.預防隱形眼鏡蛋白質沉澱物可採用（　）。　(A)熱消毒　(B)高含水離子性鏡片　(C)蒸餾水浸泡　(D)治療導致淚液中蛋白質含量增加的眼病

109.護理液有（　）可誘發脂質沉澱。　(A)Na_2O_2　(B)疏水親脂性　(C)親水疏脂性　(D)SiO_2

110.（　）可以預防膠凍塊形成。　(A)縮小鏡片直徑　(B)增加鏡片直徑　(C)加大鏡片的基弧　(D)改變其D/K值

111.（　）常見為鏡片基質有無沉澱物。　(A)真菌沉澱物　(B)脂質沉澱物　(C)

蛋白質沉澱物　(D)膠凍塊

112.隱形眼鏡的（　）通常是以異物感為主要標準來評估的。　(A)材料特性
(B)舒適度　(C)設計　(D)鏡片大小

113.隱形眼鏡舒適度分值為1分時表現為（　）。　(A)基本無感覺　(B)異物感
(C)疼痛　(D)疼痛，不能睜眼

114.（　）是隱形眼鏡最常見的污染源。　(A)空氣　(B)髒手及潮濕的儲存盒
(C)潮濕的儲存盒　(D)髒手

115.隱形眼鏡銹斑發生率（　）。　(A)化學消毒片約為7%　(B)熱消毒約30%
(C)化學消毒片約20%　(D)熱消毒約50%

116.隱形眼鏡蛋白質膜的變性收縮可致（　）。　(A)角膜炎　(B)結膜炎　(C)鏡
片混濁變形　(D)圓錐角膜

117.隱形眼鏡蛋白質沉澱物溶菌酶約為（　）左右。　(A)10%　(B)27%　(C)57%
(D)87%

118.隱形眼鏡鏡片脂質沉澱物來源於（　）。　(A)淚腺　(B)付淚腺　(C)wolf腺
(D)瞼板腺及zeiss腺

119.誘發膠凍塊的原因有（　）。　(A)配適過鬆　(B)瞬目不良　(C)淚液過少
(D)淚液過多

120.（　）不是真菌沉澱物的誘因。　(A)濕熱的環境條件　(B)鏡片盒的污染
(C)鑷子的污染　(D)使用含防腐劑的生理食鹽水

121.早期真菌斑多為（　）。　(A)黑色絲狀　(B)黑色絮狀　(C)白色絮狀　(D)綠
色絮狀

122.銹斑中的鐵鹽蛋白來源於（　）。　(A)白細胞　(B)結膜細胞　(C)角膜細胞
(D)紅細胞

123.高齡配戴隱形眼鏡者因眼瞼鬆弛，應適當（　）。　(A)加緊鏡片配適　(B)
選擇大直徑鏡片　(C)減小鏡片基弧　(D)放鬆鏡片配適

124.（　）是散光焦度屈光參差者理想的選擇。　(A)切削工藝製作的高含水量薄
球面鏡片　(B)切削工藝製作的高含水量厚球面鏡片　(C)澆鑄工藝製作的低
含水量厚球面鏡片　(D)切削工藝製作的低含水量厚球面鏡片

125.影響隱形眼鏡配戴的設計因素有（　）。　(A)含水量　(B)矢深　(C)極性　(D)強度

126.（　）基本不影響隱形眼鏡配戴。　(A)角膜型態　(B)眼瞼力　(C)淚液特性　(D)結膜囊大小

127.（　）增加是軟性隱形眼鏡鏡片配適過緊的表現。　(A)負鏡效應　(B)散光效應　(C)正鏡或負鏡效應　(D)正鏡效應

128.軟性隱形眼鏡配戴過鬆的表現為（　）。　(A)鏡片復位速度過快　(B)鏡片復位速度過慢　(C)與鏡片復位速度無關　(D)以上都不對

129.軟性隱形眼鏡配適過緊時應（　）。　(A)增加鏡片基弧　(B)增加鏡片直徑　(C)增加鏡片曲率半徑　(D)減小鏡片曲率半徑

130.軟性隱形眼鏡配適過鬆時應（　）。　(A)減小鏡片基弧　(B)減小鏡片直徑　(C)減小鏡片曲率半徑　(D)增加鏡片曲率半徑

131.（　）是護理液毒性反應的表現。　(A)白內障　(B)角膜穿孔　(C)角膜彌散性點狀染色　(D)角膜潰瘍

132.隱形眼鏡鏡片如殘留酶清潔劑可導致（　）。　(A)過敏反應　(B)缺氧　(C)毒性反應　(D)鏡片損壞

133.（　）是隱形眼鏡護理液過敏反應的表現。　(A)可能出現無菌性角膜浸潤　(B)角膜雲翳　(C)角膜白斑　(D)角膜潰瘍

134.隱形眼鏡護理液過敏反應的可能原因為（　）。　(A)對防腐劑過敏　(B)對所有成分過敏　(C)對塑料過敏　(D)對激素過敏

135.（　）是對隱形眼鏡護理液過敏時應採取的措施。　(A)再也不能配戴隱形眼鏡了　(B)立即更換鏡片　(C)鏡片清潔後要在無防腐劑的生理食鹽水中浸泡24小時　(D)鏡片清潔一次即可

136.全功能護理液（　）。　(A)開瓶後可使用1個月　(B)開瓶後可使用3個月　(C)開瓶前可保存1年　(D)開瓶前可保存2年

137.隱形眼鏡鏡片浸潤消毒時間通常為（　）以上。　(A)1小時　(B)4小時　(C)3小時　(D)2小時

138.去蛋白黴片浸泡超過（　）後，因鬆解的沉澱物可自然恢復可使護理效價降

低。　(A)2小時　(B)6小時　(C)8小時　(D)12小時

139. 全功能護理液包括（　）。　(A)整合劑：Nacl　(B)螯合劑：依地酸二鈉 (C)整合劑：聚合雙弧消毒劑　(D)整合劑：Cacl$_2$

140. 聚合物表面活性劑具有（　）。　(A)單重極性　(B)雙重極性　(C)高效滅菌作用　(D)較高的毒性

141. 聚合雙弧類（　）。　(A)滅菌機制不同於洗必太　(B)不與鏡片表面蛋白質沉澱物結合　(C)易於產生防腐劑聚積　(D)非特性殺滅細菌

142. （　）不是潤眼液的成分。　(A)滲透壓調整劑　(B)緩衝劑　(C)螯合劑　(D)蛋白片

143. 常用的潤眼液增黏成分有（　）。　(A)羥丙基纖維素和甘油　(B)羥乙基纖維素和甘油　(C)羥乙基纖維素和羥丙基纖維素　(D)羥乙基纖維素和葡聚糖

144. （　）是潤眼液的潤滑成分。　(A)葡聚糖　(B)聚乙烯酸　(C)甘油　(D)羥乙基纖維素

145. 裂隙燈在常用情況下，接目鏡會有手指印或灰塵玷污，會影響視物清晰度，可用（　）或無水酒精擦拭。　(A)棉布　(B)水　(C)鏡頭紙　(D)酒精

146. 裂隙燈在長期使用下其投射透鏡上會有灰塵玷污，會影響裂隙光線的（　）和均勻，可用鏡頭紙或無水酒精棉球擦拭。　(A)亮度　(B)大小　(C)遠近 (D)其他

147. 裂隙燈在長期使用下其集光透鏡上會通過上面的散熱罩的縫隙進入灰塵，而使集光功能降低，影響（　），可用鏡頭紙或無水酒精棉球擦拭。　(A)裂隙寬度　(B)裂隙長度　(C)裂隙亮度　(D)其他

148. 裂隙燈的操縱桿和運動滑臺在長期存放下易生銹，容易影響操作，可各滑動部位滴少量（　）。　(A)水　(B)酒精　(C)潤滑油　(D)其他

149. 更換裂隙燈的燈泡時要先取下上端燈罩，再鬆開燈座固定螺絲取出燈泡及座，然後鬆開兩側的燈泡固定螺絲，取下燈泡並更換，最後再同反（　）過程固定後裝好。　(A)拆卸　(B)安裝　(C)維修　(D)其他

150. 裂隙燈的光源亮度不夠可能是（　）老損，可拆下更換。　(A)光圈　(B)集光透鏡　(C)反射鏡　(D)燈泡

151.雙光鏡片的標記的第一步是定記視遠區的光心和柱鏡的（　）。　(A)屈光度 (B)位置　(C)軸位　(D)方向

152.從鏡架側面看前鏡面與鏡腿有一定傾斜度，一般為（　）。　(A)8° (B)12°　(C)20°　(D)45°

153.（　）是平頂雙光的缺點。　(A)不美觀，分割線也不明顯　(B)美觀但分割線不明顯　(C)不美觀，而且分割線明顯　(D)美觀但分割線明顯

154.（　）的缺點為近用區最寬部分位置較低。　(A)平頂雙光片　(B)單光片 (C)多光片　(D)圓頂雙光

155.漸變鏡校配時，鏡片水平方向瞳距誤差超過（　）時可能需要重新製作。 (A)0.1mm　(B)0.5mn　(C)lmm　(D)2mm

156.（　）是漸變鏡兩個小刻印之間的距離。　(A)18mm　(B)24mm　(C)30mm (D)34mm

157.漸變鏡片上的暫時性標記如果用酒精不能擦去則試用（　）。　(A)注射用水 (B)生理食鹽水　(C)乙酸　(D)丙酮

158.按國家標準規定，$-6.50DS/-1.50DC\times90°$的眼鏡片的頂焦度允差：球鏡 為$\pm0.12D$，柱鏡為（　）。　(A)$\pm0.18D$　(B)$\pm0.18D$　(C)$\pm0.12D$ (D)+0.12D

159.對眼鏡的裝配質量檢測不包括（　）。　(A)對稱性　(B)裝配鬆緊　(C)螺旋 形　(D)翻邊

160.框架眼鏡整形要求（　）。　(A)兩鏡面可允許成25°角　(B)托葉可以不對稱　(C)鏡腿內張不超過30°角　(D)鏡架不扭曲

二、判斷題（第161題～第200題。將判斷結果填入括號中。正確的填「✓」，錯誤的填「×」。每題0.5分，滿分20分）

（　）161.馬馬虎虎不是每個驗光員應備的學習態度。

（　）162.淚膜水質層的主要功能是均勻地鋪展於角膜表面，形成良好的屈光界面。

（　）163.晶狀體由內向外分為囊膜、基質皮層、前囊下上皮和核層。

（　）164.正球面透鏡是由頂相對的大小不同的三稜鏡旋轉所組成的。

（　）165.在光學恆等變換規則中規定若原軸位大於90°時，新軸位應加90°。

（　）166.物體大小×17.05公釐／物到主點距離是計算視網膜成像的大小的方法。

（　）167.鐵合金是由鈦和金合成的。

（　）168.單眼立體視覺是建立在三維空間上的。

（　）169.由一個遠用矯正和一個近用矯正兩個部分組成的鏡片稱多焦點鏡片。

（　）170.正常情況下玻璃體是半透明的。

（　）171.角膜及房水構成眼睛的屈光介質。

（　）172.眼底鏡下的玻璃體混濁均為生理性。

（　）173.近視眼調節範圍主要由遠點決定。

（　）174.老花眼驗配前一定要將遠視力矯正到1.2。

（　）175.老視者主要表現為視近視遠均模糊。

（　）176.漸變鏡暫時性標記包括隱形小刻印。

（　）177.鏡框的高度是鏡架調整的內容。

（　）178.瞳高的測量主要用於散光鏡的驗配。

（　）179.人眼舒適閱讀一般能耐受的垂直方向三稜鏡效應為0.5△。

（　）180.一般情況下，蛋白膜會造成淚膜破裂時間縮短。

（　）181.膠凍塊為乳白色半透明的毛糙斑塊。

（　）182.隱形眼鏡引發的真菌性角膜炎以鐮刀菌與念珠菌為主。

（　）183.有眼乾症狀的患者可選擇低含水量稍厚的鏡片。

（　）184.高度遠視患者最好選擇高透氧材料高含水量的隱形眼鏡鏡片。

（　）185.蛋白清除劑的主要成分為$CaCO_3$。

（　）186.蛋白水解黴常溫下極不穩定。

（　）187.裂隙燈在長期使用擺放下會有灰塵玷污在反射鏡上，這樣會影響光源反射亮度，可用鏡頭紙或棉球蘸無水酒精擦拭。

（　）188.裂隙燈在使用前要檢查裂隙像方位調整是否良好，裂隙像應繞中心軸可以做自由旋轉。

（　）189.裂隙燈的操縱桿不靈活可在齒盤及軸上滴酒精。

（　）190.裂隙燈的反射鏡固定螺絲鬆動可使投射光位置偏下。

（　）191.雙光鏡片的識別內容包括種類、形式、屈光度、定心和子片位置。

（　）192.雙光鏡校配前要測量出子片的寬度和形狀與訂片是否一致。

（　）193.配戴漸變鏡的適應期一般不超過兩週。

（　）194.國家標準規定，多焦點鏡片的頂焦度為≤4.00D，其允許偏差為±0.18D。

（　）195.柱鏡頂焦度絕對值2.25D的配裝眼鏡，國家標準規定其軸位允偏差為±0.18D。

（　）196.國家標準規定，驗光處方定配稜鏡眼鏡屈光率為>2.00△～10.00△的允偏差為±0.37△。

（　）197.國家標準規定，驗光處方定配稜鏡眼鏡屈光率為>10.00△的基底取向允偏差為±2°。

（　）198.雙光片的子片一般在鏡片的後表面。

（　）199.對於光致變色玻璃鏡片，其基色可以不一致但變色後色澤應一致。

（　）200.對單光鏡片的檢測不包括頂焦度允差和光學中心允差。

模擬試卷（三）

一、選擇題（第1題～第160題。選擇正確的答案，將相應的字母填入題內的括號中。每題0.5分，滿分80分）

1. （　）的態度是每個驗光員應必備的。　(A)消極　(B)被動　(C)積極主動　(D)平淡

2. （　）當量氯化鈉是淚液的滲透壓的正常值。　(A)0.09%～1.02%　(B)0.09%～1.20%　(C)0.90%～1.02%　(D)0.90%～1.20%

3. 均勻地舖展於角膜表面，形成良好的（　）是淚液水質層的主要功能之一。　(A)透明性　(B)保護性　(C)敏感性　(D)屈光界面

4. 眼內直肌的主要作用是使眼球（　）。　(A)外轉　(B)內轉　(C)外旋　(D)內旋

5. 由葡萄膜炎症、視網膜出血外傷、腎炎、（　）及年老等原因所致玻璃體混濁。　(A)高度近視　(B)高度遠視　(C)淚囊炎　(D)角膜變性

6. 由底相對的大小不同的三稜鏡旋轉所組成的透鏡為（　）。　(A)正球面透鏡　(B)負球面透鏡　(C)正柱面透鏡　(D)負柱面透鏡

7. 由頂相對的大小不同的三稜鏡單向排列所組成的透鏡為（　）。　(A)正柱面透鏡　(B)負柱面透鏡　(C)正球面透鏡　(D)負球面透鏡

8. 在光學恆等變換規則中規定若原軸位小於、等於90°時新軸位應（　）。　(A)不變　(B)加90°　(C)加30°　(D)乘30°

9. 10mm為（　）靜止時曲率半徑的正常值。　(A)角膜前面　(B)角膜後面　(C)晶狀體前面　(D)晶狀體後面

10. （　）為角膜折射率的正常值。　(A)1.336　(B)1.376　(C)1.406　(D)1.437

11. （　）處是2.00屈光度近視眼的遠點位置。　(A)眼前25cm　(B)眼前50cm　(C)眼後4cm　(D)眼後2cm

12. 兩眼屈光度差別超過（　）為屈光參差的診斷依據。　(A)1.00D　(B)2.00D　(C)−3.00D　(D)3.00D

13. 一鏡片下部有一圓形，其邊緣是直邊的子片，這樣的鏡片是（　）。　(A)雙焦點鏡片　(B)多焦點鏡片　(C)單焦點鏡片　(D)近用矯正鏡片

14. （　）位於晶體與視網膜之間。　(A)房角　(B)房水　(C)虹膜　(D)玻璃體

15. 正常玻璃體內（　）。　(A)無細胞　(B)無血管　(C)無纖維　(D)無水分

16. 視器對（　）光線的敏感度最低。　(A)黃色　(B)藍色　(C)綠色　(D)紅色

17. （　）感覺是視網膜病變的反應最靈敏的。　(A)紅黃　(B)紅藍　(C)黃藍　(D)紅綠

18. 紅色與（　）盲是最常見的色覺障礙。　(A)藍色　(B)黃色　(C)綠色　(D)橙色

19. 最常見的後天色覺障礙可見於（　）。　(A)白內障　(B)角膜炎　(C)視神經萎縮　(D)虹膜炎

20. 色弱是指（　）。　(A)不能區分顏色　(B)不能辨別顏色　(C)對顏色的辨別能力降低　(D)對紅、綠色辨別能力降低

21. 紅色盲辨別（　）的能力喪失。　(A)紅色與綠色　(B)紅色與黃色　(C)紅色與藍色　(D)紅色

22. 綠色盲辨別（　）的能力的喪失。　(A)紅色與綠色　(B)紅色與黃色　(C)紅色與藍色　(D)綠色

23. 喪失（　）顏色辨別力即為全色盲。　(A)四種　(B)三種　(C)兩種　(D)一種

24. （　）是先天性色覺障礙男女發病的比例。　(A)1：2　(B)1：5　(C)2：1　(D)5：1

25. 完全反射光線的物體呈現（　）。　(A)黑色　(B)白色　(C)綠色　(D)黃色

26. 人眼的最小視角是由（　）決定的。　(A)屈光狀態　(B)人眼所具有的最小分辨力　(C)角膜狀況　(D)晶體狀況

27. 兒童視力表的視標為（　）。　(A)標準的「E」　(B)較大的「E」　(C)「C」　(D)不同的圖形

28. （　）是在我國常用的近視力檢查距離。　(A)20公分　(B)50公分　(C)70公分　(D)33公分

29. 便用交叉柱鏡比較前後兩面清晰度是否相同時（　）。　(A)兩面一定要同樣清楚　(B)兩面一定要同樣模糊　(C)同樣模糊與同樣清楚均可　(D)一面清楚

一面模糊即可

30. 標準對數視力表中1.0相當於5分記錄法中的（　　）。(A)3.0　(B)3.1　(C)4.0 (D)5.0

31. 遠近視力均<1.0時眼的屈光狀態大致為（　　）。　(A)遠視、復性遠散或有眼疾　(B)近視、復性遠散或有眼疾　(C)近視、復性近散或有眼疾　(D)近視、近視散光或有眼疾

32. 晶狀體的調節是通過（　　）來完成的。　(A)睫狀肌　(B)眼外肌　(C)瞳孔括約肌　(D)瞳孔開大肌

33. 如果晶體沒有可塑性的話，那麼調節（　　）。　(A)可保存二分之一　(B)可保存三分之一　(C)可保存四分之一　(D)就不存在了

34. $-3.00D$的人眼的遠點在（　　）。　(A)30公尺處　(B)3公尺處　(C)0.33公尺處 (D)0.033公尺處

35. 遠視眼的遠點與近點（　　）。　(A)均在眼球前方　(B)均在眼球後方　(C)遠點較近點更遠　(D)分別在眼球前後

36. 40歲的人調節幅度約為（　　）。　(A)5.0D　(B)50m　(C)5m　(D)lm

37. 某人為正視眼，如近點為20cm，那麼他的調節範圍為（　　）。　(A)10～20cm　(B)20～30cm　(C)20～∞cm　(D)0～∞cm

38. 近視眼的調節範圍主要與（　　）有關。　(A)遠點　(B)近點　(C)遠點與近點 (D)中點

39. （　　）是近反射的三聯運動。　(A)調節、前移、瞳孔縮小　(B)調節、前移、瞳孔開大　(C)調節、集合、瞳孔開大　(D)調節、集合、瞳孔縮小

40. 如果要檢測結果靈敏，那麼應該選擇交叉柱鏡的度數為（　　）。　(A)±1.0D (B)±0.75D　(C)±0.50D　(D)±0.25D

41. 如果矯正視力為0.8，那麼雙眼平衡時應選擇（　　）那一行為視標。　(A)0.2 (B)0.5　(C)0.6　(D)l.0

42. 平衡除錯時如果不能稜鏡分離，那麼被檢者有（　　）的可能。　(A)水平斜視 (B)垂直方向斜視　(C)外直肌麻痺　(D)內直肌麻痺

43. （　　）是雙眼平衡的目的。　(A)平衡雙眼的度數　(B)平衡雙眼的視力　(C)

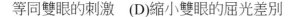

等同雙眼的刺激 (D)縮小雙眼的屈光差別

44. （ ）是雙眼平衡的前提。 (A)雙眼霧視+1.00D (B)霧視的視力達到0.6～0.8 (C)雙眼霧視+0.50D (D)雙眼霧視+0.75D

45. 雙眼平衡時左眼稜鏡底向下，那麼右眼稜鏡底（ ）。 (A)向上 (B)向下 (C)向內 (D)向外

46. 雙眼平衡時如右眼較清楚，那麼應（ ）。 (A)左眼加+0.25D (B)右眼加+0.25D (C)左眼加−0.25D (D)右眼加−0.25D

47. （ ）是雙眼不能平衡時採取的措施。 (A)讓弱勢眼保持較好的視力 (B)讓優勢眼保持較好的視力 (C)提高優勢眼的鏡度 (D)提高弱勢眼的鏡度

48. （ ）可用來作老光鏡片。 (A)近視與遠視鏡片 (B)只有遠視鏡片 (C)只有近視鏡片 (D)只有散光鏡片

49. （ ）是確定漸進鏡片遠用屈光度的原則。 (A)遠視度數控制在+3.0D以內 (B)遠視度數控制在+5.0D以內 (C)遠視能深則深 (D)遠視能淺則淺

50. 柱鏡軸位在75°時，則其屈光力在（ ）。 (A)15° (B)125° (C)90° (D)165°

51. （ ）測量調節幅度時，最後被檢者所添加的負鏡度總和就是調節幅度。 (A)負鏡法 (B)正鏡法 (C)推進法 (D)托後法

52. 漸變鏡加光的量越大（ ）。 (A)遠用區越大 (B)近用區越大 (C)三稜鏡越大 (D)每側像差越大

53. 老花眼驗配是以（ ）為基礎的。 (A)矯正視力達到0.8 (B)遠用屈光狀態的矯正 (C)近用屈光狀態的矯正 (D)矯正視力達到1.0

54. 40歲以後，隨著年齡的逐漸增長，老視會（ ）。 (A)一年比一年差 (B)停止發展 (C)一年比一年輕 (D)在60歲左右時穩定

55. （ ）一般不會發生在老花眼上。 (A)調節滯後更明顯 (B)調節幅度下降 (C)遠視力下降 (D)近視力下降

56. 漸變鏡片基本上可分為（ ）。 (A)視遠、近區及漸變區 (B)視遠區及視近區 (C)漸變區及視遠視近區 (D)漸變區及視遠視近區、像差區

57. 漸變鏡加稜鏡是為了（ ）。 (A)增加鏡片的厚度 (B)增加鏡片的重量

(C)減少鏡片的重量　(D)減薄鏡片的厚度

58. 漸變鏡暫時標記包括（　）。　(A)商標　(B)隱形小刻印　(C)加光度　(D)配鏡十字

59. （　）是漸變鏡軟式設計的優點。　(A)漸進區寬而長　(B)漸進區細而長　(C)漸進區細而短　(D)漸進區寬而短

60. 漸變鏡從遠用區到近用區的鏡度變化（　）。　(A)無關緊要　(B)決定過渡槽的寬度　(C)是固定的　(D)呈0.25D遞增

61. （　）是漸進鏡的優點。　(A)看中距與看近清晰　(B)全程的清晰視力　(C)看遠與看中距離均能看清　(D)看遠與看近均能看清

62. （　）是漸進鏡的缺點。　(A)子片太大　(B)跳躍現象　(C)子片現象　(D)浮動現象

63. 漸變鏡畸變像差會使戴鏡者頭部移動時感到（　）。　(A)無法移動　(B)視物變形　(C)物體變大　(D)物體變小

64. 漸變鏡鏡架選擇時瞳孔中心至鏡架底部最小應為（　）。　(A)20mm　(B)18mm　(C)16mm　(D)12mm

65. 鏡架調整的主要內容包括（　）。　(A)頂點距離　(B)鏡框大小　(C)鏡框高度　(D)鏡框寬度

66. （　）是鏡架頂點距的一般要求。　(A)17mm　(B)16mm　(C)15mm　(D)12mm

67. 鏡架前傾角是為了（　）。　(A)外觀美觀　(B)配戴舒適　(C)擴大視遠區視野　(D)擴大視近及中間區的視野

68. 平行光線通過交叉圓柱鏡後形成（　）。　(A)史氏光錐　(B)史氏圓錐　(C)特納氏圓錐　(D)特納氏光錐

69. 散光患者霧視後，則兩條焦線必須在（　）。　(A)視網膜上　(B)視網膜後　(C)視網膜西側　(D)視網膜前

70. 視標到（　）是推進法測量Amp時測量的距離。　(A)視網膜　(B)角膜　(C)晶體　(D)眼鏡平面

71. 負鏡度測定Amp時，最後所添加的負鏡度總和就是（　）。　(A)被檢者的屈

光度　(B)檢查者的屈光度　(C)Amp的一半　(D)Amp

72. 霧視後晶體的屈光力比原來（　）。　(A)變大　(B)不變　(C)變厚　(D)變小

73. 散光的度數與軸向是用（　）來精確的。　(A)裂隙片　(B)散光表　(C)視力表　(D)交叉柱鏡

74. 雙眼視力平衡是為了（　）。　(A)單眼達到最佳視力　(B)雙眼達到最佳視力　(C)等同雙眼視力　(D)達到清晰、舒適用眼，避免視疲勞

75. （　）是確定Add的最後一步。　(A)霧視+1.00D　(B)精確Add　(C)試戴與評估　(D)霧視2.00D

76. （　）是可以通過散光表來大致測試的。　(A)準確軸位　(B)準確度數　(C)性質　(D)軸位

77. 遠視患者造成「人工近視」須加（　）。　(A)近視鏡片　(B)平光鏡片　(C)遠視鏡片　(D)雙光鏡片

78. 霧視時，加正鏡片的幅度為（　）。　(A)每次+0.75　(B)每次+0.50　(C)每次+0.25　(D)每次+1.00

79. 按公式計算，80歲的老年人調節幅度應為（　）。　(A)0D　(B)−5D　(C)−3D　(D)3D

80. 以公尺為單位的工作距離的倒數稱為（　）。　(A)調節幅度　(B)最小調節幅度　(C)調節需求　(D)最小調節需求

81. （　）為雙色法的原理。　(A)藍光與綠光成像位置不同　(B)紅光與藍光成像位置不同　(C)藍光與黃光成像位置不同　(D)紅光與綠光成像位置不同

82. 遠視眼的配鏡處方（　）。　(A)都是近視鏡　(B)都是正鏡　(C)可以是近視鏡　(D)一定是近視鏡

83. 老花眼的原因不會是（　）。　(A)睫狀肌功能減退　(B)晶體變硬　(C)晶體變軟　(D)晶體囊膜彈性減退

84. 瞳高是指（　）至鏡框下緣內槽的距離。　(A)瞳孔上緣　(B)瞳孔中心　(C)瞳孔下緣　(D)角膜下緣

85. 漸變鏡視近區過小可能是由於（　）。　(A)瞳高過大　(B)瞳距過大　(C)瞳距過小　(D)瞳高過小

86. 斜視時，瞳距測量可採取（　）測量。　(A)單眼遮蓋法　(B)雙眼遮蓋法 (C)雙眼平視　(D)輻輳法

87. （　）是測量單眼瞳距時應注意的問題。　(A)未被測試眼向正前方注視視標 (B)被測試眼向正前方注視視標　(C)雙眼同時下視　(D)雙眼同時平視

88. （　）是漸變鏡處方中應包括的內容。　(A)遠附加與瞳高　(B)近附加與瞳高 (C)遠附加與角膜曲率　(D)近附加與角膜曲率

89. 矯正眼鏡的放大倍率與（　）無關。　(A)眼鏡後頂點屈光度　(B)眼鏡前頂點 屈光度　(C)鏡眼距　(D)鏡片形式

90. 盡早發現盡早（　）是12歲以下兒童屈光參差的矯正原則。　(A)矯正一半 (B)部分矯正　(C)矯正1/3　(D)全部矯正

91. 兒童一般在6歲前進行屈光參差矯正，尤其是（　）。　(A)近視性屈光不正 (B)遠視性屈光不正　(C)散光　(D)遠視性屈光參差

92. 成年人屈光參差在3.00D以下者通常全部矯正，（　）。　(A)但不能得到立 體視　(B)且可得到正常或接近正常的立體視　(C)且可得到完全的立體視 (D)但只能得到部分立體視

93. 一老者驗光結果為OD－2.00D,OS－6.00D，那麼他的處方可能為（　）： (A)OD－2.00D,OS－4.00D　(B)OD－2.00D,OS－7.00D　(C)OD－2.00D,OS－ 6.00D　(D)OD－3.00D,OS－4.00D。

94. 兒童雙眼視力仍在發育，即使低度（　）也能導致弱視。　(A)近視　(B)遠視 (C)散光　(D)屈光參差

95. 屈光參差發生的年齡與弱視的關係為（　）。　(A)年齡越小程度越深　(B)年 齡越小程度越淺　(C)年齡越大程度越深　(D)無關係

96. 透鏡的三稜鏡效應公式中F代表（　）。　(A)三稜鏡效應△　(B)偏心距mm (C)偏心距cm　(D)鏡度D

97. （　）是正常情況下人眼可耐受的垂直方向三稜鏡效應的值。　(A)3△　(B)5 △　(C)6△　(D)0.5△

98. （　）是不能植入人工晶體的白內障術後無晶體眼矯正較理想的方法。　(A) 框架眼鏡　(B)角膜接觸鏡　(C)手術　(D)無框眼鏡

99. 屈光參差有散光時，在垂直方向的屈光度差大於（　）時應謹慎驗配漸進鏡。　(A)1.0D　(B)3.0D　(C)4.0D　(D)2.0D

100.（　）是隱形眼鏡沉澱物的主要來源。　(A)空氣　(B)隱形眼鏡鏡片　(C)眼內　(D)淚液

101.（　）是最常見的隱形眼鏡鏡片沉澱物。　(A)鈣點　(B)結石　(C)蛋白膜　(D)類脂

102.蛋白質是構成隱形眼鏡沉澱物（　）的主要成分。　(A)類脂　(B)蛋白膜　(C)鈣石　(D)結石

103.促使隱形眼鏡蛋白膜形成的條件是（　）。　(A)瞬目頻率高　(B)淚液量大　(C)淚膜破裂時間縮短　(D)淚膜破裂時間延長

104.造成隱形眼鏡沉澱物量比較大的材料是（　）。　(A)低含水、非離子性　(B)低含水、離子性　(C)高含水、離子性　(D)高含水、非離子性

105.（　）是巨乳頭性結膜炎的主要特徵。　(A)下瞼血管充血　(B)上瞼血管充血　(C)下瞼乳頭增生　(D)上瞼乳頭增生

106.預防隱形眼鏡蛋白質沉澱物可採用（　）。　(A)熱消毒　(B)高含水離子性鏡片　(C)蒸餾水浸泡　(D)治療導致淚液中蛋白質含量增加的眼病

107.護理液有（　）可誘發脂質沉澱。　(A)Na_2O_2　(B)疏水親脂性　(C)親水疏脂性　(D)SiO_2

108.（　）可以預防膠凍塊形成。　(A)縮小鏡片直徑　(B)增加鏡片直徑　(C)加大鏡片的基弧　(D)改變其D/K值

109.膠凍塊多見於（　）。　(A)散發者　(B)群聚　(C)成對出現　(D)單個發生

110.隱形眼鏡的（　）通常是以異物感為主要標準來評估的。　(A)材料特性　(B)舒適度　(C)設計　(D)鏡片大小

111.隱形眼鏡舒適度分值為1分時表現為（　）。　(A)基本無感覺　(B)異物感　(C)疼痛　(D)疼痛，不能睜眼

112.（　）是隱形眼鏡最常見的污染源。　(A)空氣　(B)髒手及潮濕的儲存盒　(C)潮濕的儲存盒　(D)髒手

113.隱形眼鏡銹斑發生率（　）。　(A)化學消毒片約為7%　(B)熱消毒約30%

(C)化學消毒片約20%　(D)熱消毒約50%

114.隱形眼鏡蛋白質膜的變性收縮可致（　）。　(A)角膜炎　(B)結膜炎　(C)鏡片混濁變形　(D)圓錐角膜

115.（　）是隱形眼鏡真菌生長最常見的種類。　(A)鐮刀菌和念珠菌　(B)念珠菌和細菌　(C)細菌　(D)鐮刀菌和細菌

116.隱形眼鏡蛋白質沉澱物溶菌酶約為（　）左右。　(A)10%　(B)27%　(C)57%　(D)87%

117.隱形眼鏡鏡片脂質沉澱物來源於（　）。　(A)淚腺　(B)付淚腺　(C)wolf腺　(D)瞼板腺及zeiss腺

118.誘發膠凍塊的原因有（　）。　(A)配適過鬆　(B)瞬目不良　(C)淚液過少　(D)淚液過多

119.（　）不是真菌沉澱物的誘因。　(A)濕熱的環境條件　(B)鏡片盒的污染　(C)鑷子的污染　(D)使用含防腐劑的生理食鹽水

120.早期真菌斑多為（　）。　(A)黑色絲狀　(B)黑色絮狀　(C)白色絮狀　(D)綠色絮狀

121.銹斑中的鐵鹽蛋白來源於（　）。　(A)白細胞　(B)結膜細胞　(C)角膜細胞　(D)紅細胞

122.配戴隱形眼鏡為了避免操作不當損及鏡片，可選擇（　）的鏡片。　(A)高含水量、稍薄　(B)高含水量、稍厚　(C)低含水量、稍厚　(D)低含水量、稍薄

123.高齡配戴隱形眼鏡者因眼瞼鬆弛，應適當（　）。　(A)加緊鏡片配適　(B)選擇大直徑鏡片　(C)減小鏡片基弧　(D)放鬆鏡片配適

124.（　）是散光焦度屈光參差者理想的選擇。　(A)切削工藝製作的高含水量薄球面鏡片　(B)切削工藝製作的高含水量厚球面鏡片　(C)澆鑄工藝製作的低含水量厚球面鏡片　(D)切削工藝製作的低含水量厚球面鏡片

125.（　）的隱形眼鏡是高度遠視患者理想的選擇。　(A)低含水量、高透氧材料　(B)高含水量、高透氧材料　(C)低含水量　(D)高含水量

126.輕度紅眼患者最好選擇（　）。　(A)低含水量非球面鏡片　(B)高含水量非球面鏡片　(C)低含水量球面鏡片　(D)高含水量球面鏡片

127.（　）基本不影響隱形眼鏡配戴。　(A)角膜型態　(B)眼瞼力　(C)淚液特性
(D)結膜囊大小

128.軟性隱形眼鏡鏡片配適過緊可致（　）增加。　(A)負鏡效應　(B)散光效應
(C)正鏡效應　(D)正鏡或負鏡效應

129.軟性隱形眼鏡配戴過鬆的表現為（　）。　(A)鏡片復位速度過快　(B)鏡片
復位速度過慢　(C)與鏡片復位速度無關　(D)以上都不對

130.軟性隱形眼鏡配適過緊時應（　）。　(A)增加鏡片基弧　(B)增加鏡片直徑
(C)增加鏡片曲率半徑　(D)減小鏡片曲率半徑

131.軟性隱形眼鏡配適過鬆時應（　）。　(A)減小鏡片基弧　(B)減小鏡片直徑
(C)減小鏡片曲率半徑　(D)增加鏡片曲率半徑

132.（　）是隱形眼鏡護理液毒性反應的典型表現。　(A)抽搐　(B)噁心嘔吐
(C)頭痛　(D)燒灼感

133.隱形眼鏡鏡片如殘留酶清潔劑可導致（　）。　(A)過敏反應　(B)缺氧　(C)
毒性反應　(D)鏡片損壞

134.（　）是隱形眼鏡護理液過敏反應的表現。　(A)刺激感、視力感到下降
(B)頭痛、眼紅　(C)眼紅、刺激感　(D)頭痛、噁心

135.隱形眼鏡護理液過敏反應的可能原因為（　）。　(A)對防腐劑過敏　(B)對
所有成分過敏　(C)對塑料過敏　(D)對激素過敏

136.隱形眼鏡鏡片浸潤消毒時間通常為（　）以上。　(A)1小時　(B)4小時　(C)3
小時　(D)2小時

137.去蛋白酶片浸泡超過（　）後，因鬆解的沉澱物可自然恢復可使護理效價降
低。　(A)2小時　(B)6小時　(C)8小時　(D)12小時

138.聚合物表面活性劑具有（　）。　(A)單重極性　(B)雙重極性　(C)高效滅菌
作用　(D)較高的毒性

139.聚合雙弧類（　）。　(A)滅菌機制不同於洗必太　(B)不與鏡片表面蛋白質
沉澱物結合　(C)易於產生防腐劑聚積　(D)非特性殺滅細菌

140.（　）是蛋白清除劑的成分。　(A)聚乙二醇　(B)聚甲三醇　(C)聚甲四醇
(D)聚乙三醇

141. （ ）是潤眼液的潤滑成分。 (A)葡聚糖 (B)聚乙烯酸 (C)甘油 (D)羥乙基纖維素

142. 裂隙燈在長期使用擺放下會有灰塵沾污在反射鏡上，這樣會影響光源反射亮度，可用鏡頭紙或棉球蘸（ ）擦拭。 (A)水 (B)酒 (C)酒精 (D)無水酒精

143. 裂隙燈的操縱桿和（ ）在長期存放下易生銹，容易影響操作，可各滑動部位滴少量潤滑油。 (A)運動滑臺 (B)照明系統 (C)反射透鏡 (D)聚光透鏡

144. 更換裂隙燈的燈泡時要先取下上端燈罩，再鬆開燈座固定螺絲取出燈泡及座，然後鬆開兩側的燈泡固定螺絲，取下燈泡並更換，最後再同反（ ）過程固定後裝好。 (A)拆卸 (B)安裝 (C)維修 (D)其他

145. 裂隙燈的光源亮度不夠可能是（ ）老損，可拆下更換。 (A)光圈 (B)集光透鏡 (C)反射鏡 (D)燈泡

146. 裂隙燈的操縱桿操作不靈活可能是齒盤及軸上生銹造成，可以在其上（ ）。 (A)滴潤滑油 (B)滴酒精 (C)滴水 (D)其他

147. 雙光鏡片的識別內容包括種類、形式、屈光度、定心和（ ）。 (A)大小 (B)輕重 (C)厚薄 (D)形狀

148. 雙光鏡片的標記的第一步是定記視遠區的光心和柱鏡的（ ）。 (A)屈光度 (B)位置 (C)軸位 (D)方向

149. 從鏡架側面看前鏡面與鏡腿有一定傾斜度，一般為（ ）。 (A)8° (B)12° (C)20° (D)45°

150. （ ）是雙光鏡在校配前必須檢驗的內容。 (A)兩子片外側的距離 (B)鏡框大小 (C)兩子片內側的距離 (D)近用屈光度是否與驗光單一致

151. （ ）是平頂雙光的缺點。 (A)不美觀，分割線也不明顯 (B)美觀但分割線不明顯 (C)不美觀，而且分割線明顯 (D)美觀但分割線明顯

152. （ ）是漸變鏡兩個小刻印之間的距離。 (A)18mm (B)24mm (C)30mm (D)34mm

153. 顧客在發現漸變鏡配戴有問題時均應（ ）。 (A)在兩週後檢查 (B)及時複查 (C)三天後複查 (D)一週後複查

154. 漸變鏡片上的暫時性標記如果用酒精不能擦去則試用（ ）。 (A)注射用水

(B)生理食鹽水 (C)乙酸 (D)丙酮

155.按國家標準規定，5.00D的驗光處方與定配眼鏡光學中心水平偏差可允許偏差
（ ）。 (A)2mm (B)4mm (C)3mm (D)5mm

156.國家標準規定，驗光處方定配三稜鏡眼鏡屈光率為（ ）的允偏為±0.50
△。 (A)>2.00△ (B)>3.00△ (C)>5.00△ (D)>10.00△

157.眼鏡片光學參數的測定一般是在（ ）處進行測定的。 (A)光學中心 (B)
幾何中心 (C)近中心 (D)邊緣

158.鏡片內在疵病檢測時背景應為（ ）。 (A)反光的黑背景 (B)不反光的紅
背景 (C)不反光的白背景 (D)不反光的黑背景

159.設計基準點的數目為（ ）。 (A)一個 (B)兩個 (C)三個 (D)生產者指定

160.框架眼鏡整形要求（ ）。 (A)兩鏡面可允許成25°角 (B)托葉可以不對
稱 (C)鏡腿內張不超過30°角 (D)鏡架不扭曲

二、判斷題（第161題～第200題。將判斷結果填入括號中。正確的填「✓」，錯誤的填「×」。每題0.5分，滿分20分）

（ ）161.驗光員之間不應互相吹捧。

（ ）162.眼下斜肌的主要作用是外旋眼球。

（ ）163.人體角膜中央部厚度約為0.67公釐。

（ ）164.負球面透鏡是由底相對的大小不同的三稜鏡旋轉所組成。

（ ）165.角膜後面的曲率半徑的正常值為6.8mm。

（ ）166.兩個平面相交形成的三角形透明柱稱透鏡。

（ ）167.稜鏡能改變光束的方向，也可改變起聚散度。

（ ）168.有色玻璃鏡片有防護光線侵害眼睛的作用。

（ ）169.光學樹脂片表面鍍多層防反射膜可防水防霧。

（ ）170.屈光參差者的配鏡難題主要表現在調節平衡和視覺融像的問題。

（ ）171.單眼立體視覺是建立在三維空間上的。

（ ）172.從理論上講，當雙眼同時動用1D調節時就會帶動IMA集合。

（ ）173.一眼為近視、另一眼為遠視的屈光參差稱為異性屈光參差。

（　）174.角膜及房水構成眼睛的屈光介質。

（　）175.眼底鏡下的玻璃體混濁均為生理性。

（　）176.不適合配戴普通漸變鏡的職業有建築工人。

（　）177.晶體位置傾斜可導致殘餘散光。

（　）178.屈光參差患者驗配眼鏡時應測量單眼瞳距。

（　）179.大約每1.00D的角膜散光可產生0.6%網膜像的變形。

（　）180.兩眼配鏡度數相差值尤與性別有關。

（　）181.屈光參差時屈光不正較高的眼，試配隱形眼鏡矯正視力應達到1.0以上。

（　）182.巨乳頭結膜炎患者的視力一般會輕度提高。

（　）183.真菌沉澱物常見於鏡片邊緣上白色沉澱物。

（　）184.如對隱形眼鏡護理液過敏則應暫停配戴直至痊癒。

（　）185.全功能護理液在開瓶使用後90天，若未用完，須連瓶棄去。

（　）186.全功能護理液中包括清潔劑與消毒劑。

（　）187.蛋白水解酶常溫下極不穩定。

（　）188.潤眼液成分包括潤滑劑和蛋白。

（　）189.常用的潤眼液的增黏成分有羥乙基纖維素。

（　）190.裂隙燈在常用情況下，接目鏡會有手指印或灰塵玷污，會影響視物清晰度，可用鏡頭紙擦拭。

（　）191.裂隙燈在使用前要檢查裂隙像方位調整是否良好，裂隙像應繞中心軸可以做自由旋轉。

（　）192.如裂隙燈的投射透鏡上有灰塵，可用無水酒精棉球擦拭。

（　）193.裂隙燈的集光透鏡受灰塵玷污後可用無水酒精棉球擦拭。

（　）194.裂隙燈的反射鏡固定螺絲鬆動可使投射光位置偏下。

（　）195.圓頂雙光的缺點是近用區的最寬部分位置較高。

（　）196.顧客試戴漸變鏡時，如果鏡片高度有些輕度問題是需要重新加工的。

（　）197.國家標準規定，大於20.00D的眼鏡片的頂焦度允差是不超過±0.37D。

（　）198.雙光片的子片一般在鏡片的後表面。

（　）199.對於光致變色玻璃鏡片，其基色可以不一致但變色後色澤應一致。

（　）200.對單光鏡片的檢測不包括頂焦度允差和光學中心允差。

模擬試卷（四）

一、選擇題（第1題～第160題。選擇正確的答案，將相應的字母填入題內的括號中。每題0.5分，滿分80分）

1. （　）的態度是每個驗光員應必備的。　(A)消極　(B)被動　(C)積極主動 (D)平淡

2. （　）當量氯化鈉是淚液的滲透壓的正常值。　(A)0.09%～1.02% (B)0.09%～1.20%　(C)0.90%～1.02%　(D)0.90%～1.20%

3. 0.52公釐是用光學方法測量活體角膜（　）的正常值。　(A)厚度　(B)曲率 (C)中央部厚度　(D)周邊部厚度

4. 以鼻端標示法表示的軸向L30，改用太陽穴法表示為（　）。　(A)120° (B)60°　(C)30°　(D)15°

5. 由頂相對的大小不同的三稜鏡旋轉所組成的透鏡為（　）。　(A)正球面透鏡 (B)負球面透鏡　(C)正柱面透鏡　(D)負柱面透鏡

6. 由頂相對的大小不同的三稜鏡單向排列所組成的透鏡為（　）。　(A)正柱面透鏡　(B)負柱面透鏡　(C)正球面透鏡　(D)負球面透鏡

7. 10mm為（　）靜止時曲率半徑的正常值。　(A)角膜前面　(B)角膜後面　(C)晶狀體前面　(D)晶狀體後面

8. 兩個平面相交形成的三角形透明柱稱（　）。　(A)凸透鏡　(B)凹透鏡　(C)透鏡　(D)三稜鏡

9. 兩眼屈光度差別超過（　）為屈光參差的診斷依據。　(A)1.00D　(B)2.00D (C)3.00D　(D)3.00D

10. （　）是屈光參差的配鏡難題所在。　(A)視覺融像的問題　(B)調節平衡的問題　(C)驗光處方的問題　(D)調節平衡和視覺融像的問題

11. （　）是雙眼視近時的三聯運動。　(A)調節、集合與瞳孔縮小　(B)調節 (C)瞳孔縮小　(D)調節、集合與瞳孔放大

12. 一鏡片下部有一圓形，其邊緣是直邊的子片，這樣的鏡片是（　）。　(A)雙

焦點鏡片　(B)多焦點鏡片　(C)單焦點鏡片　(D)近用矯正鏡片

13. （　）位於晶體與視網膜之間。　(A)房角　(B)房水　(C)虹膜　(D)玻璃體

14. 玻璃體是（　）。　(A)高度疏水凝膠體　(B)低度疏水凝膠體　(C)高度親水凝膠體　(D)低度親水凝膠體

15. 角膜、房水（　）及玻璃體稱為屈光介質。　(A)角膜上皮　(B)角膜內皮　(C)晶體　(D)視網膜

16. 眼底鏡下的玻璃體混濁（　）。　(A)都是病理性的　(B)都是生理性的　(C)都是物理性的　(D)都是化學性的

17. 視器對（　）光線的敏感度最低。　(A)黃色　(B)藍色　(C)綠色　(D)紅色

18. 脈絡膜病變首先發生障礙的是（　）。　(A)紅綠色覺　(B)綠黃色覺　(C)紅黃色覺　(D)黃藍色覺

19. （　）是最常見的色覺障礙。　(A)紅、藍色盲　(B)紅、綠色盲　(C)紅、黃色盲　(D)藍、黃色盲

20. 最常見的後天色覺障礙可見於（　）。　(A)白內障　(B)角膜炎　(C)視神經萎縮　(D)虹膜炎

21. 色弱是指（　）。　(A)不能區分顏色　(B)不能辨別顏色　(C)對顏色的辨別能力降低　(D)對紅、綠色辨別能力降低

22. 紅色盲辨別（　）的能力喪失。　(A)紅色與綠色　(B)紅色與黃色　(C)紅色與藍色　(D)紅色

23. 喪失（　）顏色辨別力即為全色盲。　(A)四種　(B)三種　(C)兩種　(D)一種

24. （　）是先天性色覺障礙男女發病的比例。　(A)1：2　(B)1：5　(C)2：1　(D)5：1

25. 人眼的最小視角是由（　）決定的。　(A)屈光狀態　(B)人眼所具有的最小分辨力　(C)角膜狀況　(D)晶體狀況

26. （　）是我國目前視力表最常用的視標。　(A)「C」字　(B)「V」字　(C)「E」字　(D)不同的圖形

27. （　）是在我國常用的近視力檢查距離。　(A)20公分　(B)50公分　(C)70公分　(D)33公分

28. 使用交叉柱鏡比較前後兩面清晰度是否相同時（　）。　(A)兩面一定要同樣清楚　(B)兩面一定要同樣模糊　(C)同樣模糊與同樣清楚均可　(D)一面清楚一面模糊即可

29. （　）是目前最常用的視力記錄法。　(A)三分記錄法　(B)四分記錄法　(C)小數記錄法　(D)六分記錄法

30. 遠視力>1.0，近視力<1.0時眼的屈光狀態大致為（　）。　(A)老視、遠視或輕度散光　(B)老視、近視或輕度散光　(C)近視、遠視或輕度散光　(D)老視

31. 晶狀體的調節是通過（　）來完成的。　(A)睫狀肌　(B)眼外肌　(C)瞳孔括約肌　(D)瞳孔開大肌

32. 物理性的調節是指（　）。　(A)晶狀體的變形　(B)晶狀體的老化　(C)睫狀肌的收縮　(D)睫狀肌的放鬆

33. 3.00D的人眼的遠點在（　）。　(A)30公尺處　(B)3公尺處　(C)0.33公尺處　(D)0.033公尺處

34. 遠視眼的遠點與近點（　）。　(A)均在眼球前方　(B)均在眼球後方　(C)遠點較近點更遠　(D)分別在眼球前後

35. 40歲的人調節幅度約為（　）。　(A)5.0D　(B)50m　(C)5m　(D)lm

36. 某人為正視眼，如近點為20cm，那麼他的調節範圍為（　）。　(A)10～20cm　(B)20～30cm　(C)20～∞cm　(D)0～∞cm

37. 近視眼的調節範圍主要與（　）有關。　(A)遠點　(B)近點　(C)遠點與近點　(D)中點

38. 調節、集合與（　）是近反射的三聯運動。　(A)瞳孔不變　(B)瞳孔開大　(C)瞳孔縮小　(D)前移

39. 如果要檢測結果靈敏，那麼應核選擇交叉柱鏡的度數為（　）。　(A)±1.0D　(B)±0.75D　(C)±0.50D　(D)±0.25D

40. 如果矯正視力為0.8，那麼雙眼平衡時應選擇（　）那一行為視標。　(A)0.2　(B)0.5　(C)0.6　(D)l.0

41. （　）是雙眼平衡的目的。　(A)平衡雙眼的度數　(B)平衡雙眼的視力　(C)等同雙眼的刺激　(D)縮小雙眼的屈光差別

42. （　　）是雙眼平衡的前提。　(A)雙眼霧視+1.00D　(B)霧視的視力達到0.6～0.8　(C)雙眼霧視+0.50D　(D)雙眼霧視+0.75D

43. 雙眼平衡時左眼稜鏡底向下，那麼右眼稜鏡底（　　）。　(A)向上　(B)向下　(C)向內　(D)向外

44. 雙眼平衡時如右眼較清楚，那麼應（　　）。　(A)左眼加+0.25D　(B)右眼加+0.25D　(C)左眼加-0.25D　(D)右眼加-0.25D

45. （　　）是雙眼不能平衡時採取的措施。　(A)讓弱勢眼保持較好的視力　(B)讓優勢眼保持較好的視力　(C)提高優勢眼的鏡度　(D)提高弱勢眼的鏡度

46. （　　）可用來作老光鏡片。　(A)近視與遠視鏡片　(B)只有遠視鏡片　(C)只有近視鏡片　(D)只有散光鏡片

47. （　　）是確定漸進鏡片遠用屈光度的原則。　(A)遠視度數控制在+3.0D以內　(B)遠視度數控制在+5.0D以內　(C)遠視能深則深　(D)遠視能淺則淺

48. 柱鏡軸位在75°時，則其屈光力在（　　）。　(A)15°　(B)125°　(C)90°　(D)165°

49. （　　）測量調節幅度時，最後被檢者所添加的負鏡度總和就是調節幅度。　(A)負鏡法　(B)正鏡法　(C)推進法　(D)託後法

50. 老花眼驗配是以（　　）為基礎的。　(A)矯正視力達到0.8　(B)遠用屈光狀態的矯正　(C)近用屈光狀態的矯正　(D)矯正視力達到1.0

51. 隨著年齡的增長，一般在（　　）以後才開始出現老花眼。　(A)60歲　(B)50歲　(C)40歲　(D)30歲

52. 漸變鏡片基本上可分為（　　）。　(A)視遠、近區及漸變區　(B)視遠區及視近區　(C)漸變區及視遠視近區　(D)漸變區及視遠視近區、像差區

53. 漸變鏡加稜鏡是為了（　　）。　(A)增加鏡片的厚度　(B)增加鏡片的重量　(C)減少鏡片的重量　(D)減薄鏡片的厚度

54. 漸變鏡暫時標記包括（　　）。　(A)商標　(B)隱形小刻印　(C)加光度　(D)配鏡十字

55. （　　）是漸變鏡軟式設計的優點。　(A)漸進區寬而長　(B)漸進區細而長　(C)漸進區細而短　(D)漸進區寬而短

56. 漸變鏡從遠用區到近用區的鏡度變化（　　）。　(A)無關緊要　(B)決定過渡槽的寬度　(C)是固定的　(D)呈0.25D遞增

57. （　　）是漸進鏡的優點。　(A)看中距與看近清晰　(B)全程的清晰視力　(C)看遠與看中距離均能看清　(D)看遠與看近均能看清

58. （　　）是漸進鏡的缺點。　(A)子片太大　(B)跳躍現象　(C)子片現象　(D)浮動現象

59. 漸變鏡畸變像差會使戴鏡者頭部移動時感到（　　）。　(A)無法移動　(B)視物變形　(C)物體變大　(D)物體變小

60. （　　）是不適合配戴普通漸變鏡的職業。　(A)教師　(B)書記員　(C)秘書　(D)圖書管理員

61. 漸變鏡鏡架選擇時瞳孔中心至鏡架底部最小應為（　　）。　(A)20mm　(B)18mm　(C)16mm　(D)12mm

62. 鏡架調整的主要內容包括（　　）。　(A)頂點距離　(B)鏡框大小　(C)鏡框高度　(D)鏡框寬度

63. （　　）是鏡架頂點距的一般要求。　(A)8～17mm　(B)13～17mm　(C)10～15mm　(D)15～20mm

64. 鏡架前傾角是為了（　　）。　(A)外觀美觀　(B)配戴舒適　(C)擴大視遠區視野　(D)擴大視近及中間區的視野

65. 平行光線通過交叉圓柱鏡後形成（　　）。　(A)史氏光錐　(B)史氏圓錐　(C)特納氏圓錐　(D)特納氏光錐

66. 散光患者霧視後，則兩條焦線必須在（　　）。　(A)視網膜上　(B)視網膜後　(C)視網膜西側　(D)視網膜前

67. 視標到（　　）是推進法測量Amp時測量的距離。　(A)視網膜　(B)角膜　(C)晶體　(D)眼鏡平面

68. 負鏡度測定Amp時，最後所添加的負鏡度總和就是（　　）。　(A)被檢者的屈光度　(B)檢查者的屈光度　(C)Amp的一半　(D)Amp

69. 霧視後晶體的屈光力比原來（　　）。　(A)變大　(B)不變　(C)變厚　(D)變小

70. 散光的度數與軸向是用（　　）來精確的。　(A)裂隙片　(B)散光表　(C)視力

表　(D)交叉柱鏡

71. 雙眼視力平衡是為了（　　）。　(A)單眼達到最佳視力　(B)雙眼達到最佳視力 (C)等同雙眼視力　(D)達到清晰、舒適用眼，避免視疲勞

72. （　　）是確定Add的最後一步。　(A)霧視+1.00D　(B)精確Add　(C)試戴與評估　(D)霧視2.00D

73. （　　）是可以通過散光表來大致測試的。　(A)準確軸位　(B)準確度數　(C)性質　(D)軸位

74. 遠視患者造成「人工近視」須加（　　）。　(A)近視鏡片　(B)平光鏡片　(C)遠視鏡片　(D)雙光鏡片

75. 霧視時，加正鏡片的幅度為（　　）。　(A)每次+0.75　(B)每次+0.50　(C)每次+0.25　(D)每次+1.00

76. （　　）可導致殘餘散光。　(A)角膜變形　(B)角膜變厚　(C)晶體位置傾斜 (D)晶體變厚

77. 按公式計算，80歲的老年人調節幅度應為（　　）。　(A)0D　(B)−5D　(C)−3D　(D)3D

78. 以公尺為單位的工作距離的倒數稱為（　　）。　(A)調節幅度　(B)最小調節幅度　(C)調節需求　(D)最小調節需求

79. （　　）為雙色法的原理。　(A)藍光與綠光成像位置不同　(B)紅光與藍光成像位置不同　(C)藍光與黃光成像位置不同　(D)紅光與綠光成像位置不同

80. 遠視眼的配鏡處方（　　）。　(A)都是近視鏡　(B)都是正鏡　(C)可以是近視鏡　(D)一定是近視鏡

81. 老花眼的原因不會是（　　）。　(A)睫狀肌功能減退　(B)晶體變硬　(C)晶體變軟　(D)晶體囊膜彈性減退

82. 漸變鏡視近區過小可能是由於（　　）。　(A)瞳高過大　(B)瞳距過大　(C)瞳距過小　(D)瞳高過小

83. 斜視時，瞳距測量可採取（　　）測量。　(A)單眼遮蓋法　(B)雙眼遮蓋法 (C)雙眼平視　(D)輻輳法

84. （　　）是測量單眼瞳距時應注意的問題。　(A)未被測試眼向正前方注視視標

(B)被測試眼向正前方注視視標　(C)雙眼同時下視　(D)雙眼同時平視

85. （　）是漸變鏡處方中應包括的內容。　(A)遠附加與瞳高　(B)近附加與瞳高　(C)遠附加與角膜曲率　(D)近附加與角膜曲率

86. 矯正眼鏡的放大倍率與（　）無關。　(A)眼鏡後頂點屈光度　(B)眼鏡前頂點屈光度　(C)鏡眼距　(D)鏡片形式

87. 大約2.00D的角膜散光可產生（　）網膜像的變形。　(A)0.06%　(B)0.03%　(C)0.3%　(D)0.6%

88. 盡早發現盡早（　）是12歲以下兒童屈光參差的矯正原則。　(A)矯正一半　(B)部分矯正　(C)矯正1/3　(D)全部矯正

89. 成年人屈光參差在3.00D以下者通常全部矯正，（　）。　(A)但不能得到立體視　(B)且可得到正常或接近正常的立體視　(C)且可得到完全的立體視　(D)但只能得到部分立體視

90. 一老者驗光結果為OD-2.00D,OS-6.00D，那麼他的處方可能為（　）：
(A)OD$-2.00D$,OS$-4.00D$　(B)OD$-2.00D$,OS$-7.00D$　(C)OD$-2.00D$,OS$-6.00D$　(D)OD$-3.00D$,OS$-4.00D$

91. 年齡（　）適應屈光參差的能力越強。　(A)越大　(B)在10歲左右　(C)越小　(D)在20歲左右

92. 兒童雙眼視力仍在發育，即使低度（　）也能導致弱視。　(A)近視　(B)遠視　(C)散光　(D)屈光參差

93. 屈光參差時屈光不正較高的眼試配隱形眼鏡的條件為（　）。　(A)矯正視力0.5以上，無明顯斜視　(B)矯正視力0.5以上　(C)矯正視力0.5以上，有明顯斜視　(D)矯正視力1.0以上，無明顯斜視

94. 透鏡的三稜鏡效應公式中F代表（　）。　(A)三稜鏡效應△　(B)偏心距mm　(C)偏心距cm　(D)鏡度D

95. （　）是正常情況下人眼可耐受的垂直方向三稜鏡效應的值。　(A)3△　(B)5△　(C)6△　(D)0.5△

96. （　）是不能植入人工晶體的白內障術後無晶體眼矯正較理想的方法。　(A)框架眼鏡　(B)角膜接觸鏡　(C)手術　(D)無框眼鏡

97. 人眼注視某一方向時眼的視軸與鏡片後表面相交點稱為（　　）。　(A)光心　(B)視點　(C)視軸　(D)幾何光心

98. （　　）是人眼可容忍的水平方向差異三稜鏡效應值。　(A)30△　(B)50△　(C)70△　(D)10△

99. 屈光參差有散光時，在垂直方向的屈光度差大於（　　）時應謹慎驗配漸進鏡。　(A)1.0D　(B)3.0D　(C)4.0D　(D)2.0D

100. （　　）是隱形眼鏡沉澱物的主要來源。　(A)空氣　(B)隱形眼鏡鏡片　(C)眼內　(D)淚液

101. 蛋白質是構成隱形眼鏡沉澱物（　　）的主要成分。　(A)類脂　(B)蛋白膜　(C)鈣石　(D)結石

102. 造成隱形眼鏡沉澱物量比較大的材料是（　　）。　(A)低含水、非離子性　(B)低含水、離子性　(C)高含水、離子性　(D)高含水、非離子性

103. （　　）是巨乳頭性結膜炎的主要特徵。　(A)下瞼血管充血　(B)上瞼血管充血　(C)下瞼乳頭增生　(D)上瞼乳頭增生

104. 發生巨乳頭結膜炎時應當（　　）。　(A)停戴隱形眼鏡　(B)繼續配戴隱形眼鏡　(C)不需治療　(D)改戴框架眼鏡

105. 預防隱形眼鏡蛋白質沉澱物可採用（　　）。　(A)熱消毒　(B)高含水離子性鏡片　(C)蒸餾水浸泡　(D)治療導致淚液中蛋白質含量增加的眼病

106. 護理液有（　　）可誘發脂質沉澱。　(A)Na_2O_2　(B)疏水親脂性　(C)親水疏脂性　(D)SiO_2

107. （　　）常見為鏡片基質有無沉澱物。　(A)真菌沉澱物　(B)脂質沉澱物　(C)蛋白質沉澱物　(D)膠凍塊

108. 隱形眼鏡的（　　）通常是以異物感為主要標準來評估的。　(A)材料特性　(B)舒適度　(C)設計　(D)鏡片大小

109. 隱形眼鏡舒適度分值為1分時表現為（　　）。　(A)基本無感覺　(B)異物感　(C)疼痛　(D)疼痛，不能睜眼

110. （　　）是隱形眼鏡最常見的污染源。　(A)空氣　(B)髒手及潮濕的儲存盒　(C)潮濕的儲存盒　(D)髒手

111.隱形眼鏡銹斑發生率（　　）。　（A)化學消毒片約為7%　(B)熱消毒約30% (C)化學消毒片約20%　(D)熱消毒約50%

112.隱形眼鏡蛋白質膜的變性收縮可致（　　）。　(A)角膜炎　(B)結膜炎　(C)鏡片混濁變形　(D)圓錐角膜

113.配戴有真菌生長的鏡片極易引起（　　）。　(A)白內障　(B)角膜炎　(C)青光眼　(D)鞏膜炎

114.隱形眼鏡蛋白質沉澱物溶菌酶約為（　　）左右。　(A)10%　(B)27%　(C)57% (D)87%

115.隱形眼鏡鏡片脂質沉澱物來源於（　　）。　(A)淚腺　(B)付淚腺　(C)wolf腺 (D)瞼板腺及zeiss腺

116.（　　）不是真菌沉澱物的誘因。　(A)濕熱的環境條件。(B)鏡片盒的污染 (C)鑷子的污染　(D)使用含防腐劑的生理食鹽水

117.銹斑中的鐵鹽蛋白來源於（　　）。　(A)白細胞　(B)結膜細胞　(C)角膜細胞 (D)紅細胞

118.配戴隱形眼鏡為了避免操作不當損及鏡片，可選擇（　　）的鏡片。　(A)高含水量、稍薄　(B)高含水量、稍厚　(C)低含水量、稍厚　(D)低含水量、稍薄

119.高齡配戴隱形眼鏡者因眼瞼鬆弛，應適當（　　）。　(A)加緊鏡片配適　(B)選擇大直徑鏡片　(C)減小鏡片基弧　(D)放鬆鏡片配適

120.（　　）是散光焦度屈光參差者理想的選擇。　(A)切削工藝製作的高含水量薄球面鏡片　(B)切削工藝製作的高含水量厚球面鏡片　(C)澆鑄工藝製作的低含水量厚球面鏡片　(D)切削工藝製作的低含水量厚球面鏡片

121.輕度紅眼患者最好選擇（　　）。　(A)低含水量非球面鏡片　(B)高含水量非球面鏡片　(C)低含水量球面鏡片　(D)高含水量球面鏡片

122.影響隱形眼鏡配戴的設計因素有（　　）。　(A)含水量　(B)矢深　(C)極性 (D)強度

123.（　　）基本不影響隱形眼鏡配戴。　(A)角膜型態　(B)眼瞼力　(C)淚液特性 (D)結膜囊大小

124.軟性隱形眼鏡鏡片配適過緊可致（　　）增加。　(A)負鏡效應　(B)散光效應

(C)正鏡效應　(D)正鏡或負鏡效應

125.軟性隱形眼鏡配戴過鬆的表現為（　）。　(A)鏡片復位速度過快　(B)鏡片復位速度過慢　(C)與鏡片復位速度無關　(D)以上都不對

126.軟性隱形眼鏡配適過緊時應（　）。　(A)增加鏡片基弧　(B)增加鏡片直徑　(C)增加鏡片曲率半徑　(D)減小鏡片曲率半徑

127.軟性隱形眼鏡配適過鬆時應（　）。　(A)減小鏡片基弧　(B)減小鏡片直徑　(C)減小鏡片曲率半徑　(D)增加鏡片曲率半徑

128.（　）是護理液毒性反應的表現。　(A)白內障　(B)角膜穿孔　(C)角膜彌散性點狀染色　(D)角膜潰瘍

129.隱形眼鏡鏡片如殘留酶清潔劑可導致（　）。　(A)過敏反應　(B)缺氧　(C)毒性反應　(D)鏡片損壞

130.（　）是隱形眼鏡護理液過敏反應的表現。　(A)可能出現無菌性角膜浸潤　(B)角膜雲翳　(C)角膜白斑　(D)角膜潰瘍

131.（　）是隱形眼鏡護理液過敏反應的可能原因。　(A)對防腐劑過敏　(B)對Cl–過敏　(C)對Na+過敏　(D)對Ca++過敏

132.（　）是對隱形眼鏡護理液過敏時應採取的措施。　(A)再也不能配戴隱形眼鏡了　(B)立即更換鏡片　(C)鏡片清潔後要在無防腐劑的生理食鹽水中浸泡24小時　(D)鏡片清潔一次即可

133.全功能護理液（　）。　(A)開瓶後可使用1個月　(B)開瓶後可使用3個月　(C)開瓶前可保存1年　(D)開瓶前可保存2年

134.隱形眼鏡鏡片浸潤消毒時間通常為（　）以上。　(A)1小時　(B)4小時　(C)3小時　(D)2小時

135.去蛋白酶片浸泡超過（　）後，因鬆解的沉澱物可使自然恢復而使護理效價降低。　(A)2小時　(B)6小時　(C)8小時　(D)12小時

136.全功能護理液包括（　）。　(A)螯合劑：Nacl　(B)螯合劑：依地酸二鈉　(C)螯合劑：聚合雙胍消毒劑　(D)螯合劑：Cacl₂

137.聚合雙弧類（　）。　(A)滅菌機制不同於洗必太　(B)不與鏡片表面蛋白質沉澱物結合　(C)易於產生防腐劑聚積　(D)非特性殺滅細菌

138.（　　）是蛋白清除劑的成分。　　(A)聚乙二醇　　(B)聚甲三醇　　(C)聚甲四醇　　(D)聚乙三醇

139.蛋白水解酶（　　）。　　(A)易溶於水　　(B)不易溶於水　　(C)受熱不易分解　　(D)30℃即會失效

140.（　　）不是潤眼液的成分。　　(A)滲透壓調整劑　　(B)緩衝劑　　(C)螯合劑　　(D)蛋白酶

141.（　　）是潤眼液的潤滑成分。　　(A)葡聚糖　　(B)聚乙烯酸　　(C)甘油　　(D)羥乙基纖維素

142.裂隙燈在長期使用擺放下會有灰塵玷污在反射鏡上，這樣會影響光源反射亮度，可用鏡頭紙或棉球蘸（　　）擦拭。　　(A)水　　(B)酒　　(C)酒精　　(D)無水酒精

143.裂隙燈在長期使用下其集光透鏡上會通過上面的散熱罩的縫隙進入（　　），而使集光功能降低，影響裂隙亮度，可用或無水酒精棉球擦拭。　　(A)水　　(B)潮氣　　(C)灰塵　　(D)其他

144.裂隙燈的操縱桿和（　　）在長期存放下易生銹，容易影響操作，可各滑動部位滴少量潤滑油。　　(A)運動滑臺　　(B)照明系統　　(C)反射透鏡　　(D)聚光透鏡

145.裂隙燈的光源亮度不夠可能是（　　）老損，可拆下更換。　　(A)光圈　　(B)集光透鏡　　(C)反射鏡　　(D)燈泡

146.裂隙燈的操縱桿操作不靈活可能是齒盤及軸上生銹造成，可以在其上（　　）。　　(A)滴潤滑油　　(B)滴酒精　　(C)滴水　　(D)其他

147.裂隙燈的投射光位置與顯微鏡不同步時，可能為顯微鏡與照明系統的共同軸（　　），照明系統高於顯微鏡，壓實或調緊即可。　　(A)傾斜　　(B)過緊　　(C)鬆動或安裝不實　　(D)其他

148.雙光鏡片的識別內容包括種類、形式、屈光度、定心和（　　）。　　(A)大小　　(B)輕重　　(C)厚薄　　(D)形狀

149.雙光鏡片的標記的第一步是定記視遠區的光心和柱鏡的（　　）。　　(A)屈光度　　(B)位置　　(C)軸位　　(D)方向

150.（　　）是雙光鏡在校配前必須檢驗的內容。　　(A)兩子片外側的距離　　(B)鏡框大小　　(C)兩子片內側的距離　　(D)近用屈光度是否與驗光單一致

151.（　）是平頂雙光的缺點。　(A)不美觀，分割線也不明顯　(B)美觀但分割線不明顯　(C)不美觀，而且分割線明顯　(D)美觀但分割線明顯

152.（　）的缺點為近用區最寬部分位置較低。　(A)平頂雙光片　(B)單光片　(C)多光片　(D)圓頂雙光

153.漸變鏡校配時，鏡片水平方向瞳距誤差超過（　）時可能需要重新製作。　(A)0.1mm　(B)0.5mm　(C)1mm　(D)2mm

154.顧客在發現漸變鏡配戴有問題時均應（　）。　(A)在兩週後檢查　(B)及時複查　(C)三天後複查　(D)一週後複查

155.漸變鏡片上的暫時性標記如果用酒精不能擦去則試用（　）。　(A)注射用水　(B)生理食鹽水　(C)乙酸　(D)丙酮

156.國家標準規定，多焦點鏡片的頂焦度為+6.00D，其允許偏差為（　）。　(A)±0.12D　(B)±0.15D　(C)±0.18D　(D)±0.25D

157.柱鏡頂焦度絕對值1.75D的配裝眼鏡，國家標準規定其軸位允偏差為（　）。　(A)±3°　(B)±4°　(C)±6°　(D)±5°

158.國家標準規定，正焦度鏡片（　）的邊緣厚度不應小於1.2mm。　(A)+10.00D　(B)+5.00D　(C)+2.00D　(D)經配裝割邊後所有鏡片

159.對於（　）的子鏡片可以找到它的光學中心。　(A)平頂　(B)圓頂　(C)方形　(D)菱形

160.鏡片內在疵病檢測時背景應為（　）。　(A)反光的黑背景　(B)不反光的紅背景　(C)不反光的白背景　(D)不反光的黑背景

二、判斷題（第161題～第200題。將判斷結果填入括號中。正確的填「✓」，錯誤的填「×」。每題0.5分，滿分20分）

（　）161.馬馬虎虎不是每個驗光員應備的學習態度。

（　）162.眼瞼組織由前向後可分為皮膚、瞼輪匝肌、纖維層、平滑肌和結膜層。

（　）163.淚膜水質層的主要功能是均勻地鋪展於角膜表面，形成良好的屈光界面。

（　）164.角膜從組織學上可分為五層。

（　）165.脈絡膜的色素細胞使眼球內形成暗環境，使外界景物可以在脈絡膜上清晰

結像。

（　）166.正柱面透鏡是由底相對的大小不同的三稜鏡旋轉所組成。

（　）167.角膜後面的曲率半徑的正常值為6.8mm。

（　）168.在簡化眼中，單一折射球面位於角膜後1.336mm。

（　）169.5.00屈光度近視眼的遠點應在眼前10cm處。

（　）170.由兩個折射面構成的透明介質稱透鏡。

（　）171.鈦合金是由鈦和金合成的。

（　）172.有色玻璃鏡片有防護光線侵害眼睛的作用。

（　）173.屈光參差的臨床表現有雙眼視力、交替視力、單眼視力。

（　）174.由一個遠用矯正和一個近用矯正兩個部分組成的鏡片稱多焦點鏡片。

（　）175.根據三原色學說，喪失部分綠色辨別力者稱綠色盲。

（　）176.完全反射光線的物體呈現黑色。

（　）177.只有在雙眼都達到相同的最好矯正視力時，才進行平衡除錯。

（　）178.漸變鏡像差的量與加光的量成反比。

（　）179.老視者主要表現為視近視遠均模糊。

（　）180.瞳高是指瞳孔中心至鏡框下緣內槽的距離。

（　）181.兒童屈光參差最遲應在12歲前得到合理矯正。

（　）182.鏡片結石是最常見的隱形眼鏡鏡片沉澱物。

（　）183.一般情況下，蛋白膜會造成淚膜破裂時間縮短。

（　）184.膠凍塊的預防包括改為日戴方式戴鏡。

（　）185.膠凍塊為乳白色半透明的毛糙斑塊。

（　）186.真菌菌絲體只能在鏡片表面生長。

（　）187.高度遠視患者最好選擇高透氧材料高含水量的隱形眼鏡鏡片。

（　）188.緩衝劑可使護理液的PH值維持在5-6左右。

（　）189.常用的潤眼液的增黏成分有羥乙基纖維素。

（　）190.裂隙燈在常用情況下，接目鏡會有手指印或灰塵玷污，會影響視物清晰度，可用鏡頭紙擦拭。

（　）191.裂隙燈在使用前要檢查裂隙像方位調整是否良好，裂隙像應繞中心軸可以

做自由旋轉。

（　）192.如裂隙燈的投射透鏡上有灰塵，可用無水酒精棉球擦拭。

（　）193.裂隙燈在開啟電源後不亮，可能是燈泡故障。

（　）194.從鏡架側面看，鼻樑的兩側和托葉位置和傾斜度必須對稱。

（　）195.漸變片上隱性小刻印是暫時性標記。

（　）196.國家標準規定，大於20.00D的眼鏡片的頂焦度允差是不超過±0.37D。

（　）197.按國家標準規定，大於6.25D的驗光處方與定配眼鏡光學中心水平偏差可允許偏差為2mm。

（　）198.國家標準規定，驗光處方定配稜鏡眼鏡屈光率為>2.00△～10.00△的允偏差為±0.37△。

（　）199.對單光鏡片的檢測內容主要有柱鏡軸位方向的允差。

（　）200.近用區設計基準點是由定配工指明在鏡片上的位置。

模擬試卷（五）

一、選擇題（第1題～第160題。選擇正確的答案，將相應的字母填入題內的括號中。每題0.5分，滿分80分）

1. （ ）是每個驗光員必備的信念。 (A)文明禮貌 (B)熱情待客 (C)玩世不恭 (D)全心全意為消費者服務

2. （ ）當量氯化鈉是淚液的滲透壓的正常值。 (A)0.09%～1.02% (B)0.09%～1.20% (C)0.90%～1.02% (D)0.90%～1.20%

3. 以鼻端標示法表示的軸向L30，改用太陽穴法表示為（ ）。 (A)120° (B)60° (C)30° (D)15°

4. 由底相對的大小不同的三稜鏡旋轉所組成的透鏡為（ ）。 (A)正球面透鏡 (B)負球面透鏡 (C)正柱面透鏡 (D)負柱面透鏡

5. （ ）是由底相對的大小不同的三稜鏡單向排列所組成。 (A)正球面透鏡 (B)負球面透鏡 (C)正柱面透鏡 (D)負柱面透鏡

6. 7.7mm為（ ）曲率半徑的正常值。 (A)角膜前面 (B)角膜後面 (C)晶狀體前面 (D)玻璃體後面

7. 與物體距離遠近成反比的是（ ）。 (A)視軸 (B)視角 (C)光軸 (D)固定軸

8. 有色玻璃鏡片有使眼睛不受（ ）侵害的作用。 (A)紫外線 (B)光線 (C)空氣 (D)藥品

9. 光學樹脂片表面的（ ）可以增加鏡片的硬度，使其接近玻璃片。 (A)憎水膜 (B)多層防反射膜 (C)加硬膜 (D)防眩膜

10. 兩眼屈光度差別超過（ ）為屈光參差的診斷依據。 (A)1.00D (B)2.00D (C)3.00D (D)3.00D

11. 屈光參差的臨床表現有（ ）、交替視力、單眼視力。 (A)複合視力 (B)混合視力 (C)矯正視力 (D)雙眼視力

12. 隱性斜視者對於顯性斜視者來說，兩眼的（ ）。 (A)屈光參差程度高、融像能力差 (B)屈光參差程度低、融像能力差 (C)屈光參差程度低、融像能力

強　(D)配鏡問題更難於解決

13. 從理論上講，（　　）。　(A)調節與集合同步　(B)調節先於集合　(C)調節落後於集合　(D)調節與集合無關

14. （　　）位於晶體與視網膜之間。　(A)房角　(B)房水　(C)虹膜　(D)玻璃體

15. 角膜、房水（　　）及玻璃體稱為屈光介質。　(A)角膜上皮　(B)角膜內皮　(C)晶體　(D)視網膜

16. （　　）是眼底鏡下玻璃體混濁的性質。　(A)生理性　(B)病理性　(C)物理性　(D)化學性

17. 視網膜組織所能感受的基本顏色為（　　）。　(A)紅、綠、藍色　(B)紅、黃、藍色　(C)黃、綠、藍色　(D)紅、綠、黃色

18. 後天性色覺障礙的原因包括（　　）。　(A)物理性、心理性及器質性　(B)心理性、生理性及器質性　(C)生理性、物理性及器質性　(D)生理性、物理性及心理性

19. 綠色與（　　）盲是最常見的色覺障礙。　(A)白　(B)黑　(C)黃　(D)紅　色

20. 最常見的後天色覺障礙可見於（　　）。　(A)白內障　(B)角膜炎　(C)視神經萎縮　(D)虹膜炎

21. 色弱是指（　　）。　(A)不能區分顏色　(B)不能辨別顏色　(C)對顏色的辨別能力降低　(D)對紅、綠色辨別能力降低

22. 紅色盲辨別（　　）的能力喪失。　(A)紅色與綠色　(B)紅色與黃色　(C)紅色與藍色　(D)紅色

23. 綠色盲辨別（　　）的能力的喪失。　(A)紅色與綠色　(B)紅色與黃色　(C)紅色與藍色　(D)綠色

24. 全色盲是指喪失（　　）顏色辨別力者。　(A)一　(B)二　(C)三　(D)四　種

25. 先天性色覺障礙多為（　　）。　(A)顯性遺傳　(B)伴性遺傳　(C)隱性遺傳　(D)半隱性遺傳

26. 人眼的最小視角為（　　）。　(A)1°　(B)2°　(C)10°　(D)20°

27. （　　）是我國目前視力表最常用的視標。　(A)「C」字　(B)「V」字　(C)「E」字　(D)不同的圖形

28. （　）是在我國常用的近視力檢查距離。　(A)20公分　(B)50公分　(C)70公分　(D)33公分

29. 使用交叉柱鏡比較前後兩面清晰度是否相同時（　）。　(A)兩面一定要同樣清楚　(B)兩面一定要同樣模糊　(C)同樣模糊與同樣清楚均可　(D)一面清楚一面模糊即可

30. （　）是目前最常用的視力記錄法。　(A)三分記錄法　(B)四分記錄法　(C)小數記錄法　(D)六分記錄法

31. 遠視力>1.0，近視力<1.0時眼的屈光狀態大致為（　）。　(A)老視、遠視或輕度散光　(B)老視、近視或輕度散光　(C)近視、遠視或輕度散光　(D)老視

32. 屈光狀態的調節主要在（　）上。　(A)角膜　(B)晶狀體　(C)玻璃體　(D)視網膜

33. 調節機制可分為（　）。　(A)病理性與生理性　(B)物理性與生理性　(C)病理性與物理性　(D)生物性與生理性

34. −3.00D的人眼的遠點在（　）。　(A)30公尺處　(B)3公尺處　(C)0.33公尺處　(D)0.033公尺處

35. 遠視眼的遠點與近點（　）。　(A)均在眼球前方　(B)均在眼球後方　(C)遠點較近點更遠　(D)分別在眼球前後

36. 40歲的人調節幅度約為（　）。　(A)5.0D　(B)50m　(C)5m　(D)1m

37. 某人為正視眼，如近點為20cm，那麼他的調節範圍為（　）。　(A)10～20cm　(B)20～30Gm　(C)20～∞cm　(D)0～∞ cm

38. （　）是決定近視眼調節範圍的因素。　(A)近點　(B)遠點　(C)中點　(D)遠點與近點

39. 近反射的三聯運動是指調節、集合與（　）。　(A)前移　(B)瞳孔縮小　(C)瞳孔開大　(D)瞳孔不變

40. 如果要檢測結果靈敏，那麼應該選擇交叉柱鏡的度數為（　）。　(A)±1.0D　(B)±0.75D　(C)±0.50D　(D)±0.25D

41. 如果矯正視力為0.8，那麼雙眼平衡時應選擇（　）那一行為視標。　(A)0.2　(B)0.5　(C)0.6　(D)1.0

42. 平衡除錯時如果不能稜鏡分離,那麼被檢者有 (　) 的可能。 (A)水平斜視 (B)垂直方向斜視 (C)外直肌麻痺 (D)內直肌麻痺

43. (　) 是雙眼平衡的目的。 (A)平衡雙眼的度數 (B)平衡雙眼的視力 (C)等同雙眼的刺激 (D)縮小雙眼的屈光差別

44. (　) 是雙眼平衡的前提。 (A)雙眼霧視+1.00D (B)霧視的視力達到0.6~0.8 (C)雙眼霧視+0.50D (D)雙眼霧視+0.75D

45. 雙眼平衡時左眼稜鏡底向下,那麼右眼稜鏡底 (　)。 (A)向上 (B)向下 (C)向內 (D)向外

46. 雙眼平衡時如右眼較清楚,那麼應 (　)。 (A)左眼加+0.25D (B)右眼加+0.25D (C)左眼加−0.25D (D)右眼加−0.25D

47. (　) 是雙眼不能平衡時採取的措施。 (A)讓弱勢眼保持較好的視力 (B)讓優勢眼保持較好的視力 (C)提高優勢眼的鏡度 (D)提高弱勢眼的鏡度

48. (　) 可用來作老光鏡片。 (A)近視與遠視鏡片 (B)只有遠視鏡片 (C)只有近視鏡片 (D)只有散光鏡片

49. (　) 是確定漸進鏡片遠用屈光度的原則。 (A)遠視度數控制在+3.0D以內 (B)遠視度數控制在+5.0D以內 (C)遠視能深則深 (D)遠視能淺則淺

50. 柱鏡軸位在75°時,則其屈光力在 (　)。 (A)15° (B)125° (C)90° (D)165°

51. (　) 測量調節幅度時,最後被檢者所添加的負鏡度總和就是調節幅度。 (A)負鏡法 (B)正鏡法 (C)推進法 (D)托後法

52. 老花眼驗配是以 (　) 為基礎的。 (A)矯正視力達到0.8 (B)遠用屈光狀態的矯正 (C)近用屈光狀態的矯正 (D)矯正視力達到1.0

53. (　) 一般不會發生在老花眼上。 (A)調節滯後更明顯 (B)調節幅度下降 (C)遠視力下降 (D)近視力下降

54. 漸變鏡片基本上可分為 (　)。 (A)視遠、近區及漸變區 (B)視遠區及視近區 (C)漸變區及視遠視近區 (D)漸變區及視遠視近區、像差區

55. 漸變鏡加稜鏡是為了 (　)。 (A)增加鏡片的厚度 (B)增加鏡片的重量 (C)減少鏡片的重量 (D)減薄鏡片的厚度

56. 漸變鏡暫時標記包括（　　）。　(A)商標　(B)隱形小刻印　(C)加光度　(D)配鏡十字

57. （　　）是漸變鏡軟式設計的優點。　(A)漸進區寬而長　(B)漸進區細而長　(C)漸進區細而短　(D)漸進區寬而短

58. 漸變鏡從遠用區到近用區的鏡度變化（　　）。　(A)無關緊要　(B)決定過渡槽的寬度　(C)是固定的　(D)呈0.25D遞增

59. （　　）是漸進鏡的優點。　(A)看中距與看近清晰　(B)全程的清晰視力　(C)看遠與看中距離均能看清　(D)看遠與看近均能看清

60. （　　）是漸進鏡的缺點。　(A)子片太大　(B)跳躍現象　(C)子片現象　(D)浮動現象

61. 漸變鏡畸變像差會使戴鏡者頭部移動時感到（　　）。　(A)無法移動　(B)視物變形　(C)物體變大　(D)物體變小

62. （　　）是不適合配戴普通漸變鏡的職業。　(A)教師　(B)書記員　(C)秘書　(D)圖書管理員

63. 漸變鏡鏡架選擇時瞳孔中心至鏡架底部最小應為（　　）。　(A)20mm　(B)18mm　(C)16mm　(D)12mm

64. 鏡架調整的主要內容包括（　　）。　(A)頂點距離　(B)鏡框大小　(C)鏡框高度　(D)鏡框寬度

65. （　　）是鏡架頂點距的一般要求。　(A)17mm　(B)16mm　(C)15mm　(D)12mm

66. 鏡架前傾角是為了（　　）。　(A)外觀美觀　(B)配戴舒適　(C)擴大視遠區視野　(D)擴大視近及中間區的視野

67. 平行光線通過交叉圓柱鏡後形成（　　）。　(A)史氏光錐　(B)史氏圓錐　(C)特納氏圓錐　(D)特納氏光錐

68. 散光患者霧視後，則兩條焦線必須在（　　）。　(A)視網膜上　(B)視網膜後　(C)視網膜西側　(D)視網膜前

69. 視標到（　　）是推進法測量Amp時測量的距離。　(A)視網膜　(B)角膜　(C)晶體　(D)眼鏡平面

70. 負鏡度測定Amp時，最後所添加的負鏡度總和就是（　　）。　(A)被檢者的屈光度　(B)檢查者的屈光度　(C)Amp的一半　(D)Amp

71. 霧視後晶體的屈光力比原來（　　）。　(A)變大　(B)不變　(C)變厚　(D)變小

72. 散光的度數與軸向是用（　　）來精確的。　(A)裂隙片　(B)散光表　(C)視力表　(D)交叉柱鏡

73. 雙眼視力平衡是為了（　　）。　(A)單眼達到最佳視力　(B)雙眼達到最佳視力　(C)等同雙眼視力　(D)達到清晰、舒適用眼，避免視疲勞

74. （　　）是確定Add的最後一步。　(A)霧視+1.00D　(B)精確Add　(C)試戴與評估　(D)霧視2.00D

75. （　　）是可以通過散光表來大致測試的。　(A)準確軸位　(B)準確度數　(C)性質　(D)軸位

76. 遠視患者造成「人工近視」須加（　　）。　(A)近視鏡片　(B)平光鏡片　(C)遠視鏡片　(D)雙光鏡片

77. 霧視時，加正鏡片的幅度為（　　）。　(A)每次+0.75　(B)每次+0.50　(C)每次+0.25　(D)每次+1.00

78. 按公式計算，80歲的老年人調節幅度應為（　　）。　(A)0D　(B)−5D　(C)−3D　(D)3D

79. 以公尺為單位的工作距離的倒數稱為（　　）。　(A)調節幅度　(B)最小調節幅度　(C)調節需求　(D)最小調節需求

80. （　　）為雙色法的原理。　(A)藍光與綠光成像位置不同　(B)紅光與藍光成像位置不同　(C)藍光與黃光成像位置不同　(D)紅光與綠光成像位置不同

81. 遠視眼的配鏡處方（　　）。　(A)都是近視鏡　(B)都是正鏡　(C)可以是近視鏡　(D)一定是近視鏡

82. 老視的原因不會是（　　）。　(A)睫狀肌功能減退　(B)晶體變硬　(C)晶體變軟　(D)晶體囊膜彈性減退

83. 瞳高是指（　　）至鏡框下緣內槽的距離。　(A)瞳孔上緣　(B)瞳孔中心　(C)瞳孔下緣　(D)角膜下緣

84. 斜視時，瞳距測量可採取（　　）測量。　(A)單眼遮蓋法　(B)雙眼遮蓋法

(C)雙眼平視　(D)輻輳法

85. 〔　〕是漸變鏡處方中應包括的內容。　(A)遠附加與瞳高　(B)近附加與瞳高 (C)遠附加與角膜曲率　(D)近附加與角膜曲率

86. 矯正眼鏡的放大倍率與〔　〕無關。　(A)眼鏡後頂點屈光度　(B)眼鏡前頂點 屈光度　(C)鏡眼距　(D)鏡片形式

87. 大約2.00D的角膜散光可產生〔　〕網膜像的變形。　(A)0.06%　(B)0.03% (C)0.3%　(D)0.6%

88. 盡早發現盡早〔　〕是12歲以下兒童屈光參差的矯正原則。　(A)矯正一半 (B)部分矯正　(C)矯正1/3　(D)全部矯正

89. 兒童一般在6歲前進行屈光參差矯正，尤其是〔　〕。　(A)近視性屈光不正 (B)遠視性屈光不正　(C)散光　(D)遠視性屈光參差

90. 成年人屈光參差在3.00D以下者通常全部矯正，〔　〕。　(A)但不能得到立 體視　(B)且可得到正常或接近正常的立體視　(C)且可得到完全的立體視 (D)但只能得到部分立體視

91. 一老者驗光結果為OD−2.00D,OS−6.00D，那麼他的處方可能為〔　〕： (A)OD−2.00D,OS−4.00D　(B)OD−2.00D,OS−7.00D　(C)OD−2.00D,OS− 6.00D　(D)OD−3.00D,OS−4.00D

92. 年齡〔　〕適應屈光參差的能力越強。　(A)越大　(B)在10歲左右　(C)越小 (D)在20歲左右

93. 兒童雙眼視力仍在發育，即使低度〔　〕也能導致弱視。　(A)近視　(B)遠視 (C)散光　(D)屈光參差

94. 屈光參差發生的年齡與弱視的關係為〔　〕。　(A)年齡越小程度越深　(B)年 齡越小程度越淺　(C)年齡越大程度越深　(D)無關係

95. 屈光參差時屈光不正較高的眼試配隱形眼鏡的條件為〔　〕。　(A)矯正視力 0.5以上，無明顯斜視　(B)矯正視力0.5以上　(C)矯正視力0.5以上，有明顯斜 視　(D)矯正視力1.0以上，無明顯斜視

96. 透鏡的稜鏡效應公式中F代表〔　〕。　(A)三稜鏡效應△　(B)偏心距mm (C)偏心距cm　(D)鏡度D

97. （　）是正常情況下人眼可耐受的垂直方向三稜鏡效應的值。　(A)3△　(B)5△　(C)6△　(D)0.5△

98. （　）是不能植入人工晶體的白內障術後無晶體眼矯正較理想的方法。　(A)框架眼鏡　(B)角膜接觸鏡　(C)手術　(D)無框眼鏡

99. （　）是人眼可容忍的水平方向差異三稜鏡效應值。　(A)30△　(B)50△　(C)70△　(D)10△

100. 屈光參差有散光時，在垂直方向的屈光度差大於（　）時應謹慎驗配漸進鏡。　(A)1.0D　(B)3.0D　(C)4.0D　(D)2.0D

101. （　）是隱形眼鏡沉澱物的主要來源。　(A)空氣　(B)隱形眼鏡鏡片　(C)眼內　(D)淚液

102. 蛋白質是構成隱形眼鏡沉澱物（　）的主要成分。　(A)類脂　(B)蛋白膜　(C)鈣石　(D)結石

103. 促使隱形眼鏡蛋白膜形成的條件是（　）。　(A)瞬目頻率高　(B)淚液量大　(C)淚膜破裂時間縮短　(D)淚膜破裂時間延長

104. 造成隱形眼鏡沉澱物量比較大的材料是（　）。　(A)低含水、非離子性　(B)低含水、離子性　(C)高含水、離子性　(D)高含水、非離子性

105. 發生巨乳頭結膜炎時應當（　）。　(A)停戴隱形眼鏡　(B)繼續配戴隱形眼鏡　(C)不需治療　(D)改戴框架眼鏡

106. 護理液有（　）可誘發脂質沉澱。　(A)Na_2O_2　(B)疏水親脂性　(C)親水疏脂性　(D)SiO_2

107. （　）可以預防膠凍塊形成。　(A)縮小鏡片直徑　(B)增加鏡片直徑　(C)加大鏡片的基弧　(D)改變其D/K值

108. 膠凍塊多見於（　）。　(A)散發者　(B)群聚　(C)成對出現　(D)單個發生

109. （　）常見為鏡片基質有無沉澱物。　(A)真菌沉澱物　(B)脂質沉澱物　(C)蛋白質沉澱物　(D)膠凍塊

110. 隱形眼鏡舒適度分值為1分時表現為（　）。　(A)基本無感覺　(B)異物感　(C)疼痛　(D)疼痛，不能睜眼

111. （　）是隱形眼鏡最常見的污染源。　(A)空氣　(B)髒手及潮濕的儲存盒

(C)潮濕的儲存盒　(D)髒手

112.隱形眼鏡銹斑發生率（　　）。　(A)化學消毒片約為7%　(B)熱消毒約30%
(C)化學消毒片約20%　(D)熱消毒約50%

113.隱形眼鏡蛋白質沉澱物溶菌酶約為（　　）左右。　(A)10%　(B)27%　(C)57%
(D)87%

114.隱形眼鏡鏡片脂質沉澱物來源於（　　）。　(A)淚腺　(B)付淚腺　(C)wolf腺
(D)瞼板腺及zeiss腺

115.誘發膠凍塊的原因有（　　）。　(A)配適過鬆　(B)瞬目不良　(C)淚液過少
(D)淚液過多

116.早期真菌斑多為（　　）。　(A)黑色絲狀　(B)黑色絮狀　(C)白色絮狀　(D)綠
色絮狀

117.銹斑中的鐵鹽蛋白來源於（　　）。　(A)白細胞　(B)結膜細胞　(C)角膜細胞
(D)紅細胞

118.配戴隱形眼鏡為了避免操作不當損及鏡片，可選擇（　　）的鏡片。　(A)高含
水量、稍薄　(B)高含水量、稍厚　(C)低含水量、稍厚　(D)低含水量、稍薄

119.高齡配戴隱形眼鏡若因眼瞼鬆弛，應適當（　　）。　(A)加緊鏡片配適　(B)
選擇大直徑鏡片　(C)減小鏡片基弧　(D)放鬆鏡片配適

120.（　　）是散光焦度屈光參差者理想的選擇。　(A)切削工藝製作的高含水量薄
球面鏡片　(B)切削工藝製作的高含水量厚球面鏡片　(C)澆鑄工藝製作的低
含水量厚球面鏡片　(D)切削工藝製作的低含水量厚球面鏡片

121.（　　）的隱形眼鏡是高度遠視患者理想的選擇。　(A)低含水量、高透氧材料
(B)高含水量、高透氧材料　(C)低含水量　(D)高含水量

122.輕度紅眼患者最好選擇（　　）。　(A)低含水量非球面鏡片　(B)高含水量非
球面鏡片　(C)低含水量球面鏡片　(D)高含水量球面鏡片

123.影響隱形眼鏡配戴的設計因素有（　　）。　(A)含水量　(B)矢深　(C)極性
(D)強度

124.（　　）基本不影響隱形眼鏡配戴。　(A)角膜型態　(B)眼瞼力　(C)淚液特性
(D)結膜囊大小

125.軟性隱形眼鏡配戴過緊的表現為（　　）。　(A)鏡片復位速度過快　(B)鏡片復位速度過慢　(C)與鏡片復位速度無關　(D)以上都不對

126.軟性隱形眼鏡鏡片配適過鬆可致（　　）增加。　(A)負鏡效應　(B)散光效應　(C)正鏡效應　(D)正鏡或負鏡效應

127.軟性隱形眼鏡配適過緊時應（　　）。　(A)增加鏡片基弧　(B)增加鏡片直徑　(C)增加鏡片曲率半徑　(D)減小鏡片曲率半徑

128.軟性隱形眼鏡配適過鬆時應（　　）。　(A)減小鏡片基弧　(B)減小鏡片直徑　(C)減小鏡片曲率半徑　(D)增加鏡片曲率半徑

129.（　　）是護理液毒性反應的表現。　(A)白內障　(B)角膜穿孔　(C)角膜彌散性點狀染色　(D)角膜潰瘍

130.隱形眼鏡護理液過敏反應的表現有（　　）。　(A)角膜潰瘍　(B)角膜白斑　(C)角膜雲翳　(D)可能出現無菌性角膜浸潤

131.（　　）是隱形眼鏡護理液過敏反應的可能原因。　(A)對防腐劑過敏　(B)對CI–過敏　(C)對Na+過敏　(D)對Ca++過敏

132.（　　）是對隱形眼鏡護理液過敏時應採取的措施。　(A)再也不能配戴隱形眼鏡了　(B)立即更換鏡片　(C)鏡片清潔後要在無防腐劑的生理食鹽水中浸泡24小時　(D)鏡片清潔一次即可

133.隱形眼鏡鏡片浸潤消毒時間通常為（　　）以上。　(A)l小時　(B)4小時　(C)3小時　(D)2小時

134.去蛋白酶片浸泡超過（　　）後，因鬆解的沉澱物可自然恢復可使護理效價降低。　(A)2小時　(B)6小時　(C)8小時　(D)12小時

135.聚合物表面活性劑具有（　　）。　(A)單重極性　(B)雙重極性　(C)高效滅菌作用　(D)較高的毒性

136.聚合雙弧類（　　）。　(A)滅菌機制不同於洗必太　(B)不與鏡片表面蛋白質沉澱物結合　(C)易於產生防腐劑聚積　(D)非特性殺滅細菌

137.（　　）是蛋白清除劑的成分。　(A)聚乙二醇　(B)聚甲三醇　(C)聚甲四醇　(D)聚乙三醇

138.蛋白水解酶（　　）。　(A)易溶於水　(B)不易溶於水　(C)受熱不易分解

(D)30℃即會失效

139.常用的潤眼液增黏成分有（　　）。　　(A)羥丙基纖維素和甘油　(B)羥乙基纖維素和甘油　(C)羥乙基纖維素和羥丙基纖維素　(D)羥乙基纖維素和葡聚糖

140.（　　）是潤眼液的潤滑成分。　　(A)葡聚糖　(B)聚乙烯酸　(C)甘油　(D)羥乙基纖維素

141.（　　）在常用情況下，接目鏡會有手指印或灰塵玷污，會影響視物清晰度，可用鏡頭紙或無水酒精擦拭。　　(A)裂隙燈　(B)瞳距尺　(C)眼壓計　(D)視野計

142.裂隙燈在長期使用擺放下會有灰塵玷污在反射鏡上，這樣會影響光源反射亮度，可用鏡頭紙或棉球蘸（　　）擦拭。　　(A)水　(B)酒　(C)酒精　(D)無水酒精

143.裂隙燈在長期使用下其投射透鏡上會有灰塵玷污，會影響裂隙光線的亮度和均勻，可用（　　）或無水酒精棉球擦拭。　　(A)棉布　(B)鏡頭紙　(C)水　(D)棉球

144.裂隙燈的操縱桿和（　　）在長期存放下易生銹，容易影響操作，可各滑動部位滴少量潤滑油。　　(A)運動滑臺　(B)照明系統　(C)反射透鏡　(D)聚光透鏡

145.更換裂隙燈的燈泡時要先取下上端燈罩，再鬆開燈座固定螺絲取出燈泡及座，然後鬆開兩側的燈泡固定螺絲，取下燈泡並更換，最後再同反（　　）過程固定後裝好。　　(A)拆卸　(B)安裝　(C)維修　(D)其他

146.裂隙燈的光源亮度不夠可能是（　　）老損，可拆下更換。　　(A)光圈　(B)集光透鏡　(C)反射鏡　(D)燈泡

147.裂隙燈的投射光位置與顯微鏡不同步時，可能為兩邊的滑動（　　）不同步造成機械傾斜，使其平行即可。　　(A)平臺　(B)軌道　(C)軸　(D)其他

148.雙光鏡片的識別內容包括種類、形式、屈光度、定心和（　　）。　　(A)大小　(B)輕重　(C)厚薄　(D)形狀

149.雙光鏡片的標記的第一步是定記視遠區的光心和柱鏡的（　　）。　　(A)屈光度　(B)位置　(C)軸位　(D)方向

150.從鏡架側面看前鏡面與鏡腿有一定傾斜度，一般為（　　）。　　(A)8°　(B)12°　(C)20°　(D)45°

151.（　　）是雙光鏡在校配前必須檢驗的內容。　　(A)兩子片外側的距離　(B)鏡

框大小　(C)兩子片內側的距離　(D)近用屈光度是否與驗光單一致

152.（　）是平頂雙光的缺點。　(A)不美觀，分割線也不明顯　(B)美觀但分割線不明顯　(C)不美觀，而且分割線明顯　(D)美觀但分割線明顯

153.（　）的缺點為近用區最寬部分位置較低。　(A)平頂雙光片　(B)單光片　(C)多光片　(D)圓頂雙光

154.漸變鏡校配時，鏡片水平方向瞳距誤差超過（　）時可能需要重新製作。　(A)0.1mm　(B)0.5mm　(C)lmm　(D)2mm

155.顧客在發現漸變鏡配戴有問題時均應（　）。　(A)在兩週後檢查　(B)及時複查　(C)三天後複查　(D)一週後複查

156.按國家標準規定，5.00D的驗光處方與定配眼鏡光學中心水平偏差可允許偏差（　）。　(A)2mm　(B)4mm　(C)3mm　(D)5mm

157.柱鏡頂焦度絕對值1.75D的配裝眼鏡，國家標準規定其軸位允偏差為（　）。　(A)±3°　(B)±4°　(C)±6°　(D)±5°

158.對於（　）的子鏡片可以找到它的光學中心。　(A)平頂　(B)圓頂　(C)方形　(D)菱形

159.對於光致變色玻璃鏡片的檢測是在（　）。　(A)光照前進行目測判別　(B)光照後進行目測判別　(C)光照後進行放大判別　(D)光照前和光照後進行目測判別

160.設計基準點的數目為（　）。　(A)一個　(B)兩個　(C)三個　(D)生產者指定

二、判斷題（第161題～第200題。將判斷結果填入括號中。正確的填「✓」，錯誤的填「×」。每題0.5分，滿分20分）

（　）161.馬馬虎虎不是每個驗光員應備的學習態度。

（　）162.眼球壁外層組織包括角膜和結膜。

（　）163.淚膜水質層的主要功能是均勻地鋪展於角膜表面，形成良好的屈光界面。

（　）164.人體角膜中央部厚度約為0.67公釐。

（　）165.晶狀體由內向外分為囊膜、基質皮層、前囊下上皮和核層。

（　）166.由葡萄膜炎、視網膜出血、外傷、腎炎、高度近視及年老等原因可致玻璃

體混濁。

( ) 167.負柱面透鏡是由底相對的大小不同的三稜鏡旋轉所組成。

( ) 168.房水折射率的正常值為1.406。

( ) 169視力減退、視疲勞、外隱斜和假性視神經炎是遠視眼的主要臨床表現。

( ) 170.由兩個折射面構成的透明介質稱透鏡。

( ) 171.三個平面相交形成的三角形透明柱稱三稜鏡。

( ) 172.雙焦點或三焦點鏡片的子片的位置在鏡片的下部。

( ) 173.白內障術後大約30天後才可驗光配鏡。

( ) 174.正常情況下玻璃體是半透明的。

( ) 175.完全反射光線的物體呈現黑色。

( ) 176.漸變鏡像差的量與加光的量成反比。

( ) 177.老花眼一般會在60歲後出現。

( ) 178.晶體位置傾斜可導致殘餘散光。

( ) 179.單眼瞳距是指單側瞳孔至鼻樑中線的距離。

( ) 180.人眼注視某一方向時眼的視軸與鏡片後表面相交點稱為光心。

( ) 181.鏡片結石是最常見的隱形眼鏡鏡片沉澱物。

( ) 182.巨乳頭結膜炎主要發生於上瞼結膜。

( ) 183.預防隱形眼鏡蛋白質沉澱應避免高含水離子性鏡片。

( ) 184.蛋白質沉澱物易導致巨乳頭性結膜炎。

( ) 185.隱形眼鏡引發的真菌性角膜炎以鐮刀菌與念珠菌為主。

( ) 186.鏡片盒及鑷子的污染不是誘發真菌沉澱物的原因。

( ) 187.雙氧水如不能充分中和可導致毒性反應。

( ) 188.全功能護理液在開瓶使用後90天，若未用完，須連瓶棄去。

( ) 189.全功能護理液中包括清潔劑與消毒劑。

( ) 190.潤眼液成分包括潤滑劑和蛋白酶。

( ) 191.裂隙燈在使用前要檢查裂隙像方位調整是否良好，裂隙像應繞中心軸可以做自由旋轉。

( ) 192.裂隙燈的集光透鏡受灰塵玷污後可用無水酒精棉球擦拭。

（　）193.裂隙燈的操縱桿不靈活可在齒盤及軸上滴酒精。

（　）194.漸變片上隱性小刻印是暫時性標記。

（　）195.漸變鏡片上的標記一般可以用注射用水擦去。

（　）196.國家標準規定，多焦點鏡片的頂焦度為≤4.00D，其允許偏差為±0.18D。

（　）197.按國家標準規定，1.25D～2.99D的配裝眼鏡的光學中心的垂直互差允差為≤3.0mm。

（　）198.國家標準規定，正焦度鏡片配裝割邊後的邊緣厚度不小於1.2mm。

（　）199.鏡架裝配質量包括對稱性及焊點質量。

（　）200.鏡架整形要求鏡片表面無疵病等。

模擬試卷（六）

一、選擇題（第1題～第160題。選擇正確的答案，將相應的字母填入題內的括號中。每題0.5分，滿分80分）

1.　（　）是每個驗光員必備的信念。　(A)文明禮貌　(B)熱情待客　(C)玩世不恭　(D)全心全意為消費者服務

2.　（　）當量氯化鈉是淚液的滲透壓的正常值。　(A)0.09%～1.02%　(B)0.09%～1.20%　(C)0.90%～1.02%　(D)0.90%～1.20%

3.　眼下直肌的主要作用是使眼球（　）。　(A)內旋　(B)外旋　(C)上轉　(D)下轉

4.　0.52公釐是用光學方法測量活體角膜（　）的正常值。　(A)厚度　(B)曲率　(C)中央部厚度　(D)周邊部厚度

5.　消除眼屈光間質的（　）是瞳孔偏小的作用。　(A)球面差　(B)色散　(C)球面差和色覺　(D)球面差和色散

6.　由底相對的大小不同的三稜鏡旋轉所組成的透鏡為（　）。　(A)正球面透鏡　(B)負球面透鏡　(C)正柱面透鏡　(D)負柱面透鏡

7.　7.7mm為（　）曲率半徑的正常值。　(A)角膜前面　(B)角膜後面　(C)晶狀體前面　(D)玻璃體後面

8.　（　）為房水折射率的正常值。　(A)1.336　(B)1.376　(C)1.406　(D)1.437

9.　視角的大小與物體（　）成反比。　(A)距離的遠近　(B)形狀的改變　(C)濕度的大小　(D)顏色的深淺

10.　（　）處是4.00屈光度近視眼的遠點位置。　(A)眼前12.5cm　(B)眼前25cm　(C)眼後12.5cm　(D)眼後25cm

11.　三稜鏡能改變光束的（　）而不改變其聚散度。　(A)位置　(B)方向　(C)大小　(D)距離

12.　鈦的特點是：密度為4.5、重量輕、有很高的強度、（　）和良好的可塑性。　(A)著色性　(B)耐磨性　(C)耐腐蝕性　(D)剛性

13.　有色玻璃鏡片有使眼睛不受（　）侵害的作用。　(A)紫外線　(B)光線　(C)

空氣 (D)藥品

14. 兩眼屈光度差別超過（ ）為屈光參差的診斷依據。 (A)1.00D (B)2.00D
(C)−3.00D (D)3.00D

15. 屈光參差的產生原因（ ）。 (A)均是先天的 (B)均是後天的 (C)疾病造
成的 (D)先天、後天、用眼不當等

16. （ ）位於晶體與視網膜之間。 (A)房角 (B)房水 (C)虹膜 (D)玻璃體

17. 玻璃體是（ ）。 (A)高度疏水凝膠體 (B)低度疏水凝膠體 (C)高度親水
凝膠體 (D)低度親水凝膠體

18. 眼底鏡下的玻璃體混濁一般均有（ ）。 (A)原發病 (B)異發病 (C)失明
的危險 (D)逐漸加重以至失明的趨勢

19. 視器對（ ）光線的敏感度最低。 (A)黃色 (B)藍色 (C)綠色 (D)紅色

20. （ ）感覺是視網膜病變的反應最靈敏的。 (A)紅黃 (B)紅藍 (C)黃藍
(D)紅綠

21. 最常見的色覺障礙為（ ）。 (A)紅、綠色盲 (B)紅、黑色盲 (C)紅、黃
色盲 (D)藍、黃色盲

22. 可導致色覺障礙的疾病有（ ）。 (A)青光眼與玻璃體混濁 (B)視神經炎與
玻璃體混濁 (C)視神經炎與虹膜炎 (D)視神經炎與青光眼

23. 色覺障礙包括（ ）。 (A)色盲 (B)色散 (C)色盲與色弱 (D)全色盲

24. 綠色盲辨別（ ）的能力的喪失。 (A)紅色與綠色 (B)紅色與黃色 (C)紅
色與藍色 (D)綠色

25. 喪失（ ）顏色辨別力即為全色盲。 (A)四種 (B)三種 (C)兩種 (D)一種

26. 先天性色覺障礙的發生率男性多於女性的（ ） (A)2倍 (B)5倍 (C)10倍
(D)20倍

27. 完全反射光線的物體呈現（ ）。 (A)黑色 (B)白色 (C)綠色 (D)黃色

28. 人眼的最小視角是由（ ）決定的。 (A)視細胞的形狀 (B)視細胞的細胞核
(C)視細胞的直徑 (D)視細胞的染色體

29. （ ）是我國目前視力表最常用的視標。 (A)「C」字 (B)「V」字 (C)
「E」字 (D)不同的圖形

30. （ ）是在我國常用的近視力檢查距離。 (A)20公分 (B)50公分 (C)70公分 (D)33公分

31. 使用交叉柱鏡比較前後兩面清晰度是否相同時（ ）。 (A)兩面一定要同樣清楚 (B)兩面一定要同樣模糊 (C)同樣模糊與同樣清楚均可 (D)一面清楚一面模糊即可

32. 標準對數視力表中1.0相當於5分記錄法中的（ ） (A)3.0 (B)3.1 (C)4.0 (D)5.0

33. 遠視力>1.0，近視力<1.0時眼的屈光狀態大致為（ ）。 (A)老視、遠視或輕度散光 (B)老視、近視或輕度散光 (C)近視、遠視或輕度散光 (D)老視

34. （ ）是眼睛屈光調節的主要部位。 (A)晶狀體 (B)玻璃體 (C)角膜 (D)視網膜

35. 物理性的調節是指（ ）。 (A)晶狀體的變形 (B)晶狀體的老化 (C)睫狀肌的收縮 (D)睫狀肌的放鬆

36. −3.00D的人眼的遠點在（ ）。 (A)30公尺處 (B)3公尺處 (C)0.33公尺處 (D)0.033公尺處

37. 遠視眼的遠點與近點（ ）。 (A)均在眼球前方 (B)均在眼球後方 (C)遠點較近點更遠 (D)分別在眼球前後

38. 40歲的人調節幅度約為（ ）。 (A)5.0D (B)50m (C)5m (D)lm

39. 某人為正視眼，如近點為20cm，那麼他的調節範圍為（ ）。 (A)10～20cm (B)20～30cm (C)20～∞cm (D)0～∞cm

40. 如近視為3.0D，遠點在33cm，近點在8cm，那麼他的調節範圍為（ ）。 (A)41cm (B)25cm (C)39cm (D)30cm

41. 調節、集合與（ ）是近反射的三聯運動。 (A)瞳孔不變 (B)瞳孔開大 (C)瞳孔縮小 (D)前移

42. 如果要檢測結果靈敏，那麼應該選擇交叉柱鏡的度數為（ ）。 (A)±1.0D (B)±0.75D (C)±0.50D (D)±0.25D

43. 如果矯正視力為0.8，那麼雙眼平衡時應選擇（ ）那一行為視標。 (A)0.2 (B)0.5 (C)0.6 (D)l.0

44. 平衡除錯時如果不能三稜鏡分離，那麼被檢者有（ ）的可能。 (A)水平斜視 (B)垂直方向斜視 (C)外直肌麻痺 (D)內直肌麻痺

45. （ ）是雙眼平衡的目的。 (A)平衡雙眼的度數 (B)平衡雙眼的視力 (C)等同雙眼的刺激 (D)縮小雙眼的屈光差別

46. （ ）是雙眼平衡的前提。 (A)雙眼霧視+1.00D (B)霧視的視力達到0.6～0.8 (C)雙眼霧視+0.50D (D)雙眼霧視+0.75D

47. 雙眼平衡時左眼三稜鏡底向下，那麼右眼三稜鏡底（ ）。 (A)向上 (B)向下 (C)向內 (D)向外

48. 雙眼平衡時如右眼較清楚，那麼應（ ）。 (A)左眼加+0.25D (B)右眼加+0.25D (C)左眼加−0.25D (D)右眼加−0.25D

49. （ ）是雙眼不能平衡時採取的措施。 (A)讓弱勢眼保持較好的視力 (B)讓優勢眼保持較好的視力 (C)提高優勢眼的鏡度 (D)提高弱勢眼的鏡度

50. （ ）可用來作老光鏡片。 (A)近視與遠視鏡片 (B)只有遠視鏡片 (C)只有近視鏡片 (D)只有散光鏡片

51. （ ）是確定漸進鏡片遠用屈光度的原則。 (A)遠視度數控制在+3.0以內 (B)遠視度數控制在+5.0D以內 (C)遠視能深則深 (D)遠視能淺則淺

52. 柱鏡軸位在75°時，則其屈光力在（ ）。 (A)15° (B)125° (C)90° (D)165°

53. （ ）測量調節幅度時，最後被檢者所添加的負鏡度總和就是調節幅度。 (A)負鏡法 (B)正鏡法 (C)推進法 (D)托後法

54. 漸近多焦鏡片加光的量越大（ ）。 (A)遠用區越大 (B)近用區越大 (C)稜鏡越大 (D)每側像差越大

55. 40歲以後，隨著年齡的逐漸增長，老視會（ ）。 (A)一年比一年差 (B)停止發展 (C)一年比一年輕 (D)在60歲左右時穩定

56. （ ）一般不會發生在老花眼上。 (A)調節滯後更明顯 (B)調節幅度下降 (C)遠視力下降 (D)近視力下降

57. 漸近多焦鏡片基本上可分為（ ）。 (A)視遠、近區及漸變區 (B)視遠區及視近區 (C)漸變區及視遠視近區 (D)漸變區及視遠視近區、像差區

58. 漸近多焦鏡片加稜鏡是為了（　　）。　(A)增加鏡片的厚度　(B)增加鏡片的重量　(C)減少鏡片的重量　(D)減薄鏡片的厚度

59. 漸近多焦鏡片暫時標記包括（　　）。　(A)商標　(B)隱形小刻印　(C)加光度　(D)配鏡十字

60. （　　）是漸近多焦鏡片軟式設計的優點。　(A)漸進區寬而長　(B)漸進區細而長　(C)漸進區細而短　(D)漸進區寬而短

61. 漸近多焦鏡片從遠用區到近用區的鏡度變化（　　）。　(A)無關緊要　(B)決定過渡槽的寬度　(C)是固定的　(D)呈0.25D遞增

62. （　　）是漸進鏡的優點。　(A)看中距與看近清晰　(B)全程的清晰視力　(C)看遠與看中距離均能看清　(D)看遠與看近均能看清

63. （　　）是漸進鏡的缺點。　(A)子片太大　(B)跳躍現象　(C)子片現象　(D)浮動現象

64. 漸近多焦鏡片畸變像差會使戴鏡者頭部移動時感到（　　）。　(A)無法移動　(B)視物變形　(C)物體變大　(D)物體變小

65. （　　）是不適合配戴普通漸近多焦鏡片的職業。　(A)教師　(B)書記員　(C)秘書　(D)圖書管理員

66. 漸近多焦鏡片鏡架選擇時瞳孔中心至鏡架底部最小應為（　　）。　(A)20mm　(B)18mm　(C)16mm　(D)12mm

67. 鏡架調整的主要內容包括（　　）。　(A)頂點距離　(B)鏡框大小　(C)鏡框高度　(D)鏡框寬度

68. （　　）是鏡架頂點距的一般要求。　(A)8～17mm　(B)13～17mm　(C)10～15mm　(D)15～20mm

69. 鏡架前傾角是為了（　　）。　(A)外觀美觀　(B)配戴舒適　(C)擴大視遠區視野　(D)擴大視近及中間區的視野

70. 平行光線通過交叉圓柱鏡後形成（　　）。　(A)史氏光錐　(B)史氏圓錐　(C)特納氏圓錐　(D)特納氏光錐

71. 散光患者霧視後，則兩條焦線必須在（　　）。　(A)視網膜上　(B)視網膜後　(C)視網膜西側　(D)視網膜前

72. 視標到（　）是推進法測量Amp時測量的距離。　(A)視網膜　(B)角膜　(C)晶體　(D)眼鏡平面

73. 負鏡度測定Amp時，最後所添加的負鏡度總和就是（　）。　(A)被檢者的屈光度　(B)檢查者的屈光度　(C)Amp的一半　(D)Amp

74. 霧視後晶體的屈光力比原來（　）。　(A)變大　(B)不變　(C)變厚　(D)變小

75. 散光的度數與軸向是用（　）來精確的。　(A)裂隙片　(B)散光表　(C)視力表　(D)交叉柱鏡

76. 雙眼視力平衡是為了（　）。　(A)單眼達到最佳視力　(B)雙眼達到最佳視力　(C)等同雙眼視力　(D)達到清晰、舒適用眼，避免視疲勞

77. （　）是確定Add的最後一步。　(A)霧視+1.00D　(B)精確Add　(C)試戴與評估　(D)霧視2.00D

78. （　）是可以通過散光表來大致測試的。　(A)準確軸位　(B)準確度數　(C)性質　(D)軸位

79. 遠視患者造成「人工近視」須加（　）。　(A)近視鏡片　(B)平光　(C)遠視鏡片　(D)雙光鏡片

80. 霧視時，加正鏡片的幅度為（　）。　(A)每次+0.75　(B)每次+0.50　(C)每次+0.25　(D)每次+1.00

81. （　）可導致殘餘散光。　(A)角膜變形　(B)角膜變厚　(C)晶體位置傾斜　(D)晶體變厚

82. 按公式計算，80歲的老年人調節幅度應為（　）。　(A)0D　(B)−5D　(C)−3D　(D)3D

83. 以公尺為單位的工作距離的倒數稱為（　）。　(A)調節幅度　(B)最小調節幅度　(C)調節需求　(D)最小調節需求

84. （　）為雙色法的原理。　(A)藍光與綠光成像位置不同　(B)紅光與藍光成像位置不同　(C)藍光與黃光成像位置不同　(D)紅光與綠光成像位置不同

85. 遠視眼的配鏡處方（　）。　(A)都是近視鏡　(B)都是正鏡　(C)可以是近視鏡　(D)一定是近視鏡

86. 老花眼的原因不會是（　）。　(A)睫狀肌功能減退　(B)晶體變硬　(C)晶體

變軟　(D)晶體囊膜彈性減退

87. 瞳高是指（　）至鏡框下緣內槽的距離。　(A)瞳孔上緣　(B)瞳孔中心　(C)瞳孔下緣　(D)角膜下緣

88. （　）是測量單眼瞳距時應注意的問題。　(A)未被測試眼向正前方注視視標　(B)被測試眼向正前方注視視標　(C)雙眼同時下視　(D)雙眼同時平視

89. （　）是漸近多焦鏡片處方中應包括的內容。　(A)遠附加與瞳高　(B)近附加與瞳高　(C)遠附加與角膜曲率　(D)近附加與角膜曲率

90. 矯正眼鏡的放大倍率與（　）無關。　(A)眼鏡後頂點屈光度　(B)眼鏡前頂點屈光度　(C)鏡眼距　(D)鏡片形式

91. 大約2.00D的角膜散光可產生（　）網膜像的變形。　(A)0.06%　(B)0.03%　(C)0.3%　(D)0.6%

92. 盡早發現盡早（　）是12歲以下兒童屈光參差的矯正原則。　(A)矯正一半　(B)部分矯正　(C)矯正1/3　(D)全部矯正

93. 成年人屈光參差在3.00D以下者通常全部矯正，（　）。　(A)但不能得到立體視　(B)且可得到正常或接近正常的立體視　(C)且可得到完全的立體視　(D)但只能得到部分立體視

94. 一老者驗光結果為OD－2.00D,OS－6.00D，那麼他的處方可能為（　）(A)OD－2.00D, OS－4.00D　(B)OD－2.00D, OS－7.00D　(C)OD－2.00D, OS－6.00D　(D)OD－3.00D, OS－4.00D

95. 兒童雙眼視力仍在發育，即使低度（　）也能導致弱視。　(A)近視　(B)遠視　(C)散光　(D)屈光參差

96. 屈光參差發生的年齡與弱視的關係為（　）。　(A)年齡越小程度越深　(B)年齡越小程度越淺　(C)年齡越大程度越深　(D)無關係

97. 屈光參差時屈光不正較高的眼試配隱形眼鏡的條件為（　）。　(A)矯正視力0.5以上，無明顯斜視　(B)矯正視力0.5以上　(C)矯正視力0.5以上，有明顯斜視　(D)矯正視力1.0以上，無明顯斜視

98. 透鏡的三稜鏡效應公式中F代表（　）。　(A)三稜鏡效應△　(B)偏心距mm　(C)偏心距cm　(D)鏡度D

99.（　）是不能植入人工晶體的白內障術後無晶體眼矯正較理想的方法。　(A)框架眼鏡　(B)角膜接觸鏡　(C)手術　(D)無框眼鏡

100.人眼注視某一方向時眼的視軸與鏡片後表面相交點稱為（　）。　(A)光心　(B)視點　(C)視軸　(D)幾何光心

101.（　）是人眼可容忍的水平方向差異三稜鏡效應值。　(A)30△　(B)50△　(C)70△　(D)10△

102.屈光參差有散光時，在垂直方向的屈光度差大於（　）時應謹慎驗配漸進鏡。　(A)1.0D　(B)3.0D　(C)4.0D　(D)2.0D

103.蛋白質是構成隱形眼鏡沉澱物（　）的主要成分。　(A)類脂　(B)蛋白膜　(C)鈣石　(D)結石

104.促使隱形眼鏡蛋白膜形成的條件是（　）。　(A)瞬目頻率高　(B)淚液量大　(C)淚膜破裂時間縮短　(D)淚膜破裂時間延長

105.造成隱形眼鏡沉澱物量比較大的材料是（　）。　(A)低含水、非離子性　(B)低含水、離子性　(C)高含水、離子性　(D)高含水、非離子性

106.（　）是巨乳頭性結膜炎的主要特徵。　(A)下瞼血管充血　(B)上瞼血管充血　(C)下瞼乳頭增生　(D)上瞼乳頭增生

107.發生巨乳頭結膜炎時應當（　）。　(A)停戴隱形眼鏡　(B)繼續配戴隱形眼鏡　(C)不需治療　(D)改戴框架眼鏡

108.預防隱形眼鏡蛋白質沉澱物可採用（　）。　(A)熱消毒　(B)高含水離子性鏡片　(C)蒸餾水浸泡　(D)治療導致淚液中蛋白質含量增加的眼病

109.護理液有（　）可誘發脂質沉澱。　(A)Na_2O_2　(B)疏水親脂性　(C)親水疏脂性　(D)SiO_2

110.膠凍塊多見於（　）。　(A)散發者　(B)群聚　(C)成對出現　(D)單個發生

111.（　）常見為鏡片基質有無沉澱物。　(A)真菌沉澱物　(B)脂質沉澱物　(C)蛋白質沉澱物　(D)膠凍塊

112.隱形眼鏡的（　）通常是以異物感為主要標準來評估的。　(A)材料特性　(B)舒適度　(C)設計　(D)鏡片大小

113.隱形眼鏡舒適度分值為1分時表現為（　）。　(A)基本無感覺　(B)異物感

(C)疼痛　(D)疼痛，不能睜眼

114.（　）是隱形眼鏡最常見的污染源。　(A)空氣　(B)髒手及潮濕的儲存盒
(C)潮濕的儲存盒　(D)髒手

115.隱形眼鏡銹斑發生率（　）。　(A)化學消毒片約為7%　(B)熱消毒約30%
(C)化學消毒片約20%　(D)熱消毒約50%

116.隱形眼鏡蛋白質膜的變性收縮可致（　）。　(A)角膜炎　(B)結膜炎　(C)鏡
片混濁變形　(D)圓錐角膜

117.（　）是隱形眼鏡真菌生長最常見的種類。　(A)鐮刀菌和念珠菌　(B)念珠
菌和細菌　(C)細菌　(D)鐮刀菌和細菌

118.隱形眼鏡蛋白質沉澱物溶菌酶約為（　）左右。　(A)10%　(B)27%　(C)57%
(D)87%

119.隱形眼鏡鏡片脂質沉澱物來源於（　）。　(A)淚腺　(B)付淚腺　(C)wolf腺
(D)瞼板腺及zeiss腺

120.誘發膠凍塊的原因有（　）。　(A)配適過鬆　(B)瞬目不良　(C)淚液過少
(D)淚液過多

121.（　）不是真菌沉澱物的誘因。　(A)濕熱的環境條件　(B)鏡片盒的污染
(C)鑷子的污染　(D)使用含防腐劑的生理食鹽水

122.銹斑中的鐵鹽蛋白來源於（　）。　(A)白細胞　(B)結膜細胞　(C)角膜細胞
(D)紅細胞

123.配戴隱形眼鏡為了避免操作不當損及鏡片，可選擇（　）的鏡片。　(A)高含
水量、稍薄　(B)高含水量、稍厚　(C)低含水量、稍厚　(D)低含水量、稍薄

124.（　）是散光焦度屈光參差者理想的選擇。　(A)切削工藝製作的高含水量薄
球面鏡片　(B)切削工藝製作的高含水量厚球面鏡片　(C)澆鑄工藝製作的低
含水量厚球面鏡片　(D)切削工藝製作的低含水量厚球面鏡片

125.（　）的隱形眼鏡是高度遠視患者理想的選擇。　(A)低含水量、高透氧材料
(B)高含水量、高透氧材料　(C)低含水量　(D)高含水量

126.影響隱形眼鏡配戴的設計因素有（　）。　(A)含水量　(B)矢深　(C)極性
(D)強度

127.（　）基本不影響隱形眼鏡配戴。　(A)角膜型態　(B)眼瞼力　(C)淚液特性 (D)結膜囊大小

128.（　）是軟性隱形眼鏡配戴過緊的表現。　(A)鏡片復位速度過慢　(B)鏡片復位速度過快　(C)與鏡片復位速度無關　(D)以上都不對

129.軟性隱形眼鏡配戴過鬆的表現為（　）。　(A)鏡片復位速度過快　(B)鏡片復位速度過慢　(C)與鏡片復位速度無關　(D)以上都不對

130.軟性隱形眼鏡配適過鬆時應（　）。　(A)減小鏡片基弧　(B)減小鏡片直徑 (C)減小鏡片曲率半徑　(D)增加鏡片曲率半徑

131.（　）是隱形眼鏡護理液毒性反應的典型表現。　(A)抽搐　(B)噁心嘔吐 (C)頭痛　(D)燒灼感

132.（　）是隱形眼鏡護理液過敏反應的表現。　(A)刺激感、視力感到下降 (B)頭痛、眼紅　(C)眼紅、刺激感　(D)頭痛、噁心

133.隱形眼鏡護理液過敏反應的可能原因為（　）。　(A)對Ca++過敏　(B)對 Na+過敏　(C)對Cl−過敏　(D)對防腐劑過敏

134.隱形眼鏡鏡片浸潤消毒時間通常為（　）以上。　(A)1小時　(B)4小時　(C)3 小時　(D)2小時

135.聚合物表面活性劑具有（　）。　(A)單重極性　(B)雙重極性　(C)高效滅菌作用　(D)較高的毒性

136.聚合雙弧類（　）。　(A)滅菌機制不同於洗必太　(B)不與鏡片表面蛋白質沉澱物結合　(C)易於產生防腐劑聚積　(D)非特性殺滅細菌

137.（　）是蛋白清除劑的成分。　(A)聚乙二醇　(B)聚甲三醇　(C)聚甲四醇 (D)聚乙三醇

138.蛋白水解酶（　）。　(A)易溶於水　(B)不易溶於水　(C)受熱不易分解 (D)30℃即會失效

139.（　）不是潤眼液的成分。　(A)滲透壓調整劑　(B)緩衝劑　(C)螯合劑　(D) 蛋白酶

140.（　）是潤眼液的潤滑成分。　(A)葡聚糖　(B)聚乙烯酸　(C)甘油　(D)羥乙基纖維素

141.裂隙燈在常用情況下，接目鏡會有手指印或灰塵玷污，會影響視物清晰度，可用（　　）或無水酒精擦拭。　(A)棉布　(B)水　(C)鏡頭紙　(D)酒精

142.裂隙燈在長期使用擺放下會有灰塵玷污在反射鏡上，這樣會影響光源反射亮度，可用鏡頭紙或棉球蘸（　　）擦拭。　(A)水　(B)酒　(C)酒精　(D)無水酒精

143.裂隙燈在長期使用下其投射透鏡上會有灰塵玷污，會影響裂隙光線的（　　）和均勻，可用鏡頭紙或無水酒精棉球擦拭。　(A)亮度　(B)大小　(C)遠近　(D)其他

144.更換裂隙燈的燈泡時要先取下上端燈罩，再鬆開燈座固定螺絲取出燈泡及座，然後鬆開兩側的燈泡固定螺絲，取下燈泡並更換，最後再同反（　　）過程固定後裝好。　(A)拆卸　(B)安裝　(C)維修　(D)其他

145.裂隙燈的操縱桿操作不靈活可能是齒盤及軸上生銹造成，可以在其上（　　）。　(A)滴潤滑油　(B)滴酒精　(C)滴水　(D)其他

146.雙光鏡片的標記的第一步是定記視遠區的光心和柱鏡的（　　）。　(A)屈光度　(B)位置　(C)軸位　(D)方向

147.（　　）是平頂雙光的缺點。　(A)不美觀，分割線也不明顯　(B)美觀但分割線不明顯　(C)不美觀，而且分割線明顯　(D)美觀但分割線明顯

148.（　　）的缺點為近用區最寬部分位置較低。　(A)平頂雙光片　(B)單光片　(C)多光片　(D)圓頂雙光

149.漸近多焦鏡片校配時，鏡片水平方向瞳距誤差超過（　　）時可能需要重新製作。　(A)0.1mm　(B)0.5mm　(C)1mm　(D)2mm

150.（　　）是漸近多焦鏡片兩個小刻印之間的距離。　(A)18mm　(B)24mm　(C)30mm　(D)34mm

151.顧客在發現漸近多焦鏡片配戴有問題時均應（　　）。　(A)在兩週後檢查　(B)及時複查　(C)三天後複查　(D)一週後複查

152.漸近多焦鏡片上的暫時性標記如果用酒精不能擦去則試用（　　）。　(A)注射用水　(B)生理鹽水　(C)乙酸　(D)丙酮

153.按國家標準規定，$-6.50DS/-1.50DC\times90°$的眼鏡片的頂焦度允差：球鏡為$\pm0.12D$，柱鏡為（　　）。　(A)$\pm0.18D$　(B)$+0.18D$　(C)$\pm0.12D$　(D)$+0.12D$

154.按國家標準規定，10.00D的配裝眼鏡的光學中心的垂直互差允差為（ 　 ）。
    (A)≤0.5mm　(B)>0.5mm　(C)≥0.5mm　(D)<1.0mm

155.國家標準規定，驗光處方定配稜鏡眼鏡屈光率為11.00△的允偏差為（ 　 ）。
    (A)±0.12△　(B)±0.25△　(C)±0.37△　(D)±0.50△

156.國家標準規定，驗光處方定配稜鏡眼鏡屈光率為（ 　 ）的基底取向允偏差為±2°。　(A)<10.00△　(B)>5.00△　(C)<5.00△　(D).>10.00△

157.國家標準規定，正焦度鏡片（ 　 ）的邊緣厚度不應小於1.2mm。
    (A)+10.00D　(B)+5.00D　(C)+2.00D　(D)經配裝割邊後所有鏡片

158.鏡片內在疵病檢測時背景應為（ 　 ）。　(A)反光的黑背景　(B)不反光的紅背景　(C)不反光的白背景　(D)不反光的黑背景

159.對單光鏡片質量檢測時可用（ 　 ）的白熾燈照明。　(A)10W　(B)20W
    (C)40W　(D)30W

160.設計基準點的數目為（ 　 ）。　(A)一個　(B)兩個　(C)三個　(D)生產者指定

二、判斷題（第161題～第200題。將判斷結果填入括號中。正確的填「✓」，錯誤的填「✗」。每題0.5分，滿分20分）

（　）161.驗光員的工作態度應該平淡如水。

（　）162.淚膜水質層的主要功能是均勻地鋪展於角膜表面，形成良好的屈光界面。

（　）163.晶狀體由外向內分為囊膜、前囊下上皮、基質皮質層和核層。

（　）164.正柱面透鏡是由底相對的大小不同的三稜鏡旋轉所組成。

（　）165.球面透鏡有屈折光線的能力，而三稜鏡則沒有。

（　）166.在光學恆等變換規則中規定若原軸位大於90°時，新軸位應加90°。

（　）167.由兩個折射面構成的透明介質稱透鏡。

（　）168.屈光參差的臨床表現有雙眼視力、交替視力、單眼視力。

（　）169.屈光參差者的配鏡難題主要表現在調節平衡和視覺融像的問題。

（　）170.從理論上講，當雙眼同時動用1D調節時就會帶動1MA集合。

（　）171.雙焦點或三焦點鏡片的子片的位置在鏡片的下部。

（　）172.角膜及房水構成眼睛的屈光介質。

（　）173.根據三原色學說，喪失部分紅色辨色力者稱紅色盲。

（　）174.老花眼驗配前一定要將遠視力矯正到1.2。

（　）175.瞳高的測量主要用於散光鏡的驗配。

（　）176.斜視時可採用單眼遮蓋法來測量瞳距。

（　）177.兒童屈光參差最遲應在12歲前得到合理矯正。

（　）178.兩眼配鏡度數相差值尤與性別有關。

（　）179.鏡片結石是最常見的隱形眼鏡鏡片沉澱物。

（　）180.膠凍塊的預防包括改為日戴方式戴鏡。

（　）181.真菌菌絲體只能在鏡片表面生長。

（　）182.40歲的人配戴隱形眼鏡應選擇拋棄式鏡片。

（　）183.輕度眼病患者原則上絕對禁戴隱形眼鏡。

（　）184.軟性隱形眼鏡配適過緊可通過增大鏡片直徑來處理。

（　）185.雙氧水如不能充分中和可導致毒性反應。

（　）186.如對隱形眼鏡護理液過敏則應暫停配戴直至痊癒。

（　）187.全功能護理液在開瓶使用後90天，若未用完，須連瓶棄去。

（　）188.去蛋白酶片的浸泡時間不因產品不同而不同。

（　）189.全功能護理液中包括清潔劑與消毒劑。

（　）119.常用的潤眼液的增黏成分有羥乙基纖維素。

（　）191.裂隙燈在使用前要檢查裂隙像方位調整是否良好，裂隙像應繞中心軸可以做自由旋轉。

（　）192.裂隙燈的集光透鏡受灰塵玷污後可用無水酒精棉球擦拭。

（　）193.裂隙燈是長期使用情況下要定期在其操縱桿和運動滑臺部位滴潤滑油。

（　）194.裂隙燈的光源亮度不夠可能是反射鏡老損所致。

（　）195.裂隙燈的反射鏡固定螺絲鬆動可使投射光位置偏下。

（　）196.雙光鏡片的識別內容包括種類、形式、屈光度、定心和子片位置。

（　）197.從鏡架側面看，鼻樑的兩側和托葉位置和傾斜度必須對稱。

（　）198.雙光鏡校配前要測量出子片的寬度和形狀與訂片是否一致。

（　）199.國家標準規定，多焦點鏡片的頂焦度為≤4.00D，其允許偏差為±0.18D。

（　）200.鏡架裝配質量包括對稱性及焊點質量。

模擬試卷（七）

一、選擇題（第1題～第160題。選擇正確的答案，將相應的字母填入題內的括號中。每題0.5分，滿分80分）

1. （　）的態度是每個驗光員應必備的。　(A)消極　(B)被動　(C)積極主動　(D)平淡

2. （　）是每個驗光員必備的信念。　(A)文明禮貌　(B)熱情待客　(C)玩世不恭　(D)全心全意為消費者服務

3. （　）當量氯化鈉是淚液的滲透壓的正常值。　(A)0.09%～1.02%　(B)0.09%～1.20%　(C)0.90%～1.02%　(D)0.90%～1.20%

4. 眼下直肌的主要作用是使眼球（　）。　(A)內旋　(B)外旋　(C)上轉　(D)下轉

5. 0.52公釐是用光學方法測量活體角膜（　）的正常值。　(A)厚度　(B)曲率　(C)中央部厚度　(D)周邊部厚度

6. 消除眼屈光間質的（　）是瞳孔偏小的作用。　(A)球面差　(B)色散　(C)球面差和色覺　(D)球面差和色散

7. 由頂相對的大小不同的三稜鏡旋轉所組成的透鏡為（　）。　(A)正球面透鏡　(B)負球面透鏡　(C)正柱面透鏡　(D)負柱面透鏡

8. 在光學恆等變換規則中規定若原軸位小於、等於90°時新軸位應（　）。　(A)不變　(B)加90°　(C)加30°　(D)乘30°

9. 10mm為（　）靜止時曲率半徑的正常值。　(A)角膜前面　(B)角膜後面　(C)晶狀體前面　(D)晶狀體後面

10. （　）為房水折射率的正常值。　(A)1.336　(B)1.376　(C)1.406　(D)1.437

11. （　）處是2.00屈光度近視眼的遠點位置。　(A)眼前25cm　(B)眼前50cm　(C)眼後4cm　(D)眼後2cm

12. 兩個平面相交形成的三角形透明柱稱（　）。　(A)凸透鏡　(B)凹透鏡　(C)透鏡　(D)三稜鏡

13. 有色玻璃鏡片有使眼睛不受（　）侵害的作用。　(A)紫外線　(B)光線　(C)

空氣　(D)藥品

14. 兩眼屈光度差別超過（　）為屈光參差的診斷依據。　(A)1.00D　(B)2.00D
　　(C)−3.00D　(D)3.00D

15. 雙焦點或三焦點鏡片的子片一般位於鏡片的（　）。　(A)中部　(B)上部
　　(C)下部　(D)外部

16. （　）位於晶體與視網膜之間。　(A)房角　(B)房水　(C)虹膜　(D)玻璃體

17. 角膜、房水（　）及玻璃體稱為屈光介質。　(A)角膜上皮　(B)角膜內皮
　　(C)晶體　(D)視網膜

18. 在照明度逐漸減低的情況下，最後失去辨別（　）的能力。　(A)紅色　(B)黃
　　色　(C)藍色　(D)綠色

19. 對視網膜和視路病變反應最靈敏的是（　）感覺。　(A)紅、黃　(B)紅、綠
　　(C)藍、綠　(D)白、綠

20. 最常見的色覺障礙為（　）。　(A)紅、綠色盲　(B)紅、黑色盲　(C)紅、黃
　　色盲　(D)藍、黃色盲

21. （　）可導致後天色覺障礙。　(A)視神經炎　(B)玻璃體混濁　(C)角膜白斑
　　(D)晶體硬化

22. 色盲是指（　）。　(A)不能區分所有的顏色　(B)不能區分紅綠色　(C)不能
　　區分紅黃色　(D)辨色能力的喪失

23. 綠色盲辨別（　）的能力的喪失。　(A)紅色與綠色　(B)紅色與黃色　(C)紅
　　色與藍色　(D)綠色

24. 先天性色覺障礙多為（　）。　(A)顯性遺傳　(B)伴性遺傳　(C)隱性遺傳
　　(D)半隱性遺傳

25. 完全反射光線的物體呈現（　）。　(A)黑色　(B)白色　(C)綠色　(D)黃色

26. 人眼的最小視角是由（　）決定的。　(A)視細胞的形狀　(B)視細胞的細胞核
　　(C)視細胞的直徑　(D)視細胞的染色體

27. （　）是我國目前視力表最常用的視標。　(A)「C」字　(B)「V」字　(C)
　　「E」字　(D)不同的圖形

28. （　）是在我國常用的近視力檢查距離。　(A)20公分　(B)50公分　(C)70公

分　(D)33公分

29. 使用交叉柱鏡比較前後兩面清晰度是否相同時（　　）。　(A)兩面一定要同樣清楚　(B)兩面一定要同樣模糊　(C)同樣模糊與同樣清楚均可　(D)一面清楚一面模糊即可

30. （　　）是目前最常用的視力記錄法。　(A)三分記錄法　(B)四分記錄法　(C)小數記錄法　(D)六分記錄法

31. 遠近視力均<1.0時眼的屈光狀態大致為（　　）。　(A)遠視、復性遠散或有眼疾　(B)近視、復性遠散或有眼疾　(C)近視、復性近散或有眼疾　(D)近視、近視散光或有眼疾

32. （　　）是晶狀體調節的動力來源。　(A)瞳孔括約肌　(B)瞳孔開大肌　(C)睫狀肌　(D)眼外肌

33. 調節作用的兩個因素是（　　）。　(A)晶狀體的厚度　(B)晶狀體的大小　(C)晶狀體的可塑性及睫狀肌的收縮力量　(D)睫狀肌的收縮力量

34. −3.00D的人眼的遠點在（　　）。　(A)30公尺處　(B)3公尺處　(C)0.33公尺處　(D)0.033公尺處

35. 遠視眼的遠點與近點（　　）。　(A)均在眼球前方　(B)均在眼球後方　(C)遠點較近點更遠　(D)分別在眼球前後

36. 40歲的人調節幅度約為（　　）。　(A)5.0D　(B)50m　(C)5m　(D)lm

37. 某人為正視眼，如近點為20cm，那麼他的調節範圍為（　　）。　(A)10～20cm　(B)20～30cm　(C)20～∞cm　(D)0～∞cm

38. 如近視為3.0D，遠點在33cm，近點在8cm，那麼他的調節程度為（　　）。　(A)9.5D　(B)9.0D　(C)8.5D　(D)8.0D

39. 近反射的三聯運動是指調節、集合與（　　）。　(A)前移　(B)瞳孔縮小　(C)瞳孔開大　(D)瞳孔不變

40. 如果要檢測結果靈敏，那麼應該選擇交叉柱鏡的度數為（　　）。　(A)±1.0D　(B)±0.75D　(C)±0.50D　(D)±0.25D

41. 如果矯正視力為0.8，那麼雙眼平衡時應選擇（　　）那一行為視標。　(A)0.2　(B)0.5　(C)0.6　(D)l.0

42. 平衡除錯時如果不能稜鏡分離，那麼被檢者有（　）的可能。　(A)水平斜視　(B)垂直方向斜視　(C)外直肌麻痺　(D)內直肌麻痺

43. （　）是雙眼平衡的目的。　(A)平衡雙眼的度數　(B)平衡雙眼的視力　(C)等同雙眼的刺激　(D)縮小雙眼的屈光差別

44. （　）是雙眼平衡的前提。　(A)雙眼霧視+1.00D　(B)霧視的視力達到0.6～0.8　(C)雙眼霧視+0.50D　(D)雙眼霧視+0.75D

45. 雙眼平衡時左眼稜鏡底向下，那麼右眼稜鏡底（　）。　(A)向上　(B)向下　(C)向內　(D)向外

46. 雙眼平衡時如右眼較清楚，那麼應（　）。　(A)左眼加+0.25D　(B)右眼加+0.25D　(C)左眼加−0.25D　(D)右眼加−0.25D

47. （　）是雙眼不能平衡時採取的措施。　(A)讓弱勢眼保持較好的視力　(B)讓優勢眼保持較好的視力　(C)提高優勢眼的鏡度　(D)提高弱勢眼的鏡度

48. （　）可用來作老光鏡片。　(A)近視與遠視鏡片　(B)只有遠視鏡片　(C)只有近視鏡片　(D)只有散光鏡片

49. （　）是確定漸進鏡片遠用屈光度的原則。　(A)遠視度數控制在+3.0D以內　(B)遠視度數控制在+5.0D以內　(C)遠視能深則深　(D)遠視能淺則淺

50. （　）測量調節幅度時，最後被檢者所添加的負鏡度總和就是調節幅度。　(A)負鏡法　(B)正鏡法　(C)推進法　(D)托後法

51. 漸近多焦鏡片加光的量越大（　）。　(A)遠用區越大　(B)近用區越大　(C)稜鏡越大　(D)每側像差越大

52. 老花眼驗配是以（　）為基礎的。　(A)矯正視力達到0.8　(B)遠用屈光狀態的矯正　(C)近用屈光狀態的矯正　(D)矯正視力達到1.0

53. 40歲以後的健康人（　）。　(A)不一定全都老視　(B)一定老視　(C)全部遠視　(D)部分人出現遠視

54. 漸近多焦鏡片基本上可分為（　）。　(A)視遠、近區及漸近區　(B)視遠區及視近區　(C)漸近區及視遠視近區　(D)漸近區及視遠、視近區、像差區

55. 漸近多焦鏡片加稜鏡是為了（　）。　(A)增加鏡片的厚度　(B)增加鏡片的重量　(C)減少鏡片的重量　(D)減薄鏡片的厚度

56. （　）是漸近多焦鏡片軟式設計的優點。　(A)漸近區寬而長　(B)漸近區細而長　(C)漸進區細而短　(D)漸近區寬而短

57. 漸近多焦鏡片從遠用區到近用區的鏡度變化（　）。　(A)無關緊要　(B)決定過渡槽的寬度　(C)是固定的　(D)呈0.25D遞增

58. （　）是漸進鏡片的缺點。　(A)子片太大　(B)跳躍現象　(C)子片現象　(D)浮動現象

59. 漸近多焦鏡片畸變像差會使戴鏡者頭部移動時感到（　）。　(A)無法移動　(B)視物變形　(C)物體變大　(D)物體變小

60. （　）是不適合配戴普通漸近多焦鏡片的職業。　(A)教師　(B)書記員　(C)秘書　(D)圖書管理員

61. 漸近多焦鏡片鏡架選擇時瞳孔中心至鏡架底部最小應為（　）。　(A)20mm　(B)18mm　(C)16mm　(D)12mm

62. 鏡架調整的主要內容包括（　）。　(A)頂點距離　(B)鏡框大小　(C)鏡框高度　(D)鏡框寬度

63. （　）是鏡架頂點距的一般要求。　(A)8至17mm　(B)13至17mm　(C)10至15mm　(D)15至20mm

64. 鏡架前傾角是為了（　）。　(A)外觀美觀　(B)配戴舒適　(C)擴大視遠區視野　(D)擴大視近及中間區的視野。

65. 平行光線通過交叉圓柱鏡後形成（　）。　(A)史氏光錐　(B)史氏圓錐　(C)特納氏圓錐　(D)特納氏光錐

66. 散光患者霧視後，則兩條焦線必須在（　）。　(A)視網膜上　(B)視網膜後　(C)視網膜西側　(D)視網膜前

67. 視標到（　）是推進法測量Amp時測量的距離。　(A)視網膜　(B)角膜　(C)晶體　(D)眼鏡平面

68. 負鏡度測定Amp時，最後所添加的負鏡度總和就是（　）。　(A)被檢者的屈光度　(B)檢查者的屈光度　(C)Amp的一半　(D)Amp

69. 霧視後晶體的屈光力比原來（　）。　(A)變大　(B)不變　(C)變厚　(D)變小

70. 散光的度數與軸向是用（　）來精確的。　(A)裂隙片　(B)散光表　(C)視力

表　(D)交叉柱鏡

71. 雙眼視力平衡是為了（　）。　(A)單眼達到最佳視力　(B)雙眼達到最佳視力　(C)等同雙眼視力　(D)達到清晰、舒適用眼，避免視疲勞

72. （　）是確定Add的最後一步。　(A)霧視+1.00D　(B)精確Add　(C)試戴與評估　(D)霧視2.00D

73. （　）是可以通過散光表來大致測試的。　(A)準確軸位　(B)準確度數　(C)性質　(D)軸位

74. 遠視患者造成「人工近視」須加（　）。　(A)近視鏡片　(B)平光鏡片　(C)遠視鏡片　(D)雙光鏡片

75. 霧視時，加正鏡片的幅度為（　）。　(A)每次+0.75　(B)每次+0.50　(C)每次+0.25　(D)每次+1.00

76. （　）可導致殘餘散光。　(A)角膜變形　(B)角膜變厚　(C)晶體位置傾斜　(D)晶體變厚

77. 按公式計算，80歲的老年人調節幅度應為（　）。　(A)0D　(B)−5D　(C)−3D　(D)3D

78. 以公尺為單位的工作距離的倒數稱為（　）。　(A)調節幅度　(B)最小調節幅度　(C)調節需求　(D)最小調節需求

79. （　）為雙色法的原理。　(A)藍光與綠光成像位置不同　(B)紅光與藍光成像位置不同　(C)藍光與黃光成像位置不同　(D)紅光與綠光成像位置不同

80. 遠視眼的配鏡處方（　）。　(A)都是近視鏡　(B)都是正鏡　(C)可以是近視鏡　(D)一定是近視鏡

81. 老花眼的原因不會是（　）。　(A)睫狀肌功能減退　(B)晶體變硬　(C)晶體變軟　(D)晶體囊膜彈性減退

82. 瞳高是指（　）至鏡框下緣內槽的距離。　(A)瞳孔上緣　(B)瞳孔中心　(C)瞳孔下緣　(D)角膜下緣

83. 漸近多焦鏡片視近區過小可能是由於（　）。　(A)瞳高過大　(B)瞳距過大　(C)瞳距過小　(D)瞳高過小

84. 斜視時，瞳距測量可採取（　）測量。　(A)單眼遮蓋法　(B)雙眼遮蓋法

(C)雙眼平視　(D)輻輳法

85. （　）是測量單眼瞳距時應注意的問題。　(A)未被測試眼向正前方注視視標 (B)被測試眼向正前方注視視標　(C)雙眼同時下視　(D)雙眼同時平視

86. （　）是漸近多焦鏡片處方中應包括的內容。　(A)遠附加與瞳高　(B)近附加 與瞳高　(C)遠附加與角膜曲率　(D)近附加與角膜曲率

87. 矯正眼鏡的放大倍率與（　）無關。　(A)眼鏡後頂點屈光度　(B)眼鏡前頂點 屈光度　(C)鏡眼距　(D)鏡片形式

88. 盡早發現盡早（　）是12歲以下兒童屈光參差的矯正原則。　(A)矯正一半 (B)部分矯正　(C)矯正1/3　(D)全部矯正

89. 兒童一般在6歲前進行屈光參差矯正，尤其是（　）。　(A)近視性屈光不正 (B)遠視性屈光不正　(C)散光　(D)遠視性屈光參差

90. 年齡（　）適應屈光參差的能力越強。　(A)越大　(B)在10歲左右　(C)越小 (D)在20歲左右

91. 兒童雙眼視力仍在發育，即使低度（　）也能導致弱視。　(A)近視　(B)遠視 (C)散光　(D)屈光參差

92. 屈光參差發生的年齡與弱視的關係為（　）。　(A)年齡越小程度越深　(B)年 齡越小程度越淺　(C)年齡越大程度越深　(D)無關係

93. 屈光參差時屈光不正較高的眼試配隱形眼鏡的條件為（　）。　(A)矯正視力 0.5以上，無明顯斜視　(B)矯正視力0.5以上　(C)矯正視力0.5以上，有明顯斜 視　(D)矯正視力1.0以上，無明顯斜視

94. 透鏡的稜鏡效應公式中F代表（　）。　(A)三稜鏡效應△　(B)偏心距mm (C)偏心距cm　(D)鏡度D

95. （　）是正常情況下人眼可耐受的垂直方向三稜鏡效應的值。　(A) 3△ (B)5△　(C) 6△　(D)0.5△

96. （　）是不能植入人工晶體的白內障術後無晶體眼矯正較理想的方法。　(A) 框架眼鏡　(B)角膜接觸鏡　(C)手術　(D)無框眼鏡

97. 人眼注視某一方向時限的視軸與鏡片後表面相交點稱為（　）。　(A)光心 (B)視點　(C)視軸　(D)幾何光心

98. （　）是人眼可容忍的水平方向差異三稜鏡效應值。　(A)30△　(B)50△　(C)70△　(D)10△

99. 屈光參差有散光時，在垂直方向的屈光度差大於（　）時應謹慎驗配漸進鏡。　(A)1.0D　(B)3.0D　(C)4.0D　(D)2.0D

100. 蛋白質是構成隱形眼鏡沉澱物（　）的主要成分。　(A)類脂　(B)蛋白膜　(C)鈣石　(D)結石

101. 促使隱形眼鏡蛋白膜形成的條件是（　）。　(A)瞬目頻率高　(B)淚液量大　(C)淚膜破裂時間縮短　(D)淚膜破裂時間延長

102. 造成隱形眼鏡沉澱物量比較大的材料是（　）。　(A)低含水、非離子性　(B)低含水離子性　(C)高含水離子性　(D)高含水非離子性

103. 發生巨乳頭結膜炎時應當（　）。　(A)停戴隱形眼鏡　(B)繼續配戴隱形眼鏡　(C)不需治療　(D)改戴框架眼鏡

104. 預防隱形眼鏡蛋白質沉澱物可採用（　）。　(A)熱消毒　(B)高含水離子性鏡片　(C)蒸餾水浸泡　(D)治療導致淚液中蛋白質含量增加的眼病

105. 護理液有（　）可誘發脂質沉澱。　(A)Na_2O_2　(B)疏水親脂性　(C)親水疏脂性　(D)SiO_2

106. （　）可以預防膠凍塊形成。　(A)縮小鏡片直徑　(B)增加鏡片直徑　(C)加大鏡片的基弧　(D)改變其D/K值

107. 膠凍塊多見於（　）。(A)散發者　(B)群聚　(C)成對出現　(D)單個發生

108. （　）常見為鏡片基質有無沉澱物。　(A)真菌沉澱物　(B)脂質沉澱物　(C)蛋白質沉澱物　(D)膠凍塊

109. 隱形眼鏡的（　）通常是以異物感為主要標準來評估的。　(A)材料特性　(B)舒適度　(C)設計　(D)鏡片大小

110. 隱形眼鏡舒適度分值為1分時表現為（　）。　(A)基本無感覺　(B)異物感　(C)疼痛　(D)疼痛，不能睜眼

111. （　）是隱形眼鏡最常見的污染源。　(A)空氣　(B)髒手及潮濕的儲存盒　(C)潮濕的儲存盒　(D)髒手

112. 隱形眼鏡銹斑發生率（　）。　(A)化學消毒片約為7%　(B)熱消毒約30%

(C)化學消毒片約20%　(D)熱消毒約50%

113.隱形眼鏡蛋白質膜的變性收縮可致（　）。　(A)角膜炎　(B)結膜炎　(C)鏡片混濁變形　(D)圓錐角膜

114.隱形眼鏡蛋白質沉澱物溶菌酶約為（　）左右。　(A)10%　(B)27%　(C)57%　(D)87%

115.隱形眼鏡鏡片脂質沉澱物來源於（　）。　(A)淚腺　(B)付淚腺　(C)wolf腺　(D)瞼板腺及zeiss腺

116.誘發膠凍塊的原因有（　）。　(A)配適過鬆　(B)瞬目不良　(C)淚液過少　(D)淚液過多

117.（　）不是真菌沉澱物的誘因。　(A)濕熱的環境條件　(B)鏡片盒的污染　(C)鑷子的污染　(D)使用含防腐劑的生理食鹽水

118.早期真菌斑多為（　）。　(A)黑色絲狀　(B)黑色絮狀　(C)白色絮狀　(D)綠色絮狀

119.銹斑中的鐵鹽蛋白來源於（　）。　(A)白細胞　(B)結膜細胞　(C)角膜細胞　(D)紅細胞

120.配戴隱形眼鏡為了避免操作不當損及鏡片，可選擇（　）的鏡片。　(A)高含水量、稍薄　(B)高含水量、稍厚　(C)低含水量、稍厚　(D)低含水量、稍薄

121.高齡配戴隱形眼鏡者因眼瞼鬆弛，應適當（　）。　(A)加緊鏡片配適　(B)選擇大直徑鏡片　(C)減小鏡片基弧　(D)放鬆鏡片配適

122.（　）是散光焦度屈光參差者理想的選擇。　(A)切削工藝製作的高含水量薄球面鏡片　(B)切削工藝製作的高含水量厚球面鏡片　(C)澆鑄工藝製作的低含水量厚球面鏡片　(D)切削工藝製作的低含水量厚球面鏡片

123.（　）的隱形眼鏡是高度遠視患者理想的選擇。　(A)低含水量、高透氧材料　(B)高含水量、高透氧材料　(C)低含水量　(D)高含水量

124.輕度紅眼患者最好選擇（　）。　(A)低含水量非球面鏡片　(B)高含水量非球面鏡片　(C)低含水量球面鏡片　(D)高含水量球面鏡片

125.影響隱形眼鏡配戴的設計因素有（　）。　(A)含水量　(B)矢深　(C)極性　(D)強度

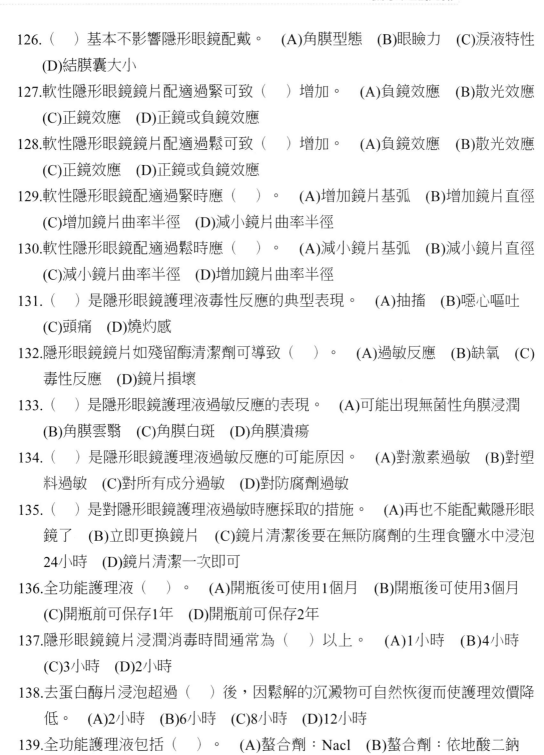

126.（　）基本不影響隱形眼鏡配戴。　(A)角膜型態　(B)眼瞼力　(C)淚液特性　(D)結膜囊大小

127.軟性隱形眼鏡鏡片配適過緊可致（　）增加。　(A)負鏡效應　(B)散光效應　(C)正鏡效應　(D)正鏡或負鏡效應

128.軟性隱形眼鏡鏡片配適過鬆可致（　）增加。　(A)負鏡效應　(B)散光效應　(C)正鏡效應　(D)正鏡或負鏡效應

129.軟性隱形眼鏡配適過緊時應（　）。　(A)增加鏡片基弧　(B)增加鏡片直徑　(C)增加鏡片曲率半徑　(D)減小鏡片曲率半徑

130.軟性隱形眼鏡配適過鬆時應（　）。　(A)減小鏡片基弧　(B)減小鏡片直徑　(C)減小鏡片曲率半徑　(D)增加鏡片曲率半徑

131.（　）是隱形眼鏡護理液毒性反應的典型表現。　(A)抽搐　(B)噁心嘔吐　(C)頭痛　(D)燒灼感

132.隱形眼鏡鏡片如殘留酶清潔劑可導致（　）。　(A)過敏反應　(B)缺氧　(C)毒性反應　(D)鏡片損壞

133.（　）是隱形眼鏡護理液過敏反應的表現。　(A)可能出現無菌性角膜浸潤　(B)角膜雲翳　(C)角膜白斑　(D)角膜潰瘍

134.（　）是隱形眼鏡護理液過敏反應的可能原因。　(A)對激素過敏　(B)對塑料過敏　(C)對所有成分過敏　(D)對防腐劑過敏

135.（　）是對隱形眼鏡護理液過敏時應採取的措施。　(A)再也不能配戴隱形眼鏡了　(B)立即更換鏡片　(C)鏡片清潔後要在無防腐劑的生理食鹽水中浸泡24小時　(D)鏡片清潔一次即可

136.全功能護理液（　）。　(A)開瓶後可使用1個月　(B)開瓶後可使用3個月　(C)開瓶前可保存1年　(D)開瓶前可保存2年

137.隱形眼鏡鏡片浸潤消毒時間通常為（　）以上。　(A)1小時　(B)4小時　(C)3小時　(D)2小時

138.去蛋白酶片浸泡超過（　）後，因鬆解的沉澱物可自然恢復而使護理效價降低。　(A)2小時　(B)6小時　(C)8小時　(D)12小時

139.全功能護理液包括（　）。　(A)螯合劑：Nacl　(B)螯合劑：依地酸二鈉

(C)螯合劑：聚合雙胍消毒劑　(D)螯合劑：Cacl₂

140.聚合物表面活性劑具有（　）。　(A)單重極性　(B)雙重極性　(C)高效滅菌作用　(D)較高的毒性

141.聚合雙弧類（　）。　(A)滅菌機制不同於洗必太　(B)不與鏡片表面蛋白質沉澱物結合　(C)易於產生防腐劑聚積　(D)非特性殺滅細菌

142.蛋白水解酶（　）。　(A)易溶於水　(B)不易溶於水　(C)受熱不易分解(D)30℃即會失效

143.（　）不是潤眼液的成分。　(A)滲透壓調整劑　(B)緩衝劑　(C)螯合劑　(D)蛋白酶

144.常用的潤眼液增黏成分有（　）。　(A)羥丙基纖維素和甘油　(B)羥乙基纖維素和甘油　(C)羥乙基纖維素和羥丙基纖維素　(D)羥乙基纖維素和葡聚糖

145.（　）是潤眼液的潤滑成分。　(A)葡聚糖　(B)聚乙烯酸　(C)甘油　(D)羥乙基纖維素

146.裂隙燈的光源亮度不夠可能是（　）老損，可拆下更換。　(A)光圈　(B)集光透鏡　(C)反射鏡　(D)燈泡

147.裂隙燈的操縱桿操作不靈活可能是齒盤及軸上生鏽造成，可以在其上（　）。　(A)滴潤滑油　(B)滴酒精　(C)滴水　(D)其他

148.雙光鏡片的標記的第一步是定記視遠區的光心和柱鏡的（　）。　(A)屈光度(B)位置　(C)軸位　(D)方向

149.從鏡架側面看前鏡面與鏡腿有一定傾斜度，一般為（　）。　(A)8°(B)12°　(C)20°　(D)45°

150.（　）是雙光鏡在校配前必須檢驗的內容。　(A)兩子片外側的距離　(B)鏡框大小　(C)兩子片內側的距離　(D)近用屈光度是否與驗光單一致

151.（　）是平頂雙光的缺點。　(A)不美觀，分割線也不明顯　(B)美觀但分割線不明顯　(C)不美觀，而且分割線明顯　(D)美觀但分割線明顯

152.（　）的缺點為近用區最寬部分位置較低。　(A)平頂雙光片　(B)單光片(C)多光片　(D)圓頂雙光

153.漸近多焦鏡片校配時，鏡片水平方向瞳距誤差超過（　）時可能需要重新製

作。　(A)0.1mm　(B)0.5mm　(C)lmn　(D)2mm

154.國家標準規定，驗光處方定配稜鏡眼鏡屈光率為（　）的基底取向允偏差為 +2。　(A)<10.00△　(B)>5.00△　(C)<5.00△　(D)>10.00△

155.國家標準規定，正焦度鏡片（　）的邊緣厚度不應小於1.2mm。
(A)+10.00D　(B).+5.00D　(C)+2.00D　(D)經配裝割邊後所有鏡片

156.對於光致變色玻璃鏡片的檢測是在（　）。　(A)光照前進行目測判別　(B)光照後進行目測判別　(C)光照後進行放大判別　(D)光照前和光照後進行目測判別

157.鏡片內在疵病檢測時背景應為（　）。　(A)反光的黑背景　(B)不反光的紅背景　(C)不反光的白背景　(D)不反光的黑背景

158.對單光鏡片質量檢測時可用（　）的白熾燈照明。　(A)10W　(B)20W　(C)40W　(D)30W

159.對眼鏡的裝配質量檢測不包括（　）。　(A)對稱性　(B)裝配鬆緊　(C)螺旋形　(D)翻邊

160.框架眼鏡整形要求（　）。　(A)兩鏡面可允許成25°角　(B)托葉可以不對稱　(C)鏡腿內張不超過30°角　(D)鏡架不扭曲

二、判斷題（第161題～第200題。將判斷結果填入括號中。正確的填「✓」，錯誤的填「×」。每題0.5分，滿分20分）

（　）161.角膜從組織學上可分為五層。

（　）162.視錐體細胞含視紫藍質，感弱光和色覺。

（　）163.正球面透鏡是由頂相對的大小不同的三稜鏡旋轉所組成的。

（　）164.正柱面透鏡是由底相對的大小不同的三稜鏡旋轉所組成的。

（　）165.物體大小×17.05公釐／物到主點距離是計算視網膜成像的大小的方法。

（　）166.三稜鏡能改變光束的方向，也可改變起聚散度。

（　）167.鈦合金是由鈦和金合成的。

（　）168.屈光參差的臨床表現有雙眼視力、交替視力、單眼視力。

（　）169.單眼立體視覺是建立在三維空間上的。

（　）170.從理論上講，當雙眼同時動用1D調節時就會帶動1MA集合。

（　）171.一眼為近視、另一眼為遠視的屈光參差稱為異性屈光參差。

（　）172.正常情況下玻璃體是半透明的。

（　）173.眼底鏡下的玻璃體混濁均為生理性。

（　）174.根據三原色學說，喪失部分紅色辨色力者稱紅色盲。

（　）175.全色盲都對所有顏色都不能辨認。

（　）176.柱鏡焦線在水平方向，軸位在垂直向。

（　）177.老視者主要表現為視近視遠均模糊。

（　）178.漸近多焦鏡片暫時性標記包括隱形小刻印。

（　）179.漸進鏡會引起「像跳現象」。

（　）180.大約每1.00D的角膜散光可產生0.6%網膜像的變形。

（　）181.成年人屈光參差在5.00D以下者通常能全部矯正。

（　）182.隱形眼鏡沉澱物的主要來源為角膜。

（　）183.鏡片結石是最常見的隱形眼鏡鏡片沉澱物。

（　）184.隱形眼鏡引發的真菌性角膜炎以鐮刀菌與念珠菌為主。

（　）185.蛋白清除劑的主要成分為$CaCO_3$。

（　）186.裂隙燈在常用情況下，接目鏡會有手指印或灰塵玷污，會影響視物清晰度，可用鏡頭紙擦拭。

（　）187.裂隙燈在長期使用擺放下會有灰塵玷污在反射鏡上，這樣會影響光源反射亮度，可用鏡頭紙或棉球蘸無水酒精擦拭。

（　）188.裂隙燈在使用前要檢查裂隙像方位調整是否良好，裂隙像應繞中心軸可以做自由旋轉。

（　）189.如裂隙燈的投射透鏡上有灰塵，可用無水酒精棉球擦拭。

（　）190.裂隙燈的集光透鏡受灰塵玷污後可用無水酒精棉球擦拭。

（　）191.裂隙燈是長期使用情況下要定期在其操縱桿和運動滑臺部位滴潤滑油。

（　）192.裂隙燈在開啟電源後不亮，可能是燈泡故障。

（　）193.裂隙燈的反射鏡固定螺絲鬆動可使投射光位置偏下。

（　）194.雙光鏡片的識別內容包括種類、形式、屈光度、定心和子片位置。

（　）195.漸近鏡片上隱性小刻印是暫時性標記。

（　）196.配戴漸近多焦鏡片的適應期一般不超過兩週。

（　）197.漸近多焦鏡片上的標記一般可以用注射用水擦去。

（　）198.國家標準規定，+15.00D眼鏡片的頂焦度允差±0.18D。

（　）199.柱鏡頂焦度絕對值2.25D的配裝眼鏡，國家標準規定其軸位允偏差為±6。

（　）200.按國家標準規定，驗光處方定配三稜鏡眼鏡屈光率為<10.00△的允偏差為±0.50△。

模擬試卷（八）

一、選擇題（第1題～第160題。選擇正確的答案，將相應的字母填入題內的括號中。每題0.5分，滿分80分）

1. 驗光員同事之間應（　　）。　(A)謙虛謹慎　(B)自高自大　(C)驕傲自滿　(D)互相誇耀

2. 驗光員使用儀器工作時，均應做到（　　）。　(A)不能損耗　(B)隨便使用　(C)遵守操作規程，愛護儀器設備　(D)快速操作

3. 眼內直肌的主要作用是使眼球（　　）。　(A)外轉　(B)內轉　(C)外旋　(D)內旋

4. 由葡萄膜炎症、視網膜出血、外傷、腎炎、（　　）及年老等原因所致玻璃體混濁。　(A)高度近視　(B)高度遠視　(C)淚囊炎　(D)角膜變性

5. 由底相對的大小不同的三稜鏡旋轉所組成的透鏡為（　　）。　(A)正球面透鏡　(B)負球面透鏡　(C)正柱面透鏡　(D)負柱面透鏡

6. 由頂相對的大小不同的三稜鏡旋轉所組成的透鏡為（　　）。　(A)正球面透鏡　(B)負球面透鏡　(C)正柱面透鏡　(D)負柱面透鏡

7. 由頂相對的大小不同的三稜鏡單向排列所組成的透鏡為（　　）。　(A)正柱面透鏡　(B)負柱面透鏡　(C)正球面透鏡　(D)負球面透鏡

8. 10mm為（　　）靜止時曲率半徑的正常值。　(A)角膜前面　(B)角膜後面　(C)晶狀體前面　(D)晶狀體後面

9. （　　）為房水折射率的正常值。　(A)1.336　(B)1.376　(C)1.406　(D)1.437

10. 透鏡是由（　　）構成的透明介質。　(A)兩個反射面　(B)三個反射面　(C)一個折射面　(D)兩個折射面

11. 包金鏡架的表示方法有金含量比在1：20以下時用（　　）表示。　(A)GF　(B)RD　(C)OS　(D)RGP

12. 有色玻璃鏡片有使眼睛不受（　　）侵害的作用。　(A)紫外線　(B)光線　(C)空氣　(D)藥品

13. 從理論上講，（　　）。　(A)調節與集合同步　(B)調節先於集合　(C)調節落

後於集合 　(D)調節與集合無關

14. （　）位於晶體與視網膜之間。　(A)房角　(B)房水　(C)虹膜　(D)玻璃體

15. 角膜、房水（　）及玻璃體稱為屈光介質。　(A)角膜上皮　(B)角膜內皮　(C)晶體　(D)視網膜

16. 視器對（　）光線的敏感度最低。　(A)黃色　(B)藍色　(C)綠色　(D)紅色

17. （　）感覺是視網膜病變的反應最靈敏的。　(A)紅黃　(B)紅藍　(C)黃藍　(D)紅綠

18. （　）是最常見的色覺障礙。　(A)紅、藍色盲　(B)紅、綠色盲　(C)紅、黃色盲　(D)藍、黃色盲

19. 最常見的後天色覺障礙可見於（　）。　(A)白內障　(B)角膜炎　(C)視神經萎縮　(D)虹膜炎

20. 色覺障礙包括（　）。　(A)色盲　(B)色散　(C)色盲與色弱　(D)全色盲

21. 紅色盲辨別（　）的能力喪失。　(A)紅色與綠色　(B)紅色與黃色　(C)紅色與藍色　(D)紅色

22. 綠色盲辨別（　）的能力的喪失。　(A)紅色與綠色　(B)紅色與黃色　(C)紅色與藍色　(D)綠色

23. 喪失（　）顏色辨別力即為全色盲。　(A)四種　(B)三種　(C)兩種　(D)一種

24. （　）是先天性色覺障礙男女發病的比例。　(A)1：2　(B)1：5　(C)2：1　(D)5：1

25. 完全反射光線的物體呈現（　）。　(A)黑色　(B)白色　(C)綠色　(D)黃色

26. 人眼的最小視角是由（　）決定的。　(A)視細胞的形狀　(B)視細胞的細胞核　(C)視細胞的直徑　(D)視細胞的染色體

27. 兒童視力表的視標為（　）。　(A)標準的「E」　(B)較大的「E」　(C)「C」　(D)不同的圖形

28. （　）是在我國常用的近視力檢查距離。　(A)20公分　(B)50公分　(C)70公分　(D)33公分

29. 使用交叉柱鏡比較前後兩面清晰度是否相同時（　）。　(A)兩面一定要同樣清楚　(B)兩面一定要同樣模糊　(C)同樣模糊與同樣清楚均可　(D)一面清楚

一面模糊即可

30. （　）是目前最常用的視力記錄法。　(A)三分記錄法　(B)四分記錄法　(C)小數記錄法　(D)六分記錄法

31. 遠近視力都大於1.0時眼的屈光狀態大約為（　）。　(A)正視眼　(B)近視眼　(C)遠視眼　(D)正視或輕度遠視

32. （　）是晶狀體調節的動力來源。　(A)瞳孔括約肌　(B)瞳孔開大肌　(C)睫狀肌　(D)眼外肌

33. 調節作用的兩個因素是（　）。　(A)晶狀體的厚度　(B)晶狀體的大小　(C)晶狀體的可塑性及睫狀肌的收縮力量　(D)睫狀肌的收縮力量

34. −3.00D的人眼的遠點在（　）。　(A)30公尺處　(B)3公尺處　(C)0.33公尺處　(D)0.033公尺處

35. 遠視眼的遠點與近點（　）。　(A)均在眼球前方　(B)均在眼球後方　(C)遠點較近點更遠　(D)分別在眼球前後

36. 40歲的人調節幅度約為（　）。　(A)5.0D　(B)50m　(C)5m　(D)1m

37. 某人為正視眼，如近點為20cm，那麼他的調節範圍為（　）。　(A)10～20cm　(B)20～30cm　(C)20～∞cm　(D)0～∞cm

38. 調節、集合與（　）是近反射的三聯運動。　(A)瞳孔不變　(B)瞳孔開大　(C)瞳孔縮小　(D)前移

39. 如果要檢測結果靈敏，那麼應該選擇交叉柱鏡的度數為（　）。　(A)±1.0D　(B)±0.75D　(C)±0.50D　(D)±0.25D

40. 如果矯正視力為0.8，那麼雙眼平衡時應選擇（　）那一行為視標。　(A)0.2　(B)0.5　(C)0.6　(D)1.0

41. 平衡除錯時如果不能稜鏡分離，那麼被檢者有（　）的可能。　(A)水平斜視　(B)垂直方向斜視　(C)外直肌麻痺　(D)內直肌麻痺

42. （　）是雙眼平衡的目的。　(A)平衡雙眼的度數　(B)平衡雙眼的視力　(C)等同雙眼的刺激　(D)縮小雙眼的屈光差別

43. （　）是雙眼平衡的前提。　(A)雙眼霧視+1.00D　(B)霧視的視力達到0.6～0.8　(C)雙眼霧視+0.50D　(D)雙眼霧視+0.75D

44. 雙眼平衡時左眼三稜鏡底向下，那麼右眼三稜鏡底（　）。　(A)向上　(B)向下　(C)向內　(D)向外

45. 雙眼平衡時如右眼較清楚，那麼應（　）。　(A)左眼加+0.25D　(B)右眼加+0.25D　(C)左眼加−0.25D　(D)右眼加−0.25D

46. （　）可用來作老光鏡片。　(A)近視與遠視鏡片　(B)只有遠視鏡片　(C)只有近視鏡片　(D)只有散光鏡片

47. （　）是確定漸進鏡片遠用屈光度的原則。　(A)遠視度數控制在+3.0D以內　(B)遠視度數控制在+5.0D以內　(C)遠視能深則深　(D)遠視能淺則淺

48. 柱鏡軸位在75°時，則其屈光力在（　）。　(A)15°　(B)125°　(C)90°　(D)165°

49. 漸近鏡片加光的量越大（　）。　(A)遠用區越大　(B)近用區越大　(C)三稜鏡越大　(D)每側像差越大

50. 老花眼驗配是以（　）為基礎的。　(A)矯正視力達到0.8　(B)遠用屈光狀態的矯正　(C)近用屈光狀態的矯正　(D)矯正視力達到1.0

51. 40歲以後，隨著年齡的逐漸增長，老視會（　）。　(A)一年比一年差　(B)停止發展　(C)一年比一年輕　(D)在60歲左右時穩定

52. （　）一般不會發生在老花眼上。　(A)調節滯後更明顯　(B)調節幅度下降　(C)遠視力下降　(D)近視力下降

53. 漸近鏡片基本上可分為（　）。　(A)視遠、近區及漸近區　(B)視遠區及視近區　(C)漸近區及視遠視近區　(D)漸近區及視遠視近區、像差區

54. 漸近鏡加稜鏡是為了（　）。　(A)增加鏡片的厚度　(B)增加鏡片的重量　(C)減少鏡片的重量　(D)減薄鏡片的厚度

55. 漸近鏡片暫時標記包括（　）。　(A)商標　(B)隱形小刻印　(C)加光度　(D)配鏡十字

56. （　）是漸變鏡軟式設計的優點。　(A)漸進區寬而長　(B)漸進區細而長　(C)漸進區細而短　(D)漸進區寬而短

57. 漸近鏡片從遠用區到近用區的鏡度變化（　）。　(A)無關緊要　(B)決定過渡槽的寬度　(C)是固定的　(D)呈0.25D遞增

58. （ 　 ）是漸進鏡的優點。 　 (A)看中距與看近清晰 　 (B)全程的清晰視力 　 (C)看遠與看中距離均能看清 　 (D)看遠與看近均能看清

59. 漸變鏡畸變像差會使戴鏡者頭部移動時感到（ 　 ）。 　 (A)無法移動 　 (B)視物變形 　 (C)物體變大 　 (D)物體變小

60. （ 　 ）是不適合配戴普通漸變鏡的職業。 　 (A)教師 　 (B)書記員 　 (C)秘書 　 (D)圖書管理員

61. 漸變鏡鏡架選擇時瞳孔中心至鏡架底部最小應為（ 　 ）。 　 (A)20mm 　 (B)18mm 　 (C)16mm 　 (D)12mm

62. 鏡架調整的主要內容包括（ 　 ）。 　 (A)頂點距離 　 (B)鏡框大小 　 (C)鏡框高度 　 (D)鏡框寬度

63. （ 　 ）是鏡架頂點距的一般要求。 　 (A)8～17mm 　 (B)13～17mm 　 (C)10～15mm 　 (D)15～20mm

64. 鏡架前傾角是為了（ 　 ）。 　 (A)外觀美觀 　 (B)配戴舒適 　 (C)擴大視遠區視野 　 (D)擴大視近及中間區的視野

65. 平行光線通過交叉圓柱鏡後形成（ 　 ）。 　 (A)史氏光錐 　 (B)史氏圓錐 　 (C)特納氏圓錐 　 (D)特納氏光錐

66. 散光患者霧視後，則兩條焦線必須在（ 　 ）。 　 (A)視網膜上 　 (B)視網膜後 　 (C)視網膜西側 　 (D)視網膜前

67. 視標到（ 　 ）是推進法測量Amp時測量的距離。 　 (A)視網膜 　 (B)角膜 　 (C)晶體 　 (D)眼鏡平面

68. 負鏡度測定Amp時，最後所添加的負鏡度總和就是（ 　 ）。 　 (A)被檢者的屈光度 　 (B)檢查者的屈光度 　 (C)Amp的一半 　 (D)Amp

69. 霧視後晶體的屈光力比原來（ 　 ）。 　 (A)變大 　 (B)不變 　 (C)變厚 　 (D)變小

70. 雙眼視力平衡是為了（ 　 ）。 　 (A)單眼達到最佳視力 　 (B)雙眼達到最佳視力 　 (C)等同雙眼視力 　 (D)達到清晰、舒適用眼，避免視疲勞

71. （ 　 ）是確定Add的最後一步。 　 (A)霧視+1.00D 　 (B)精確Add 　 (C)試戴與評估 　 (D)霧視2.00D

72. （ 　 ）是可以通過散光表來大致測試的。 　 (A)準確軸位 　 (B)準確度數 　 (C)

性質 (D)軸位

73. 遠視患者造成「人工近視」須加（ ）。 (A)近視鏡片 (B)平光鏡片 (C)遠視鏡片 (D)雙光鏡片

74. 霧視時，加正鏡片的幅度為（ ）。 (A)每次+0.75 (B)每次+0.50 (C)每次+0.25 (D)每次+1.00

75. （ ）可導致殘餘散光。 (A)角膜變形 (B)角膜變厚 (C)晶體位置傾斜 (D)晶體變厚

76. 按公式計算，80歲的老年人調節幅度應為（ ）。 (A)0D (B)−5D (C)−3D (D)3D

77. 以公尺為單位的工作距離的倒數稱為（ ）。 (A)調節幅度 (B)最小調節幅度 (C)調節需求 (D)最小調節需求

78. （ ）為雙色法的原理。 (A)藍光與綠光成像位置不同 (B)紅光與藍光成像位置不同 (C)藍光與黃光成像位置不同 (D)紅光與綠光成像位置不同

79. 遠視眼的配鏡處方（ ）。 (A)都是近視鏡 (B)都是正鏡 (C)可以是近視鏡 (D)一定是近視鏡

80. 老花眼的原因不會是（ ）。 (A)睫狀肌功能減退 (B)晶體變硬 (C)晶體變軟 (D)晶體囊膜彈性減退

81. 瞳高是指（ ）至鏡框下緣內槽的距離。 (A)瞳孔上緣 (B)瞳孔中心 (C)瞳孔下緣 (D)角膜下緣

82. 漸變鏡視近區過小可能是由於（ ）。 (A)瞳高過大 (B)瞳距過大 (C)瞳距過小 (D)瞳高過小

83. 斜視時，瞳距測量可採取（ ）測量。 (A)單眼遮蓋法 (B)雙眼遮蓋法 (C)雙眼平視 (D)輻輳法

84. （ ）是測量單眼瞳距時應注意的問題。 (A)未被測試眼向正前方注視視標 (B)被測試眼向正前方注視視標 (C)雙眼同時下視 (D)雙眼同時平視

85. （ ）是漸變鏡處方中應包括的內容。 (A)遠附加與瞳高 (B)近附加與瞳高 (C)遠附加與角膜曲率 (D)近附加與角膜曲率

86. 矯正眼鏡的放大倍率與（ ）無關。 (A)眼鏡後頂點屈光度 (B)眼鏡前頂點

屈光度 　(C)鏡眼距 　(D)鏡片形式

87. 大約2.00D的角膜散光可產生（ 　）網膜像的變形。 　(A)0.06% 　(B)0.03%
(C)0.3% 　(D)0.6%

88. 盡早發現盡早（ 　）是12歲以下兒童屈光參差的矯正原則。 　(A)矯正一半
(B)部分矯正 　(C)矯正1/3 　(D)全部矯正

89. 兒童一般在6歲前進行屈光參差矯正，尤其是（ 　）。 　(A)近視性屈光不正
(B)遠視性屈光不正 　(C)散光 　(D)遠視性屈光參差

90. 成年人屈光參差在3.00D以下者通常全部矯正，（ 　）。 　(A)但不能得到立
體視 　(B)且可得到正常或接近正常的立體視 　(C)且可得到完全的立體視
(D)但只能得到部分立體視

91. 一老者驗光結果為OD−2.00D, OS−6.00D，那麼他的處方可能為（ 　）：
(A)OD−2.00D,OS−4.00D 　(B)OD−2.00D,OS−7.00D 　(C)OD−2.00D,OS−
6.00D 　(D)OD−3.00D,OS−4.00D

92. 年齡（ 　）適應屈光參差的能力越強。 　(A)越大 　(B)在10歲左右 　(C)越小
(D)在20歲左右

93. 兒童雙眼視力仍在發育，即使低度（ 　）也能導致弱視。 　(A)近視 　(B)遠視
(C)散光 　(D)屈光參差

94. 屈光參差發生的年齡與弱視的關係為（ 　）。 　(A)年齡越小程度越深 　(B)年
齡越小程度越淺 　(C)年齡越大程度越深 　(D)無關係

95. 透鏡的三稜鏡效應公式中F代表（ 　）。 　(A)三稜鏡效應△ 　(B)偏心距mm
(C)偏心距cm 　(D)鏡度D

96. （ 　）是正常情況下人眼可耐受的垂直方向三稜鏡效應的值。 　(A)3△ 　(B)5
△ 　(C)6△ 　(D)0.5△

97. （ 　）是不能植入人工晶體的白內障術後無晶體眼矯正較理想的方法。 　(A)
框架眼鏡 　(B)角膜接觸鏡 　(C)手術 　(D)無框眼鏡

98. 人眼注視某一方向時眼的視軸與鏡片後表面相交點稱為（ 　）。 　(A)光心
(B)視點 　(C)視軸 　(D)幾何光心

99. （ 　）是人眼可容忍的水平方向差異稜鏡效應值。 　(A)30△ 　(B)50△

(C)70△　(D)10△

100.屈光參差有散光時，在垂直方向的屈光度差大於（　）時應謹慎驗配漸進鏡。　(A)1.0D　(B)3.0D　(C)4.0D　(D)2.0D

101.（　）是隱形眼鏡沉澱物的主要來源。　(A)空氣　(B)隱形眼鏡鏡片　(C)眼內　(D)淚液

102.（　）是最常見的隱形眼鏡鏡片沉澱物。　(A)鈣點　(B)結石　(C)蛋白膜　(D)類脂

103.蛋白質是構成隱形眼鏡沉澱物（　）的主要成分。　(A)類脂　(B)蛋白膜　(C)鈣石　(D)結石

104.促使隱形眼鏡蛋白膜形成的條件是（　）。　(A)瞬目頻率高　(B)淚液量大　(C)淚膜破裂時間縮短　(D)淚膜破裂時間延長

105.造成隱形眼鏡沉澱物量比較大的材料是（　）。　(A)低含水、非離子　(B)低含水、離子性　(C)高含水、離子性　(D)高含水、非離子性

106.發生巨乳頭結膜炎時應當（　）。　(A)停戴隱形眼鏡　(B)繼續配戴隱形眼鏡　(C)不需治療　(D)改戴框架眼鏡

107.預防隱形眼鏡蛋白質沉澱物可採用（　）。　(A)熱消毒　(B)高含水離子性鏡片　(C)蒸餾水浸泡　(D)治療導致淚液中蛋白質含量增加的眼病

108.護理液有（　）可誘發脂質沉澱。　(A)Na_2O_2　(B)疏水親脂性　(C)親水疏脂性　(D)SiO_2

109.（　）可以預防膠凍塊形成。　(A)縮小鏡片直徑　(B)增加鏡片直徑　(C)加大鏡片的基弧　(D)改變其D/K值

110.膠凍塊多見於（　）。　(A)散發者　(B)群聚　(C)成對出現　(D)單個發生

111.（　）常見為鏡片基質有無沉澱物。　(A)真菌沉澱物　(B)脂質沉澱物　(C)蛋白質沉澱物　(D)膠凍塊

112.隱形眼鏡的（　）通常是以異物感為主要標準來評估的。　(A)材料特性　(B)舒適度　(C)設計　(D)鏡片大小

113.隱形眼鏡舒適度分值為1分時表現為（　）。　(A)基本無感覺　(B)異物感　(C)疼痛　(D)疼痛，不能睜眼

114. （　　）是隱形眼鏡最常見的污染源。　(A)空氣　(B)髒手及潮濕的儲存盒　(C)潮濕的儲存盒　(D)髒手

115. 隱形眼鏡銹斑發生率（　　）。　(A)化學消毒片約為7%　(B)熱消毒約30%　(C)化學消毒片約20%　(D)熱消毒約50%

116. 隱形眼鏡蛋白質膜的變性收縮可致（　　）。　(A)角膜炎　(B)結膜炎　(C)鏡片混濁變形　(D)圓錐角膜

117. 配戴有真菌生長的鏡片極易引起（　　）。　(A)白內障　(B)角膜炎　(C)青光眼　(D)鞏膜炎

118. 隱形眼鏡鏡片脂質沉澱物來源於（　　）。　(A)淚腺　(B)付淚腺　(C)wolf腺　(D)瞼板腺及zeiss腺

119. 誘發膠凍塊的原因有（　　）。　(A)配適過鬆　(B)瞬目不良　(C)淚液過少　(D)淚液過多

120. （　　）不是真菌沉澱物的誘因。　(A)濕熱的環境條件　(B)鏡片盒的污染　(C)鑷子的污染　(D)使用含防腐劑的生理食鹽水

121. 早期真菌斑多為（　　）。　(A)黑色絲狀　(B)黑色絮狀　(C)白色絮狀　(D)綠色絮狀

122. 銹斑中的鐵鹽蛋白來源於（　　）。　(A)白細胞　(B)結膜細胞　(C)角膜細胞　(D)紅細胞

123. （　　）的隱形眼鏡是高度遠視患者理想的選擇。　(A)低含水量、高透氧材料　(B)高含水量、高透氧材料　(C)低含水量　(D)高含水量

124. 輕度紅眼患者最好選擇（　　）。　(A)低含水量非球面鏡片　(B)高含水量非球面鏡片　(C)低含水量球面鏡片　(D)高含水量球面鏡片

125. 軟性隱形眼鏡配戴過緊的表現為（　　）。　(A)鏡片復位速度過快　(B)鏡片復位速度過慢　(C)與鏡片復位速度無關　(D)以上都不對

126. 軟性隱形眼鏡鏡片配適過鬆可致（　　）增加。　(A)負鏡效應　(B)散光效應　(C)正鏡效應　(D)正鏡或負鏡效應

127. 軟性隱形眼鏡配適過鬆時應（　　）。　(A)減小鏡片基弧　(B)減小鏡片直徑　(C)減小鏡片曲率半徑　(D)增加鏡片曲率半徑

128.（　　）是護理液毒性反應的表現。　(A)白內障　(B)角膜穿孔　(C)角膜彌散性點狀染色　(D)角膜潰瘍

129.隱形眼鏡鏡片如殘留酶清潔劑可導致（　　）。　(A)過敏反應　(B)缺氧　(C)毒性反應　(D)鏡片損壞

130.（　　）是隱形眼鏡護理液過敏反應的表現。　(A)刺激感、視力感到下降　(B)頭痛、眼紅　(C)眼紅、刺激感　(D)頭痛、噁心

131.（　　）是隱形眼鏡護理液過敏反應的可能原因。　(A)對防腐劑過敏　(B)對Cl–過敏　(C)對Na+過敏　(D)對Ca++過敏

132.（　　）是對隱形眼鏡護理液過敏時應採取的措施。　(A)再也不能配戴隱形眼鏡了　(B)立即更換鏡片　(C)鏡片清潔後要在無防腐劑的生理食鹽水中浸泡24小時　(D)鏡片清潔一次即可

133.全功能護理液（　　）。　(A)開瓶後可使用1個月　(B)開瓶後可使用3個月　(C)開瓶前可保存1年　(D)開瓶前可保存2年

134.隱形眼鏡鏡片浸潤消毒時間通常為（　　）以上。　(A)1小時　(B)4小時　(C)3小時　(D)2小時

135.去蛋白酶片浸泡超過（　　）後，因鬆解的沉澱物可自然恢復而使護理效價降低。　(A)2小時　(B)6小時　(C)8小時　(D)12小時

136.聚合物表面活性劑具有（　　）。　(A)單重極性　(B)雙重極性　(C)高效滅菌作用　(D)較高的毒性

137.聚合雙弧類（　　）。　(A)滅菌機制不同於洗必太　(B)不與鏡片表面蛋白質沉澱物結合　(C)易於產生防腐劑聚積　(D)非特性殺滅細菌

138.（　　）是潤眼液的潤滑成分。　(A)葡聚糖　(B)聚乙烯酸　(C)甘油　(D)羥乙基纖維素

139.裂隙燈在長期使用擺放下會有灰塵玷污在反射鏡上，這樣會影響光源反射亮度，可用鏡頭紙或棉球蘸（　　）擦拭。　(A)水　(B)酒　(C)酒精　(D)無水酒精

140.裂隙燈在使用前要按照使用者的屈光不正度，分別轉動兩個目鏡的（　　）。　(A)方向　(B)距離　(C)大小　(D)調節圈

141.裂隙燈在長期使用下其投射透鏡上會有灰塵玷污，會影響裂隙光線的亮度和

均勻，可用（　）或無水酒精棉球擦拭。　(A)棉布　(B)鏡頭紙　(C)水　(D)棉球

142.裂隙燈在長期使用下其集光透鏡上會通過上面的散熱罩的縫隙進入灰塵，而使集光功能降低，影響（　），可用鏡頭紙或無水酒精棉球擦拭。　(A)裂隙寬度　(B)裂隙長度　(C)裂隙亮度　(D)其他

143.裂隙燈的操縱桿和（　）在長期存放下易生銹，容易影響操作，可各滑動部位滴少量潤滑油。　(A)運動滑臺　(B)照明系統　(C)反射透鏡　(D)聚光透鏡

144.裂隙燈的光源亮度不夠可能是（　）老損，可拆下更換。　(A)光圈　(B)集光透鏡　(C)反射鏡　(D)燈泡

145.裂隙燈的操縱桿操作不靈活可能是齒盤及軸上生銹造成，可以在其上（　）　(A)滴潤滑油　(B)滴酒精　(C)滴水　(D)其他

146.雙光鏡片的標記的第一步是定記視遠區的光心和柱鏡的（　）。　(A)屈光度　(B)位置　(C)軸位　(D)方向

147.從鏡架側面看前鏡面與鏡腿有一定傾斜度，一般為（　）。　(A)8°　(B)12°　(C)20°　(D)45°

148.（　）是雙光鏡在校配前必須檢驗的內容。　(A)兩子片外側的距離　(B)鏡框大小　(C)兩子片內側的距離　(D)近用屈光度是否與驗光單一致

149.（　）是平頂雙光的缺點。　(A)不美觀，分割線也不明顯　(B)美觀但分割線不明顯　(C)不美觀，而且分割線明顯　(D)美觀但分割線明顯

150.漸變鏡校配時，鏡片水平方向瞳距誤差超過（　）時可能需要重新製作。　(A)0.1mm　(B)0.5mm　(C)lmm　(D)2mm

151.顧客在發現漸變鏡配戴有問題時均應（　）。　(A)在兩週後檢查　(B)及時複查　(C)三天後複查　(D)一週後複查

152.漸變鏡片上的暫時性標記如果用酒精不能擦去則試用（　）。　(A)注射用水　(B)生理食鹽水　(C)乙酸　(D)丙酮

153.按國家標準規定，−10.00D的眼鏡片的頂焦度允差為（　）。　(A)±0.12D　(B)±0.08D　(C)±0.18D　(D)±0.25D

154.按國家標準規定，5.00D的驗光處方與定配眼鏡光學中心水平偏差可允許偏差

（　）。　(A)2mm　(B)4mm　(C)3mm　(D)5mm

155.按國家標準規定，10.00D的配裝眼鏡的光學中心的垂直互差允差為（　）。

(A)≤0.5mm　(B)>0.5mm　(C)≥0.5mm　(D)<1.0mm

156.柱鏡頂焦度絕對值1.75D的配裝眼鏡，國家標準規定其軸位允偏差為（　）。

(A)±3°　(B)±4°　(C)±6°　(D)±5°

157.國家標準規定，正焦度鏡片（　）的邊緣厚度不應小於1.2mm。

(A)+10.00D　(B)+5.00D　(C)+2.00D　(D)經配裝割邊後所有鏡片

158.鏡片內在疵病檢測時背景應為（　）。　(A)反光的黑背景　(B)不反光的紅背景　(C)不反光的白背景　(D)不反光的黑背景

159.對單光鏡片質量檢測時可用（　）的白熾燈照明。　(A)10W　(B)20W　(C)40W　(D)30W

160.框架眼鏡整形要求（　）。　(A)兩鏡面可允許成25°角　(B)托葉可以不對稱　(C)鏡腿內張不超過30°角　(D)鏡架不扭曲

二、判斷題（第161題～第200題。將判斷結果填入括號中。正確的填「✓」，錯誤的填「×」。每題0.5分，滿分20分）

（　）161.眼球壁外層組織包括角膜和結膜。

（　）162.淚液的滲透壓的正常值為0.90%～1.20%當量氯化鈉。

（　）163.人體角膜中央部厚度約為0.67公釐。

（　）164.黃斑中心凹無感光功能，視野表現為生理盲點。

（　）165.太陽穴軸向標示法與TABO法的不同之處在右眼的軸向，正好相反。

（　）166.角膜折射率的正常值為1.336。

（　）167.物體大小×17.05公釐／物到主點距離是計算視網膜成像的大小的方法。

（　）168.三個平面相交形成的三角形透明柱稱三稜鏡。

（　）169.屈光參差的臨床表現有雙眼視力、交替視力、單眼視力。

（　）170.屈光參差者的配鏡難題主要表現在調節平衡和視覺融像的問題。

（　）171.單眼立體視覺是建立在三維空間上的。

（　）172.白內障術後大約30天後才可驗光配鏡。

（　）173.一眼為近視、另一眼為遠視的屈光參差稱為異性屈光參差。

（　）174.正常情況下玻璃體是半透明的。

（　）175.眼底鏡下的玻璃體混濁均為生理性。

（　）176.近視眼調節範圍主要由遠點決定。

（　）177.雙眼平衡的終點為調整鏡度0.50D。

（　）178.調節幅度的確定方法只有推進法。

（　）179.漸進鏡的視野大於雙光鏡。

（　）180.交叉柱鏡可用來精確近視的度數。

（　）181.巨乳頭結膜炎主要發生於上瞼結膜。

（　）182.淚液中白蛋白異常增高是蛋白質沉澱物的主要來源。

（　）183.有眼乾症狀的患者可選擇低含水量稍厚的鏡片。

（　）184.散光焦度屈光參差患者應儘量選擇低含水量厚球面鏡片。

（　）185.不同技術製成的鏡片彈性模量相差很大。

（　）186.淚液分泌不足會導致鏡片乾燥脫水。

（　）187.軟性隱形眼鏡配適過緊可通過增大鏡片直徑來處理。

（　）188.全功能護理液中包括清潔劑與消毒劑。

（　）189.蛋白清除劑的主要成分為$CaCO_3$。

（　）190.蛋白水解酶常溫下極不穩定。

（　）191.潤眼液成分包括潤滑劑和蛋白酶。

（　）192.常用的潤眼液的增黏成分有羥乙基纖維素。

（　）193.裂隙燈在常用情況下，接目鏡會有手指印或灰塵玷污，會影響視物清晰度，可用鏡頭紙擦拭。

（　）194.裂隙燈在開啟電源後不亮，可能是集光透鏡故障。

（　）195.裂隙燈的反射鏡固定螺絲鬆動可使投射光位置偏下。

（　）196.雙光鏡片的識別內容包括種類、形式、屈光度、定心和子片位置。

（　）197.圓頂雙光的缺點是近用區的最寬部分位置較高。

（　）198.漸變片上隱性小刻印是暫時性標記。

（　）199.國家標準規定，驗光處方定配稜鏡眼鏡屈光率為>10.00△的基底取向允偏

差為±2°。

（　）200.對單光鏡片的檢測內容主要有柱鏡軸位方向的允差。

模擬試卷（九）

一、選擇題（第1題～第160題。選擇正確的答案，將相應的字母填入題內的括號中。每題0.5分，滿分80分）

1. 驗光員同事之間應（　　）。　(A)謙虛謹慎　(B)自高自大　(C)驕傲自滿　(D)互相誇耀

2. （　　）當量氯化鈉是淚液的滲透壓的正常值。　(A)0.09%～1.02%　(B)0.09%～1.20%　(C)0.90%～1.02%　(D)0.90%～1.20%

3. 均勻地鋪展於角膜表面，形成良好的（　　）是淚液水質層的主要功能之一。　(A)透明性　(B)保護性　(C)敏感性　(D)屈光界面

4. 0.52公釐是用光學方法測量活體角膜（　　）的正常值。　(A)厚度　(B)曲率　(C)中央部厚度　(D)周邊部厚度

5. 消除眼屈光間質的（　　）是瞳孔偏小的作用。　(A)球面差　(B)色散　(C)球面差和色覺　(D)球面差和色散

6. 以鼻端標示法表示的軸向L30，改用太陽穴法表示為（　　）。　(A)120°　(B)60°　(C)30°　(D)15°

7. 由頂相對的大小不同的三稜鏡單向排列所組成的透鏡為（　　）。　(A)正柱面透鏡　(B)負柱面透鏡　(C)正球面透鏡　(D)負球面透鏡

8. 在光學恆等變換規則中規定若原軸位小於、等於90°時新軸位應（　　）。　(A)不變　(B)加90°　(C)加30°　(D)乘30°

9. （　　）為角膜折射率的正常值。　(A)1.336　(B)1.376　(C)1.406　(D)1.437

10. 兩個平面相交形成的三角形透明柱稱（　　）。　(A)凸透鏡　(B)凹透鏡　(C)透鏡　(D)稜鏡

11. 稜鏡能改變光束的（　　）而不改變其聚散度。　(A)位置　(B)方向　(C)大小　(D)距離

12. 兩眼屈光度差別超過（　　）為屈光參差的診斷依據。　(A)1.00D　(B)2.00D　(C)–3.00D　(D)3.00D

13. 屈光參差的臨床表現有（　）、交替視力、單眼視力。　(A)複合視力　(B)混合視力　(C)矯正視力　(D)雙眼視力

14. 由一個遠用矯正和一個近用矯正兩個部分組成的鏡片為（　）。　(A)近用鏡片　(B)遠用鏡片　(C)漸近多焦鏡片　(D)雙焦點鏡片

15. （　）位於晶體與視網膜之間。　(A)房角　(B)房水　(C)虹膜　(D)玻璃體

16. 玻璃體正常情況下是（　）。　(A)透明的　(B)半透明的　(C)含雜質的　(D)不透明的

17. 虹膜炎所致的玻璃體混濁為（　）。　(A)化學性　(B)物理性　(C)病理性　(D)生理性

18. 視網膜組織所能感受的基本顏色為（　）。　(A)紅、綠、藍色　(B)紅、黃、藍色　(C)黃、綠、藍色　(D)紅、綠、黃色

19. 後天性色覺障礙的原因包括（　）。　(A)物理性、心理性及器質性　(B)心理性、生理性及器質性　(C)生理性、物理性及器質性　(D)生理性、物理性及心理性

20. 最常見的色覺障礙為（　）。　(A)紅、綠色盲　(B)紅、黑色盲　(C)紅、黃色盲　(D)藍、黃色盲

21. 可導致色覺障礙的疾病有（　）。　(A)青光眼與玻璃體混濁　(B)視神經炎與玻璃體混濁　(C)視神經炎與虹膜炎　(D)視神經炎與青光眼

22. 色弱是指（　）。　(A)不能區分顏色　(B)不能辨別顏色　(C)對顏色的辨別能力降低　(D)對紅、綠色辨別能力降低

23. 綠色盲辨別（　）的能力的喪失。　(A)紅色與綠色　(B)紅色與黃色　(C)紅色與藍色　(D)綠色

24. 先天性色覺障礙的發生率為（　）。　(A)男多於女　(B)女多於男　(C)男同於女　(D)與性別無關

25. 完全反射光線的物體呈現（　）。　(A)黑色　(B)白色　(C)綠色　(D)黃色

26. 人眼的最小視角為（　）。　(A)1°　(B)2°　(C)10°　(D)20°

27. （　）是我國目前視力表最常用的視標。　(A)「C」字　(B)「V」字　(C)「E」字　(D)不同的圖形

28. （ ）是在我國常用的近視力檢查距離。 (A)20公分 (B)50公分 (C)70公分 (D)33公分

29. 使用交叉柱鏡比較前後兩面清晰度是否相同時（ ）。 (A)兩面一定要同樣清楚 (B)兩面一定要同樣模糊 (C)同樣模糊與同樣清楚均可 (D)一面清楚一面模糊即可

30. （ ）是目前最常用的視力記錄法。 (A)三分記錄法 (B)四分記錄法 (C)小數記錄法 (D)六分記錄法

31. 當遠視力小於1.0近視力1.0時，眼的屈光狀態大致為（ ）。 (A)遠視眼或復性散光 (B)近視眼或復性散光 (C)遠視眼或近視散光 (D)近視眼或近視散光

32. 晶狀體的調節是通過（ ）來完成的。 (A)睫狀肌 (B)眼外肌 (C)瞳孔括約肌 (D)瞳孔開大肌

33. 物理性的調節是指（ ）。 (A)晶狀體的變形 (B)晶狀體的老化 (C)睫狀肌的收縮 (D)睫狀肌的放鬆

34. −3.00D的人眼的遠點在（ ）。 (A)30公尺處 (B)3公尺處 (C)0.33公尺處 (D)0.033公尺處

35. 遠視眼的遠點與近點（ ）。 (A)均在眼球前方 (B)均在眼球後方 (C)遠點較近點更遠 (D)分別在眼球前後

36. 40歲的人調節幅度約為（ ）。 (A)5.0D (B)50m (C)5m (D)lm

37. 某人為正視眼，如近點為20cm，那麼他的調節範圍為（ ）。 (A)10～20cm (B)20～30cm (C)20～∞cm (D)0～∞cm

38. 近反射的三聯運動是指調節、集合與（ ）。 (A)前移 (B)瞳孔縮小 (C)瞳孔開大 (D)瞳孔不變

39. 如果要檢測結果靈敏，那麼應該選擇交叉柱鏡的度數為（ ）。 (A)±1.0D (B)±0.75D (C)±0.50D (D)±0.25D

40. 如果矯正視力為0.8，那麼雙眼平衡時應選擇（ ）那一行為視標。 (A)0.2 (B)0.5 (C)0.6 (D)l.0

41. 平衡除錯時如果不能三稜鏡分離，那麼被檢者有（ ）的可能。 (A)水平斜

視　(B)垂直方向斜視　(C)外直肌麻痺　(D)內直肌麻痺

42.（　）是雙眼平衡的目的。　(A)平衡雙眼的度數　(B)平衡雙眼的視力　(C)等同雙眼的刺激　(D)縮小雙眼的屈光差別

43.（　）是雙眼平衡的前提。　(A)雙眼霧視+1.00D (B)霧視的視力達到0.6～0.8　(C)雙眼霧視+0.50D　(D)雙眼霧視+0.75D

44.雙眼平衡時左眼三稜鏡底向下，那麼右眼三稜鏡底（　）。　(A)向上　(B)向下　(C)向內　(D)向外

45.雙眼平衡時如右眼較清楚，那麼應（　）。　(A)左眼加+0.25D　(B)右眼加+0.25D　(C)左眼加–0.25D　(D)右眼加–0.25D

46.（　）是雙眼不能平衡時採取的措施。　(A)讓弱勢眼保持較好的視力　(B)讓優勢眼保持較好的視力　(C)提高優勢眼的鏡度　(D)提高弱勢眼的鏡度

47.（　）可用來作老光鏡片。　(A)近視與遠視鏡片　(B)只有遠視鏡片　(C)只有近視鏡片　(D)只有散光鏡片

48.（　）是確定漸進鏡片遠用屈光度的原則。　(A)遠視度數控制在+3.0D以內　(B)遠視度數控制在+5.0D以內　(C)遠視能深則深　(D)遠視能淺則淺

49.柱鏡軸位在75°時，則其屈光力在（　）。　(A)15°　(B)125°　(C)90°　(D)165°

50.（　）測量調節幅度時，最後被檢者所添加的負鏡度總和就是調節幅度。　(A)負鏡法　(B)正鏡法　(C)推進法　(D)托後法

51.漸近多焦鏡片加光的量越大（　）。　(A)遠用區越大　(B)近用區越大　(C)稜鏡越大　(D)每側像差越大

52.老花眼驗配是以（　）為基礎的。　(A)矯正視力達到0.8　(B)遠用屈光狀態的矯正　(C)近用屈光狀態的矯正　(D)矯正視力達到1.0

53.老花眼一般在（　）以後開始出現。　(A)30歲　(B)40歲　(C)50歲　(D)60歲

54.（　）一般不會發生在老花眼上。　(A)調節滯後更明顯　(B)調節幅度下降　(C)遠視力下降　(D)近視力下降

55.漸近多焦鏡片基本上可分為（　）。　(A)視遠、近區及累進帶　(B)視遠區及視近區　(C)累進帶及視遠視近區　(D)累進帶及視遠視近區、像差區

56. 漸近多焦鏡片加三稜鏡是為了（　）。　(A)增加鏡片的厚度　(B)增加鏡片的重量　(C)減少鏡片的重量　(D)減薄鏡片的厚度

57. 漸近多焦鏡片暫時標記包括（　）。　(A)商標　(B)隱形小刻印　(C)加光度　(D)配鏡十字

58. （　）是漸近多焦鏡片軟式設計的優點。　(A)漸進區寬而長　(B)漸進區細而長　(C)漸進區細而短　(D)漸進區寬而短

59. 漸近多焦鏡片從遠用區到近用區的鏡度變化（　）。　(A)無關緊要　(B)決定過渡槽的寬度　(C)是固定的　(D)呈0.25D遞增

60. （　）是漸進鏡的優點。　(A)看中距與看近清晰　(B)全程的清晰視力　(C)看遠與看中距離均能看清　(D)看遠與看近均能看清

61. （　）是漸進鏡的缺點。　(A)子片太大　(B)跳躍現象　(C)子片現象　(D)浮動現象

62. 漸近多焦鏡片畸變像差會使戴鏡者頭部移動時感到（　）。　(A)無法移動　(B)視物變形　(C)物體變大　(D)物體變小

63. （　）是不適合配戴普通漸近多焦鏡片的職業。　(A)教師　(B)書記員　(C)秘書　(D)圖書管理員

64. 漸近多焦鏡片鏡架選擇時瞳孔中心至鏡架底部最小應為（　）。　(A)20mm　(B)18mm　(C)16mm　(D)12mm

65. 鏡架調整的主要內容包括（　）。　(A)頂點距離　(B)鏡框大小　(C)鏡框高度　(D)鏡框寬度

66. （　）是鏡架頂點距的一般要求。　(A)17mm　(B)16mm　(C)15mm　(D)12mm

67. 鏡架前傾角是為了（　）。　(A)外觀美觀　(B)配戴舒適　(C)擴大視遠區視野　(D)擴大視近及中間區的視野。

68. 平行光線通過交叉圓柱鏡後形成（　）。　(A)史氏光錐　(B)史氏圓錐　(C)特納氏圓錐　(D)特納氏光錐

69. 散光患者霧視後，則兩條焦線必須在（　）。　(A)視網膜上　(B)視網膜後　(C)視網膜西側　(D)視網膜前

70. 視標到（　）是推進法測量Amp時測量的距離。　(A)視網膜　(B)角膜　(C)晶體　(D)眼鏡平面

71. 負鏡度測定Amp時，最後所添加的負鏡度總和就是（　）。　(A)被檢者的屈光度　(B)檢查者的屈光度　(C)Amp的一半　(D)Amp

72. 霧視後晶體的屈光力比原來（　）。　(A)變大　(B)不變　(C)變厚　(D)變小

73. 散光的度數與軸向是用（　）來精確的。　(A)裂隙片　(B)散光表　(C)視力表　(D)交叉柱鏡

74. 雙眼視力平衡是為了（　）。　(A)單眼達到最佳視力　(B)雙眼達到最佳視力　(C)等同雙眼視力　(D)達到清晰、舒適用眼，避免視疲勞

75. （　）是確定Add的最後一步。　(A)霧視+1.00D　(B)精確Add　(C)試戴與評估　(D)霧視2.00D

76. （　）是可以通過散光表來大致測試的。　(A)準確軸位　(B)準確度數　(C)性質　(D)軸位

77. 遠視患者造成「人工近視」須加（　）。　(A)近視鏡片　(B)平光鏡片　(C)遠視鏡片　(D)雙光鏡片

78. 霧視時，加正鏡片的幅度為（　）。　(A)每次+0.75　(B)每次+0.50　(C)每次+0.25　(D)每次+1.00

79. （　）可導致殘餘散光。　(A)角膜變形　(B)角膜變厚　(C)晶體位置傾斜　(D)晶體變厚

80. 按公式計算，80歲的老年人調節幅度應為（　）。　(A)0D　(B)−5D　(C)−3D　(D)3D

81. 以公尺為單位的工作距離的倒數稱為（　）。　(A)調節幅度　(B)最小調節幅度　(C)調節需求　(D)最小調節需求

82. （　）為雙色法的原理。　(A)藍光與綠光成像位置不同　(B)紅光與藍光成像位置不同　(C)藍光與黃光成像位置不同　(D)紅光與綠光成像位置不同

83. 遠視眼的配鏡處方（　）。　(A)都是近視鏡　(B)都是正鏡　(C)可以是近視鏡　(D)一定是近視鏡

84. 瞳高是指（　）至鏡框下緣內槽的距離。　(A)瞳孔上緣　(B)瞳孔中心　(C)

瞳孔下緣　(D)角膜下緣

85. 漸近多焦鏡片視近區過小可能是由於（　）。　(A)瞳高過大　(B)瞳距過大　(C)瞳距過小　(D)瞳高過小

86. （　）是測量單眼瞳距時應注意的問題。　(A)未被測試眼向正前方注視視標　(B)被測試眼向正前方注視視標　(C)雙眼同時下視　(D)雙眼同時平視

87. 矯正眼鏡的放大倍率與（　）無關。　(A)眼鏡後頂點屈光度　(B)眼鏡前頂點屈光度　(C)鏡眼距　(D)鏡片形式

88. 大約2.00D的角膜散光可產生（　）網膜像的變形。　(A)0.06%　(B)0.03%　(C)0.3%　(D)0.6%

89. 盡早發現盡早（　）是12歲以下兒童屈光參差的矯正原則。　(A)矯正一半　(B)部分矯正　(C)矯正1/3　(D)全部矯正

90. 兒童一般在6歲前進行屈光參差矯正，尤其是（　）。　(A)近視性屈光不正　(B)遠視性屈光不正　(C)散光　(D)遠視性屈光參差

91. 成年人屈光參差在3.00D以下者通常全部矯正，（　）。　(A)但不能得到立體視　(B)且可得到正常或接近正常的立體視　(C)且可得到完全的立體視　(D)但只能得到部分立體視

92. 一老者驗光結果為OD-2.00D,OS-6.00D，那麼他的處方可能為（　）：(A)OD-2.00D,OS-4.00D　(B)OD-2.00D,OS-7.00D　(C)OD-2.00D,OS-6.00D　(D)OD-3.00D,OS-4.00D

93. 年齡（　）適應屈光參差的能力越強。　(A)越大　(B)在10歲左右　(C)越小　(D)在20歲左右

94. 兒童雙眼視力仍在發育，即使低度（　）也能導致弱視。　(A)近視　(B)遠視　(C)散光　(D)屈光參差

95. 屈光參差發生的年齡與弱視的關係為（　）。　(A)年齡越小程度越深　(B)年齡越小程度越淺　(C)年齡越大程度越深　(D)無關係

96. 屈光參差時屈光不正較高的眼試配隱形眼鏡的條件為（　）。　(A)矯正視力0.5以上，無明顯斜視　(B)矯正視力0.5以上　(C)矯正視力0.5以上，有明顯斜視　(D)矯正視力1.0以上，無明顯斜視

97. 透鏡的三稜鏡效應公式中F代表（　　）。　(A)三稜鏡效應△　(B)偏心距mm (C)偏心距cm　(D)鏡度D

98. （　　）是不能植入人工晶體的白內障術後無晶體眼矯正較理想的方法。　(A)框架眼鏡　(B)角膜接觸鏡　(C)手術　(D)無框眼鏡

99. 人眼注視某一方向時眼的視軸與鏡片後表面相交點稱為（　　）。　(A)光心 (B)視點　(C)視軸　(D)幾何光心

100. （　　）是人眼可容忍的水平方向差異三稜鏡效應值。　(A)30△　(B)50△ (C)70△　(D)10

101. 屈光參差有散光時，在垂直方向的屈光度差大於（　　）時應謹慎驗配漸進鏡。　(A)1.0D　(B)3.0D　(C)4.0D　(D)2.0D

102. （　　）是隱形眼鏡沉澱物的主要來源。　(A)空氣　(B)隱形眼鏡鏡片　(C)眼內　(D)淚液

103. 蛋白質是構成隱形眼鏡沉澱物（　　）的主要成分。　(A)類脂　(B)蛋白膜 (C)鈣石　(D)結石

104. 促使隱形眼鏡蛋白膜形成的條件是（　　）。　(A)瞬目頻率高　(B)淚液量大 (C)淚膜破裂時間縮短　(D)淚膜破裂時間延長

105. 造成隱形眼鏡沉澱物量比較大的材料是（　　）。　(A)低含水、非離子性 (B)低含水、離子性　(C)高含水、離子性　(D)高含水、非離子性

106. （　　）是巨乳頭性結膜炎的主要特徵。　(A)下瞼血管充血　(B)上瞼血管充血　(C)下瞼乳頭增生　(D)上瞼乳頭增生

107. 發生巨乳頭結膜炎時應當（　　）。　(A)停戴隱形眼鏡　(B)繼續配戴隱形眼鏡　(C)不需治療　(D)改戴框架眼鏡

108. 預防隱形眼鏡蛋白質沉澱物可採用（　　）。　(A)熱消毒　(B)高含水離子性鏡片　(C)蒸餾水浸泡　(D)治療導致淚液中蛋白質含量增加的眼病

109. 護理液有（　　）可誘發脂質沉澱。　(A)Na_2O_2　(B)疏水親脂性　(C)親水疏脂性　(D)SiO_2

110. （　　）可以預防膠凍塊形成。　(A)縮小鏡片直徑　(B)增加鏡片直徑　(C)加大鏡片的基弧　(D)改變其D/K值

111. （　　）常見為鏡片基質有無沉澱物。 (A)真菌沉澱物 (B)脂質沉澱物 (C)蛋白質沉澱物 (D)膠凍塊

112. 隱形眼鏡的（　　）通常是以異物感為主要標準來評估的。 (A)材料特性 (B)舒適度 (C)設計 (D)鏡片大小

113. 隱形眼鏡銹斑發生率（　　）。 (A)化學消毒片約為7% (B)熱消毒約30% (C)化學消毒片約20% (D)熱消毒約50%

114. 隱形眼鏡蛋白質膜的變性收縮可致（　　）。 (A)角膜炎 (B)結膜炎 (C)鏡片混濁變形 (D)圓錐角膜

115. 配戴有真菌生長的鏡片極易引起（　　）。 (A)白內障 (B)角膜炎 (C)青光眼 (D)鞏膜炎

116. 隱形眼鏡蛋白質沉澱物溶菌酶約為（　　）左右。 (A)10% (B)27% (C)57% (D)87%

117. 隱形眼鏡鏡片脂質沉澱物來源於（　　）。 (A)淚腺 (B)付淚腺 (C)wolf腺 (D)瞼板腺及zeiss腺

118. （　　）不是真菌沉澱物的誘因。 (A)濕熱的環境條件 (B)鏡片盒的污染 (C)鑷子的污染 (D)使用含防腐劑的生理食鹽水

119. 早期真菌斑多為（　　）。 (A)黑色絲狀 (B)黑色絮狀 (C)白色絮狀 (D)綠色絮狀

120. 銹斑中的鐵鹽蛋白來源於（　　）。 (A)白細胞 (B)結膜細胞 (C)角膜細胞 (D)紅細胞

121. 配戴隱形眼鏡為了避免操作不當損及鏡片，可選擇（　　）的鏡片。 (A)高含水量、稍薄 (B)高含水量、稍厚 (C)低含水量、稍厚 (D)低含水量、稍薄

122. 高齡配戴隱形眼鏡者因眼瞼鬆弛，應適當（　　）。 (A)加緊鏡片配適 (B)選擇大直徑鏡片 (C)減小鏡片基弧 (D)放鬆鏡片配適

123. （　　）是散光焦度屈光參差者理想的選擇。 (A)切削工藝製作的高含水量薄球面鏡片 (B)切削工藝製作的高含水量厚球面鏡片 (C)澆鑄工藝製作的低含水量厚球面鏡片 (D)切削工藝製作的低含水量厚球面鏡片

124. （　　）的隱形眼鏡是高度遠視患者理想的選擇。 (A)低含水量、高透氧材料

(B)高含水量、高透氧材料　(C)低含水量　(D)高含水量

125.（　）基本不影響隱形眼鏡配戴。　(A)角膜型態　(B)眼瞼力　(C)淚液特性 (D)結膜囊大小

126.（　）是軟性隱形眼鏡配戴過緊的表現。　(A)鏡片復位速度過慢　(B)鏡片 復位速度過快　(C)與鏡片復位速度無關　(D)以上都不對

127.（　）是軟性隱形眼鏡配戴過鬆的表現。　(A)鏡片復位速度過慢　(B)鏡片 復位速度過快　(C)與鏡片復位速度無關　(D)以上都不對

128.軟性隱形眼鏡配適過鬆時應（　）。　(A)減小鏡片基弧　(B)減小鏡片直徑 (C)減小鏡片曲率半徑　(D)增加鏡片曲率半徑

129.（　）是護理液毒性反應的表現。　(A)白內障　(B)角膜穿孔　(C)角膜彌散 性點狀染色　(D)角膜潰瘍

130.隱形眼鏡護理液過敏反應的表現是（　）。　(A)頭痛、噁心　(B)眼紅、刺 激感　(C)頭痛、眼紅　(D)刺激感、視力感到下降

131.（　）是隱形眼鏡護理液過敏反應的可能原因。　(A)對防腐劑過敏　(B)對 Cl−過敏　(C)對Na+過敏　(D)對Ca++過敏

132.（　）是對隱形眼鏡護理液過敏時應採取的措施。　(A)再也不能配戴隱形眼 鏡了　(B)立即更換鏡片　(C)鏡片清潔後要在無防腐劑的生理食鹽水中浸泡 24小時　(D)鏡片清潔一次即可

133.隱形眼鏡鏡片浸潤消毒時間通常為（　）以上。　(A)1小時　(B)4小時 (C)3小時　(D)2小時

134.去蛋白酶片浸泡超過（　）後因鬆解的沉澱物可自然恢復而使護理效價降 低。　(A)2小時　(B)6小時　(C)8小時　(D)12小時

135.全功能護理液包括（　）。　(A)螯合劑：Nacl　(B)螯合劑：依地酸二鈉 (C)整合劑：聚合雙胍消毒劑　(D)螯合劑：Cacl$_2$

136.聚合物表面活性劑具有（　）。　(A)單重極性　(B)雙重極性　(C)高效滅菌 作用　(D)較高的毒性

137.（　）是蛋白清除劑的成分。　(A)聚乙二醇　(B)聚甲三醇　(C)聚甲四醇 (D)聚乙三醇

138.蛋白水解酶（　　）。　(A)易溶於水　(B)不易溶於水　(C)受熱不易分解　(D)30℃即會失效

139.（　　）不是潤眼液的成分。　(A)滲透壓調整劑　(B)緩衝劑　(C)整合劑　(D)蛋白酶

140.常用的潤眼液增黏成分有（　　）。　(A)羥丙基纖維素和甘油　(B)羥乙基纖維素和甘油　(C)羥乙基纖維素和羥丙基纖維素　(D)羥乙基纖維素和葡聚糖

141.裂隙燈在長期使用下其集光透鏡上會通過上面的散熱罩的縫隙進入灰塵，而使集光功能降低，影響（　　），可用鏡頭紙或無水酒精棉球擦拭。　(A)裂隙寬度　(B)裂隙長度　(C)裂隙亮度　(D)其他

142.更換裂隙燈的燈泡時要先取下上端燈罩，再鬆開燈座固定螺絲取出燈泡及座，然後鬆開兩側的燈泡固定螺絲，取下燈泡並更換，最後再同反（　　）過程固定後裝好。　(A)拆卸　(B)安裝　(C)維修　(D)其他

143.裂隙燈的光源亮度不夠可能是（　　）老損，可拆下更換。　(A)光圈　(B)集光透鏡　(C)反射鏡　(D)燈泡

144.裂隙燈的操縱桿操作不靈活可能是齒盤及軸上生鏽造成，可以在其上（　　）。　(A)滴潤滑油　(B)滴酒精　(C)滴水　(D)其他

145.裂隙燈的投射光位置與顯微鏡不同步時，可能為兩邊的滑動（　　）不同步造成機械傾斜，使其平行即可。　(A)平臺　(B)軌道　(C)軸　(D)其他

146.雙光鏡片的標記的第一步是定記視遠區的光心和柱鏡的（　　）。　(A)屈光度　(B)位置　(C)軸位　(D)方向

147.（　　）是雙光鏡在校配前必須檢驗的內容。　(A)兩子片外側的距離　(B)鏡框大小　(C)兩子片內側的距離　(D)近用屈光度是否與驗光單一致

148.（　　）是平頂雙光的缺點。　(A)不美觀，分割線也不明顯　(B)美觀但分割線不明顯　(C)不美觀，而且分割線明顯　(D)美觀但分割線明顯

149.（　　）的缺點為近用區最寬部分位置較低。　(A)平頂雙光片　(B)單光片　(C)多光片　(D)圓頂雙光

150.漸近多焦鏡片校配時，鏡片水平方向瞳距誤差超過（　　）時可能需要重新製作。　(A)0.1mm　(B)0.5mm　(C)1mm　(D)2mm

151.（　　）是漸近多焦鏡片兩個小刻印之間的距離。　　(A)18mm　　(B)24mm
　　　(C)30mm　　(D)34mm

152.顧客在發現漸近多焦鏡片配戴有問題時均應（　　）。　　(A)在兩週後檢查
　　　(B)及時複查　　(C)三天後複查　　(D)一週後複查

153.漸近多焦鏡片上的暫時性標記如果用酒精不能擦去則試用（　　）。　　(A)注射
　　　用水　　(B)生理食鹽水　　(C)乙酸　　(D)丙酮

154.按國家標準規定，−10.00D的眼鏡片的頂焦度允差為（　　）。　　(A)±0.12D
　　　(B)±0.08D　　(C)±0.18D　　(D)±0.25D

155.國家標準規定，驗光處方定配稜鏡眼鏡屈光率為（　　）的基底取向允偏差為
　　　±2°。　　(A)<10.00△　　(B)>5.00△　　(C)<5.00△　　(D)10.00△

156.國家標準規定，正焦度鏡片（　　）的邊緣厚度不應小於1.2mm。
　　　(A)+10.00D　　(B)+5.00D　　(C)+2.00D　　(D)經配裝割邊後所有鏡片

157.對於（　　）的子鏡片可以找到它的光學中心。　　(A)平頂　　(B)圓頂　　(C)方形
　　　(D)菱形

158.鏡片內在疵病檢測時背景應為（　　）。　　(A)反光的黑背景　　(B)不反光的紅
　　　背景　　(C)不反光的白背景　　(D)不反光的黑背景

159.對單光鏡片質量檢測時可用（　　）的白熾燈照明。　　(A)10W　　(B)20W
　　　(C)40W　　(D)30W

160.框架眼鏡整形要求（　　）。　　(A)兩鏡面可允許成25°角　　(B)托葉可以不對
　　　稱　　(C)鏡腿內張不超過30°角　　(D)鏡架不扭曲

二、判斷題（第161題～第200題。將判斷結果填入括號中。正確的填「✓」，錯誤的填「×」。每題0.5分，滿分20分）

（　　）161.馬馬虎虎不是每個驗光員應備的學習態度。

（　　）162.視桿體細胞含有視紫紅質，感強光和色覺。

（　　）163.由葡萄膜炎、視網膜出血、外傷、腎炎、高度近視及年老等原因可致玻璃
　　　　　體混濁。

（　　）164.正球面透鏡是由頂相對的大小不同的三稜鏡旋轉所組成的。

（　）165.角膜後面的曲率半徑的正常值為6.8mm。

（　）166.房水折射率的正常值為1.406。

（　）167.物體大小×17.05公釐／物到主點距離是計算視網膜成像的大小的方法。

（　）168.有色玻璃鏡片有防護光線侵害眼睛的作用。

（　）169.光學樹脂片表面鍍多層防反射膜可防水防霧。

（　）170.屈光參差者的配鏡難題主要表現在調節平衡和視覺融像的問題。

（　）171.單眼立體視覺是建立在三維空間上的。

（　）172.雙焦點或三焦點鏡片的子片的位置在鏡片的下部。

（　）173.角膜及房水構成眼睛的屈光介質。

（　）174.根據三原色學說，喪失部分紅色辨色力者稱紅色盲。

（　）175.全色盲都對所有顏色都不能辨認。

（　）176.近視眼調節範圍主要由遠點決定。

（　）177.老花眼是一種病理現象。

（　）178.漸近多焦鏡片的處方中應包括角膜曲率與瞳孔大小。

（　）179.人眼舒適閱讀一般能耐受的垂直方向三稜鏡效應為0.5△。

（　）180.鏡片結石是最常見的隱形眼鏡鏡片沉澱物。

（　）181.膠凍塊為乳白色半透明的毛糙斑塊。

（　）182.隱形眼鏡上鈣沉澱物的主要成分為磷酸鈣。

（　）183.隱形眼鏡最常見的污染源是空氣。

（　）184.戴鏡過度也可誘發膠凍塊。

（　）185.輕度眼病患者原則上絕對禁戴隱形眼鏡。

（　）186.軟性隱形眼鏡配適過緊可通過增大鏡片直徑來處理。

（　）187.雙氧水如不能充分中和可導致毒性反應。

（　）188.全功能護理液在開瓶使用後90天，若未用完，須連瓶棄去。

（　）189.聚合雙弧類消毒劑滅菌機制與洗必太不同。

（　）190.常用的潤眼液成分有葡聚精與甘油。

（　）191.裂隙燈在常用情況下，接目鏡會有手指印或灰塵玷污，會影響視物清晰度，可用鏡頭紙擦拭。

（　）192.裂隙燈在長期使用擺放下會有灰塵玷污在反射鏡上，這樣會影響光源反射亮度，可用鏡頭紙或棉球蘸無水酒精擦拭。

（　）193.裂隙燈在使用前要檢查裂隙像方位調整是否良好，裂隙像應繞中心軸可以做自由旋轉。

（　）194.如裂隙燈的投射透鏡上有灰塵，可用無水酒精棉球擦拭。

（　）195.裂隙燈是長期使用情況下要定期在其操縱桿和運動滑臺部位滴潤滑油。

（　）196.雙光鏡片的識別內容包括種類、形式、屈光度、定心和子片位置。

（　）197.從鏡架側面看，鼻樑的兩側和托葉位置和傾斜度必須對稱。

（　）198.按國家標準規定，大於6.25D的驗光處方與定配眼鏡光學中心水平偏差可允許偏差為2mm。

（　）199.國家標準規定，驗光處方定配稜鏡眼鏡屈光率為>2.00△～10.00△的允偏差為±0.37△。

（　）200.對單光鏡片的檢測內容主要有柱鏡軸位方向的允差。

模擬試卷（十）

一、選擇題（第1題～第160題。選擇正確的答案，將相應的字母填入題內的括號中。每題0.5分，滿分80分）

1. （　）的態度是每個驗光員應必備的。　(A)消極　(B)被動　(C)積極主動　(D)平淡

2. 眼內直肌的主要作用是使眼球（　）。　(A)外轉　(B)內轉　(C)外旋　(D)內旋

3. 0.52公釐是用光學方法測量活體角膜（　）的正常值。　(A)厚度　(B)曲率　(C)中央部厚度　(D)周邊部厚度

4. 消除眼屈光間質的（　）是瞳孔偏小的作用。　(A)球面差　(B)色散　(C)球面差和色覺　(D)球面差和色散

5. 以鼻端標示法表示的軸向L30，改用太陽穴法表示為（　）。　(A)120°　(B)60°　(C)30°　(D)15°

6. 由底相對的大小不同的三稜鏡旋轉所組成的透鏡為（　）。　(A)正球面透鏡　(B)負球面透鏡　(C)正柱面透鏡　(D)負柱面透鏡

7. （　）為角膜折射率的正常值。　(A)1.336　(B)1.376　(C)1.406　(D)1.437

8. （　）為房水折射率的正常值。　(A)1.336　(B)1.376　(C)1.406　(D)1.437

9. （　）處是4.00屈光度近視眼的遠點位置。　(A)眼前12.5cm　(B)眼前25cm　(C)眼後12.5cm　(D)眼後25cm

10. 透鏡是由（　）構成的透明介質。　(A)兩個反射面　(B)三個反射面　(C)一個折射面　(D)兩個折射面

11. 兩個平面相交形成的三角形透明柱稱（　）。　(A)凸透鏡　(B)凹透鏡　(C)透鏡　(D)三稜鏡

12. 兩眼屈光度差別超過（　）為屈光參差的診斷依據。　(A)1.00D　(B)2.00D　(C)−3.00D　(D)3.00D

13. 立體視覺分為（　）。　(A)單眼和雙眼立體視覺　(B)遠和近立體視覺　(C)單眼視覺與心理視覺　(D)單眼視覺、心理視覺

14. 從理論上講，（　）。　(A)調節與集合同步　(B)調節先於集合　(C)調節落後於集合　(D)調節與集合無關

15. （　）位於晶體與視網膜之間。　(A)房角　(B)房水　(C)虹膜　(D)玻璃體

16. 角膜、房水（　）及玻璃體稱為屈光介質。　(A)角膜上皮　(B)角膜內皮　(C)晶體　(D)視網膜

17. 虹膜炎所致的玻璃體混濁為（　）。　(A)化學性　(B)物理性　(C)病理性　(D)生理性

18. 在照明度逐漸減低的情況下，最後失去辨別（　）的能力。　(A)紅色　(B)黃色　(C)藍色　(D)綠色

19. 對視網膜和視路病變反應最靈敏的是（　）感覺。　(A)紅、黃　(B)紅、綠　(C)藍、綠　(D)白、綠

20. 最常見的色覺障礙為（　）。　(A)紅、綠色盲　(B)紅、黑色盲　(C)紅、黃色盲　(D)藍、黃色盲

21. 最常見的後天色覺障礙可見於（　）。　(A)白內障　(B)角膜炎　(C)視神經萎縮　(D)虹膜炎

22. （　）是色覺障礙的兩大類型。　(A)色盲與色弱　(B)全色盲與部分色盲　(C)色弱與部分色弱　(D)紅色盲與綠色盲

23. 綠色盲辨別（　）的能力的喪失。　(A)紅色與綠色　(B)紅色與黃色　(C)紅色與藍色　(D)綠色

24. 全色盲是指喪失（　）顏色辨別力者。　(A)一種　(B)二種　(C)三種　(D)四種

25. 先天性色覺障礙多為（　）。　(A)顯性遺傳　(B)伴性遺傳　(C)隱性遺傳　(D)半隱性遺傳

26. 完全反射光線的物體呈現（　）。　(A)黑色　(B)白色　(C)綠色　(D)黃色

27. 人眼的最小視角為（　）。　(A)1°　(B)2°　(C)10°　(D)20°

28. 兒童視力表的視標為（　）。　(A)標準的「E」　(B)較大的「E」　(C)「C」　(D)不同的圖形

29. （　）是在我國常用的近視力檢查距離。　(A)20公分　(B)50公分　(C)70公

分　(D)33公分

30. 使用交叉柱鏡比較前後兩面清晰度是否相同時（　）。　(A)兩面一定要同樣清楚　(B)兩面一定要同樣模糊　(C)同樣模糊與同樣清楚均可　(D)一面清楚一面模糊即可

31. 標準對數視力表中1.0相當於5分記錄法中的（　）。　(A)3.0　(B)3.1　(C)4.0　(D)5.0

32. 遠近視力都大於1.0時眼的屈光狀態大約為（　）。　(A)正視眼　(B)近視眼　(C)遠視眼　(D)正視或輕度遠視

33. 晶狀體的調節是通過（　）來完成的。　(A)睫狀肌　(B)眼外肌　(C)瞳孔括約肌　(D)瞳孔開大肌

34. 物理性的調節是指（　）。　(A)晶狀體的變形　(B)晶狀體的老化　(C)睫狀肌的收縮　(D)睫狀肌的放鬆

35. −3.00D的人眼的遠點在（　）。　(A)30公尺處　(B)3公尺處　(C)0.33公尺處　(D)0.033公尺處

36. 遠視眼的遠點與近點（　）。　(A)均在眼球前方　(B)均在眼球後方　(C)遠點較近點更遠　(D)分別在眼球前後

37. 40歲的人調節幅度約為（　）。　(A)5.0D　(B)50m　(C)5m　(D)1m

38. 某人為正視眼，如近點為20cm，那麼他的調節範圍為（　）。　(A)10至20cm　(B)20至30cm　(C)20至∞cm　(D)0至∞cm

39. 近視眼的調節範圍主要與（　）有關。　(A)遠點　(B)近點　(C)遠點與近點　(D)中點

40. 近反射的三聯運動是指調節、集合與（　）。　(A)前移　(B)瞳孔縮小　(C)瞳孔開大　(D)瞳孔不變

41. 如果要檢測結果靈敏，那麼應該選擇交叉柱鏡的度數為（　）。　(A)±1.0D　(B)±0.75D　(C)±0.50D　(D)±0.25D

42. 如果矯正視力為0.8，那麼雙眼平衡時應選擇（　）那一行為視標。　(A)0.2　(B)0.5　(C)0.6　(D)1.0

43. 平衡除錯時如果不能三稜鏡分離，那麼被檢者有（　）的可能。　(A)水平斜

視(B)垂直方向斜視　(C)外直肌麻痺　(D)內直肌麻痺

44. （　）是雙眼平衡的目的。　(A)平衡雙眼的度數　(B)平衡雙眼的視力　(C)等同雙眼的刺激　(D)縮小雙眼的屈光差別

45. （　）是雙眼平衡的前提。　(A)雙眼霧視+1.00D　(B)霧視的視力達到0.6～0.8　(C)雙眼霧視+0.50D　(D)雙眼霧視+0.75D

46. 雙眼平衡時左眼三稜鏡底向下，那麼右眼三稜鏡底（　）。　(A)向上　(B)向下　(C)向內　(D)向外

47. 雙眼平衡時如右眼較清楚，那麼應（　）。　(A)左眼加+0.25D　(B)右眼加+0.25D　(C)左眼加−0.25D　(D)右眼加−0.25D

48. （　）是雙眼不能平衡時採取的措施。　(A)讓弱勢眼保持較好的視力　(B)讓優勢眼保持較好的視力　(C)提高優勢眼的鏡度　(D)提高弱勢眼的鏡度

49. （　）可用來作老光鏡片。　(A)近視與遠視鏡片　(B)只有遠視鏡片　(C)只有近視鏡片　(D)只有散光鏡片

50. （　）是確定漸進鏡片遠用屈光度的原則。　(A)遠視度數控制在+3.0D以內　(B)遠視度數控制在+5.0D以內　(C)遠視能深則深　(D)遠視能淺則淺

51. 柱鏡軸位在75°時，則其屈光力在（　）。　(A)15°　(B)125°　(C)90°　(D)165°

52. （　）測量調節幅度時，最後被檢者所添加的負鏡度總和就是調節幅度。　(A)負鏡法　(B)正鏡法　(C)推進法　(D)托後法

53. 老花眼驗配是以（　）為基礎的。　(A)矯正視力達到0.8　(B)遠用屈光狀態的矯正　(C)近用屈光狀態的矯正　(D)矯正視力達到1.0

54. （　）一般不會發生在老花眼上。　(A)調節滯後更明顯　(B)調節幅度下降　(C)遠視力下降　(D)近視力下降

55. 漸近多焦鏡片基本上可分為（　）。　(A)視遠、近區及累進帶　(B)視遠區及視近區　(C)累進帶及視遠視近區　(D)累進帶及視遠視近區、像差區

56. 漸近多焦鏡片加三稜鏡是為了（　）。　(A)增加鏡片的厚度　(B)增加鏡片的重量　(C)減少鏡片的重量　(D)減薄鏡片的厚度

51.漸近多焦鏡片暫時標記包括（　）。　(A)商標　(B)隱形小刻印　(C)加光度

(D)配鏡十字

58. （　）是漸近多焦鏡片軟式設計的優點。　(A)漸進區寬而長　(B)漸進區細而長　(C)漸進區細而短　(D)漸進區寬而短

59. 漸近多焦鏡片從遠用區到近用區的鏡度變化（　）。　(A)無關緊要　(B)決定過渡槽的寬度　(C)是固定的　(D)呈0.25D遞增

60. （　）是漸進鏡的優點。　(A)看中距與看近清晰　(B)全程的清晰視力　(C)看遠與看中距離均能看清　(D)看遠與看近均能看清

61. （　）是漸進鏡的缺點。　(A)子片太大　(B)跳躍現象　(C)子片現象　(D)浮動現象

62. 漸近多焦鏡片畸變像差會使戴鏡者頭部移動時感到（　）。　(A)無法移動　(B)視物變形　(C)物體變大　(D)物體變小

63. （　）是不適合配戴普通漸近多焦鏡片的職業。　(A)教師　(B)書記員　(C)秘書　(D)圖書管理員

64. 漸近多焦鏡片鏡架選擇時瞳孔中心至鏡架底部最小應為（　）。　(A)20mm　(B)18mm　(C)16mm　(D)12mm

65. 鏡架調整的主要內容包括（　）。(A)頂點距離　(B)鏡框大小　(C)鏡框高度　(D)鏡框寬度

66. （　）是鏡架頂點距的一般要求。(A)8～17mm　(B)13～17mm　(C)10～15mm　(D)15～20mm

67. 鏡架前傾角是為了（　）。　(A)外觀美觀　(B)配戴舒適　(C)擴大視遠區視野　(D)擴大視近及中間區的視野。

68. 平行光線通過交叉圓柱鏡後形成（　）。　(A)史氏光錐　(B)史氏圓錐　(C)特納氏圓錐　(D)特納氏光錐

69. 散光患者霧視後，則兩條焦線必須在（　）。　(A)視網膜上　(B)視網膜後　(C)視網膜西側　(D)視網膜前

70. 視標到（　）是推進法測量Amp時測量的距離。　(A)視網膜　(B)角膜　(C)晶體　(D)眼鏡平面

71. 負鏡度測定Amp時，最後所添加的負鏡度總和就是（　）。　(A)被檢者的屈

光度　(B)檢查者的屈光度　(C)Amp的一半　(D)Amp

72. 霧視後晶體的屈光力比原來（　）。　(A)變大　(B)不變　(C)變厚　(D)變小

73. 散光的度數與軸向是用（　）來精確的。　(A)裂隙片　(B)散光表　(C)視力表　(D)交叉柱鏡

74. 雙眼視力平衡是為了（　）。　(A)單眼達到最佳視力　(B)雙眼達到最佳視力　(C)等同雙眼視力　(D)達到清晰、舒適用眼，避免視疲勞

75. （　）是確定Add的最後一步。　(A)霧視+1.00D　(B)精確Add　(C)試戴與評估　(D)霧視2.00D

76. （　）是可以通過散光表來大致測試的。　(A)準確軸位　(B)準確度數　(C)性質　(D)軸位

77. 遠視患者造成「人工近視」須加（　）。　(A)近視鏡片　(B)平光鏡片　(C)遠視鏡片　(D)雙光鏡片

78. 霧視時，加正鏡片的幅度為（　）。　(A)每次+0.75　(B)每次+0.50　(C)每次+0.25　(D)每次+1.00

79. （　）可導致殘餘散光。　(A)角膜變形　(B)角膜變厚　(C)晶體位置傾斜　(D)晶體變厚

80. 按公式計算，80歲的老年人調節幅度應為（　）。　(A)0D　(B)−5D　(C)−3D　(D)3D

81. 以公尺為單位的工作距離的倒數稱為（　）。　(A)調節幅度　(B)最小調節幅度　(C)調節需求　(D)最小調節需求

82. （　）為雙色法的原理。　(A)藍光與綠光成像位置不同　(B)紅光與藍光成像位置不同　(C)藍光與黃光成像位置不同　(D)紅光與綠光成像位置不同

83. 遠視眼的配鏡處方（　）。　(A)都是近視鏡　(B)都是正鏡　(C)可以是近視鏡　(D)一定是近視鏡

84. 老視的原因不會是（　）。　(A)睫狀肌功能減退　(B)晶體變硬　(C)晶體變軟　(D)晶體囊膜彈性減退

85. 瞳高是指（　）至鏡框下緣內槽的距離。　(A)瞳孔上緣　(B)瞳孔中心　(C)瞳孔下緣　(D)角膜下緣

86. 漸近多焦鏡片視近區過小可能是由於（　　）。　(A)瞳高過大　(B)瞳距過大　(C)瞳距過小　(D)瞳高過小

87. 斜視時，瞳距測量可採取（　　）測量。　(A)單眼遮蓋法　(B)雙眼遮蓋法　(C)雙眼平視　(D)輻輳法

88. （　　）是測量單眼瞳距時應注意的問題。　(A)未被測試眼向正前方注視視標　(B)被測試眼向正前方注視視標　(C)雙眼同時下視　(D)雙眼同時平視

89. 矯正眼鏡的放大倍率與（　　）無關。　(A)眼鏡後頂點屈光度　(B)眼鏡前頂點屈光度　(C)鏡眼距　(D)鏡片形式

90. 大約2.00D的角膜散光可產生（　　）網膜像的變形。　(A)0.06%　(B)0.03%　(C)0.3%　(D)0.6%

91. 盡早發現盡早（　　）是12歲以下兒童屈光參差的矯正原則。　(A)矯正一半　(B)部分矯正　(C)矯正1/3　(D)全部矯正

92. 成年人屈光參差在3.00D以下者通常全部矯正，（　　）。　(A)但不能得到立體視　(B)且可得到正常或接近正常的立體視　(C)且可得到完全的立體視　(D)但只能得到部分立體視

93. 一老者驗光結果為OD-2.00D, OS-6.00D，那麼他的處方可能為（　　）：　(A)OD-2.00D, OS-4.00D　(B)OD-2.00D, OS-7.00D　(C)OD-2.00D, OS-6.00D　(D)OD-3.00D, OS-4.00D

94. 年齡（　　）適應屈光參差的能力越強。　(A)越大　(B)在10歲左右　(C)越小　(D)在20歲左右

95. 兒童雙眼視力仍在發育，即使低度（　　）也能導致弱視。　(A)近視　(B)遠視　(C)散光　(D)屈光參差

96. 屈光參差發生的年齡與弱視的關係為（　　）。　(A)年齡越小程度越深　(B)年齡越小程度越淺　(C)年齡越大程度越深　(D)無關係

97. （　　）是正常情況下人眼可耐受的垂直方向三稜鏡效應的值。　(A)3△　(B)5△　(C)6△　(D)0.5△

98. （　　）是不能植入人工晶體的白內障術後無晶體眼矯正較理想的方法。　(A)框架眼鏡　(B)角膜接觸鏡　(C)手術　(D)無框眼鏡

99. 人眼注視某一方向時眼的視軸與鏡片後表面相交點稱為（　）。　(A)光心
(B)視點　(C)視軸　(D)幾何光心

100. （　）是人眼可容忍的水平方向差異三稜鏡效應值。　(A)30△　(B)50△
(C)70△　(D)10△

101. 屈光參差有散光時，在垂直方向的屈光度差大於（　）時應謹慎驗配漸進
鏡。　(A)1.0D　(B)3.0D　(C)4.0D　(D)2.0D

102. （　）是隱形眼鏡沉澱物的主要來源。　(A)空氣　(B)隱形眼鏡鏡片　(C)眼
內　(D)淚液

103. 促使隱形眼鏡蛋白膜形成的條件是（　）。　(A)瞬目頻率高　(B)淚液量大
(C)淚膜破裂時間縮短　(D)淚膜破裂時間延長

104. 造成隱形眼鏡沉澱物量比較大的材料是（　）。　(A)低含水、非離子性
(B)低含水、離子性　(C)高含水、離子性　(D)高含水、非離子性

105. （　）是巨乳頭性結膜炎的主要特徵。　(A)下瞼血管充血　(B)上瞼血管充
血　(C)下瞼乳頭增生　(D)上瞼乳頭增生

106. 發生巨乳頭結膜炎時應當（　）。　(A)停戴隱形眼鏡　(B)繼續配戴隱形眼
鏡　(C)不需治療　(D)改戴框架眼鏡

107. 預防隱形眼鏡蛋白質沉澱物可採用（　）。　(A)熱消毒　(B)高含水離子性
鏡片　(C)蒸餾水浸泡　(D)治療導致淚液中蛋白質含量增加的眼病

108. 護理液有（　）可誘發脂質沉澱。　(A)Na_2O_2　(B)疏水親脂性　(C)親水疏
脂性　(D)SiO_2

109. 膠凍塊多見於（　）。　(A)散發者　(B)群聚　(C)成對出現　(D)單個發生

110. （　）常見為鏡片基質有無沉澱物。　(A)真菌沉澱物　(B)脂質沉澱物　(C)
蛋白質沉澱物　(D)膠凍塊

111. 隱形眼鏡舒適度分值為1分時表現為（　）。　(A)基本無感覺　(B)異物感
(C)疼痛　(D)疼痛，不能睜眼

112. （　）是隱形眼鏡最常見的污染源。　(A)空氣　(B)髒手及潮濕的儲存盒
(C)潮濕的儲存盒　(D)髒手

113. 隱形眼鏡銹斑發生率（　）。　(A)化學消毒片約為7%　(B)熱消毒約30%

(C)化學消毒片約20%　(D)熱消毒約50%

114.隱形眼鏡蛋白質膜的變性收縮可致（　）。　(A)角膜炎　(B)結膜炎　(C)鏡片混濁變形　(D)圓錐角膜

115.配戴有真菌生長的鏡片極易引起（　）。　(A)白內障　(B)角膜炎　(C)青光眼　(D)鞏膜炎

116.隱形眼鏡蛋白質沉澱物溶菌酶約為（　）左右。　(A)10%　(B)27%　(C)57%　(D)87%

117.隱形眼鏡鏡片脂質沉澱物來源於（　）。　(A)淚腺　(B)付淚腺　(C)wolf腺　(D)瞼板腺及zeiss腺

118.誘發膠凍塊的原因有（　）。　(A)配適過鬆　(B)瞬目不良　(C)淚液過少　(D)淚液過多

119.（　）不是真菌沉澱物的誘因。　(A)濕熱的環境條件　(B)鏡片盒的污染　(C)鑷子的污染　(D)使用含防腐劑的生理食鹽水

120.早期真菌斑多為（　）。　(A)黑色絲狀　(B)黑色絮狀　(C)白色絮狀　(D)綠色絮狀

121.銹斑中的鐵鹽蛋白來源於（　）。　(A)白細胞　(B)結膜細胞　(C)角膜細胞　(D)紅細胞

122.配戴隱形眼鏡為了避免操作不當損及鏡片，可選擇（　）的鏡片。　(A)高含水量、稍薄　(B)高含水量、稍厚　(C)低含水量、稍厚　(D)低含水量、稍薄

123.高齡配戴隱形眼鏡者因眼瞼鬆弛，應適當（　）。　(A)加緊鏡片配適　(B)選擇大直徑鏡片　(C)減小鏡片基弧　(D)放鬆鏡片配適

124.（　）是散光焦度屈光參差者理想的選擇。　(A)切削工藝製作的高含水量薄球面鏡片　(B)切削工藝製作的高含水量厚球面鏡片　(C)澆鑄工藝製作的低含水量厚球面鏡片　(D)切削工藝製作的低含水量厚球面鏡片

125.（　）的隱形眼鏡是高度遠視患者理想的選擇。　(A)低含水量、高透氧材料　(B)高含水量、高透氧材料　(C)低含水量　(D)高含水量

126.輕度紅眼患者最好選擇（　）。　(A)低含水量非球面鏡片　(B)高含水量非球面鏡片　(C)低含水量球面鏡片　(D)高含水量球面鏡片

127.（ ）基本不影響隱形眼鏡配戴。 (A)角膜型態 (B)眼瞼力 (C)淚液特性 (D)結膜囊大小

128.軟性隱形眼鏡鏡片配適過緊可致（ ）增加。 (A)負鏡效應 (B)散光效應 (C)正鏡效應 (D)正鏡或負鏡效應

129.（ ）增加是軟性隱形眼鏡鏡片配適過鬆的表現。 (A)負鏡效應 (B)散光效應 (C)正鏡或負鏡效應 (D)正鏡效應

130.軟性隱形眼鏡配適過緊時應（ ）。 (A)增加鏡片基弧 (B)增加鏡片直徑 (C)增加鏡片曲率半徑 (D)減小鏡片曲率半徑

131.隱形眼鏡鏡片如殘留酶清潔劑可導致（ ）。 (A)過敏反應 (B)缺氧 (C)毒性反應 (D)鏡片損壞

132.隱形眼鏡護理液過敏反應的表現是（ ）。 (A)頭痛、噁心 (B)眼紅、刺激感 (C)頭痛、眼紅 (D)刺激感、視力感到下降

133.（ ）是隱形眼鏡護理液過敏反應的可能原因。 (A)對激素過敏 (B)對塑料過敏 (C)對所有成分過敏 (D)對防腐劑過敏

134.（ ）是對隱形眼鏡護理液過敏時應採取的措施。 (A)再也不能配戴隱形眼鏡了 (B)立即更換鏡片 (C)鏡片清潔後要在無防腐劑的生理食鹽水中浸泡24小時 (D)鏡片清潔一次即可

135.全功能護理液（ ）。 (A)開瓶後可使用1個月 (B)開瓶後可使用3個月 (C)開瓶前可保存1年 (D)開瓶前可保存2年

136.隱形眼鏡鏡片浸潤消毒時間通常為（ ）以上。 (A)1小時 (B)4小時 (C)3小時 (D)2小時

137.去蛋白酶片浸泡超過（ ）後，因鬆解的沉澱物可自然恢復而使護理效價降低。 (A)2小時 (B)6小時 (C)8小時 (D)12小時

138.聚合物表面活性劑具有（ ）。 (A)單重極性 (B)雙重極性 (C)高效滅菌作用 (D)較高的毒性

139.（ ）是蛋白清除劑的成分。 (A)聚乙二醇 (B)聚甲三醇 (C)聚甲四醇 (D)聚乙三醇

140.蛋白水解酶（ ）。 (A)易溶於水 (B)不易溶於水 (C)受熱不易分解

(D)30℃即會失效

141.（　）不是潤眼液的成分。　　(A)滲透壓調整劑　(B)緩衝劑　(C)螯合劑　(D)蛋白酶

142.常用的潤眼液增黏成分有（　）。　　(A)羥丙基纖維素和甘油　(B)羥乙基纖維素和甘油　(C)羥乙基纖維素和羥丙基纖維素　(D)羥乙基纖維素和葡聚糖

143.（　）是潤眼液的潤滑成分。　　(A)葡聚糖　(B)聚乙烯酸　(C)甘油　(D)羥乙基纖維素

144.（　）在常用情況下，接目鏡會有手指印或灰塵玷污，會影響視物清晰度，可用鏡頭紙或無水酒精擦拭。　　(A)裂隙燈　(B)瞳距尺　(C)眼壓計　(D)視野計

145.裂隙燈在長期使用擺放下會有灰塵玷污在反射鏡上，這樣會影響光源反射亮度，可用鏡頭紙或棉球蘸（　）擦拭。　　(A)水　(B)酒　(C)酒精　(D)無水酒精

146.裂隙燈在長期使用下其投射透鏡上會有灰塵玷污，會影響裂隙光線的（　）和均勻，可用鏡頭紙或無水酒精棉球擦拭。　　(A)亮度　(B)大小　(C)遠近　(D)其他

147.裂隙燈在長期使用下其集光透鏡上會通過上面的散熱罩的縫隙進入灰塵，而使集光功能降低，影響（　），可用鏡頭紙或無水酒精棉球擦拭。　　(A)裂隙寬度　(B)裂隙長度　(C)裂隙亮度　(D)其他

148.雙光鏡片的識別內容包括種類、形式、屈光度、定心和（　）。　　(A)大小　(B)輕重　(C)厚薄　(D)形狀

149.（　）是平頂雙光的缺點。　　(A)不美觀，分割線也不明顯　(B)美觀但分割線不明顯　(C)不美觀，而且分割線明顯　(D)美觀但分割線明顯

150.漸近多焦鏡片校配時，鏡片水平方向瞳距誤差超過（　）時可能需要重新製作。　　(A)0.1mm　(B)0.5mm　(C)1mm　(D)2mm

151.（　）是漸近多焦鏡片兩個小刻印之間的距離。　　(A)18mm　(B)24mm　(C)30mm　(D)34mm

152.顧客在發現漸近多焦鏡片配戴有問題時均應（　）。　　(A)在兩週後檢查　(B)及時複查　(C)三天後複查　(D)一週後複查

153.漸近多焦鏡片上的暫時性標記如果用酒精不能擦去則試用（　）。　　(A)注射

用水 (B)生理食鹽水 (C)乙酸 (D)丙酮

154.按國家標準規定，-6.50DS/−1.50DC×90°的眼鏡片的頂焦度允差：球鏡為±0.12D，柱鏡為（ ）。 (A)±0.18D (B)+0.18D (C)±0.12D (D)+0.12D

155.國家標準規定，多焦點鏡片的頂焦度為+6.00D，其允許偏差為（ ）。 (A)±0.12D (B)±0.15D (C)±0.18D (D)±0.25D

156.按國家標準規定，10.00D的配裝眼鏡的光學中心的垂直互差允差為（ ）。 (A)≤0.5mm (B)>0.5mm (C)≤0.5mm (D)<1.0mm

157.對於（ ）的子鏡片可以找到它的光學中心。 (A)平頂 (B)圓頂 (C)方形 (D)菱形

158.對於光致變色玻璃鏡片的檢測是在（ ）。 (A)光照前進行目測判別 (B)光照後進行目測判別 (C)光照後進行放大判別 (D)光照前和光照後進行目測判別

159.對單光鏡片質量檢測時可用（ ）的白熾燈照明。 (A)10W (B)20W (C)40W (D)30W

160.對眼鏡的裝配質量檢測不包括（ ）。 (A)對稱性 (B)裝配鬆緊 (C)螺旋形 (D)翻邊

二、判斷題（第161題～第200題。將判斷結果填入括號中。正確的填「✓」，錯誤的填「×」。每題0.5分，滿分20分）

（ ）161.馬馬虎虎不是每個驗光員應備的學習態度。

（ ）162.眼球壁外層組織包括角膜和結膜。

（ ）163.淚液的滲透壓的正常值為0.90%～1.20%當量氯化鈉。

（ ）164.眼下斜肌的主要作用是外旋眼球。

（ ）165.正柱面透鏡是由底相對的大小不同的三稜鏡旋轉所組成。

（ ）166.在光學恆等變換規則中規定若原軸位大於90°時，新軸位應加90°。

（ ）167.角膜後面的曲率半徑的正常值為6.8mm。

（ ）168.鈦合金是由鐵和金合成的。

（ ）169.光學樹脂片表面鍍多層防反射膜可防水防霧。

（　）170.屈光參差的臨床表現有雙眼視力、交替視力、單眼視力。

（　）171.雙焦點或三焦點鏡片的子片形狀為方形。

（　）172.白內障術後大約30天後才可驗光配鏡。

（　）173.正常情況下玻璃體是半透明的。

（　）174.根據三原色學說，喪失部分紅色辨色力者稱紅色盲。

（　）175.漸近多焦鏡片像差的量與加光的量成反比。

（　）176.老視一般會在60歲後出現。

（　）177.漸近多焦鏡片的處方中應包括角膜曲率與瞳孔大小。

（　）178.兒童屈光參差最遲應在12歲前得到合理矯正。

（　）179.透鏡的三稜鏡效應公式為P=F・D。

（　）180.鏡片結石是最常見的隱形眼鏡鏡片沉澱物。

（　）181.蛋白、黏液及溶藥酶構成了隱形眼鏡的蛋白膜。

（　）182.膠凍塊的預防包括改為日戴方式戴鏡。

（　）183.評估隱形眼鏡舒適度的主要標準是材料特性。

（　）184.軟性隱形眼鏡配適過鬆可通過縮小鏡片曲率半徑來處理。

（　）185.護理液的毒性反應可表現為眼痛、頭痛、噁心、嘔吐。

（　）186.全功能護理液中包括清潔劑與消毒劑。

（　）187.聚合雙弧類消毒劑滅菌機制與洗必太不同。

（　）188.裂隙燈在使用前要檢查裂隙像方位調整是否良好，裂隙像應繞中心軸可以
　　　　　做自由旋轉。

（　）189.裂隙燈在長期使用情況下要定期在其操縱桿和運動滑臺部位滴水。

（　）190.裂隙燈在開啟電源後不亮，可能是燈泡故障。

（　）191.裂隙燈的光源亮度不夠可能是反射鏡老損所致。

（　）192.裂隙燈的操縱桿不靈活可在齒盤及軸上滴酒精。

（　）193.裂隙燈的反射鏡固定螺絲鬆動可使投射光位置偏下。

（　）194.通過光學景角規可測量出雙光鏡片的子片的光心。

（　）195.從鏡架側面看，鼻樑的兩側和托葉位置和傾斜度必須對稱。

（　）196.雙光鏡校配前要測量出子片的寬度和形狀與訂片是否一致。

（　）197.圓頂雙光的缺點是近用區的最寬部分位置較高。

（　）198.按國家標準規定，大於6.25D的驗光處方與定配眼鏡光學中心水平偏差可允
許偏差為2mm。

（　）199.柱鏡頂焦度絕對值≤2.75D的配裝眼鏡，國家標準規定其軸位允偏差為±3。

（　）200.國家標準規定，驗光處方定配稜鏡眼鏡屈光率為>2.00△～10.00△的允偏差
為±0.37△。

模擬試卷（一）解答

一、選擇題（第1題～第160題。選擇正確的答案，將相應的字母填入題內的括號中。
每題0.5分，滿分80分）

1.C	2.C	3.A	4.B	5.B	6.A	7.B	8.C	9.A	10.B
11.D	12.A	13.D	14.C	15.D	16.A	17.C	18.A	19.C	20.A
21.C	22.D	23.C	24.D	25.D	26.A	27.B	28.B	29.C	30.D
31.C	32.D	33.A	34.A	35.C	36.C	37.B	38.A	39.C	40.C
41.D	42.C	43.C	44.C	45.A	46.B	47.B	48.A	49.C	50.A
51.D	52.B	53.C	54.D	55.D	56.D	57.A	58.B	59.B	60.B
61.D	62.D	63.A	64.C	65.D	66.A	67.D	68.D	69.D	70.D
71.D	72.D	73.C	74.D	75.C	76.C	77.A	78.C	79.D	80.B
81.C	82.B	83.D	84.A	85.B	86.B	87.D	88.D	89.D	90.A
91.C	92.D	93.A	94.A	95.B	96.B	97.B	98.D	99.D	100.C
101.B	102.C	103.C	104.D	105.A	106.D	107.B	108.A	109.B	110.A
111.B	112.D	113.B	114.A	115.C	116.B	117.D	118.B	119.D	120.C
121.D	122.C	123.D	124.D	125.B	126.B	127.D	128.B	129.A	130.C
131.C	132.C	133.C	134.C	135.A	136.B	137.B	138.D	139.B	140.B
141.B	142.A	143.D	144.D	145.A	146.D	147.D	148.A	149.A	150.C
151.D	152.C	153.B	154.D	155.D	156.D	157.B	158.D	159.D	160.C

二、判斷題（第161題～第200題。將判斷結果填入括號中。正確的填「✓」，錯誤的
填「×」。每題0.5分，滿分20分）

161.✓	162.×	163.✓	164.✓	165.✓	166.✓	167.×	168.×	169.×	170.×
171.×	172.✓	173.×	174.×	175.×	176.×	177.×	178.×	179.✓	180.✓
181.×	182.×	183.×	184.✓	185.×	186.✓	187.✓	188.✓	189.✓	190.✓
191.✓	192.×	193.✓	194.×	195.×	196.×	197.✓	198.×	199.✓	200.×

模擬試卷（二）解答

一、選擇題（第1題～第160題。選擇正確的答案，將相應的字母填入題內的括號中。
每題0.5分，滿分80分）

1.D	2.C	3.D	4.C	5.D	6.B	7.B	8.A	9.A	10.A
11.C	12.D	13.A	14.B	15.D	16.A	17.B	18.D	19.C	20.B
21.A	22.C	23.A	24.D	25.D	26.D	27.A	28.B	29.B	30.D
31.D	32.C	33.D	34.A	35.C	36.B	37.C	38.B	39.A	40.C
41.D	42.D	43.C	44.B	45.C	46.C	47.A	48.B	49.B	50.A
51.C	52.B	53.A	54.D	55.C	56.D	57.D	58.A	59.B	60.B
61.D	62.B	63.D	64.D	65.D	66.D	67.A	68.D	69.D	70.D
71.D	72.D	73.D	74.C	75.D	76.C	77.C	78.C	79.A	80.C
81.D	82.B	83.C	84.A	85.B	86.B	87.B	88.D	89.D	90.D
91.B	92.A	93.C	94.D	95.A	96.A	97.D	98.B	99.B	100.A
101.D	102.D	103.C	104.B	105.C	106.D	107.A	108.D	109.B	110.A
111.A	112.B	113.D	114.B	115.A	116.C	117.D	118.D	119.B	120.D
121.C	122.D	123.D	124.D	125.B	126.D	127.D	128.A	129.C	130.C
131.C	132.C	133.A	134.A	135.C	136.B	137.B	138.D	139.B	140.B
141.B	142.D	143.C	144.D	145.C	146.A	147.C	148.C	149.A	150.C
151.C	152.B	153.C	154.D	155.C	156.D	157.D	158.A	159.C	160.D

二、判斷題（第161題～第200題。將判斷結果填入括號中。正確的填「✓」，錯誤的
填「×」。每題0.5分，滿分20分）

161.✓	162.✓	163.×	164.×	165.×	166.×	167.×	168.×	169.×	170.×
171.×	172.×	173.×	174.×	175.×	176.×	177.×	178.×	179.✓	180.✓
181.×	182.✓	183.✓	184.✓	185.×	186.✓	187.✓	188.✓	189.×	190.×
191.✓	192.✓	193.✓	194.×	195.×	196.✓	197.✓	198.×	199.×	200.×

模擬試卷（三）解答

一、選擇題（第1題～第160題。選擇正確的答案，將相應的字母填入題內的括號中。每題0.5分，滿分80分）

1.C	2.C	3.D	4.B	5.A	6.A	7.B	8.B	9.C	10.B
11.B	12.B	13.A	14.D	15.B	16.D	17.D	18.C	19.C	20.C
21.D	22.D	23.C	24.D	25.B	26.B	27.D	28.D	29.C	30.D
31.A	32.A	33.D	34.C	35.B	36.A	37.C	38.C	39.D	40.D
41.C	42.B	43.C	44.C	45.A	46.B	47.B	48.A	49.C	50.B
51.A	52.D	53.B	54.D	55.C	56.D	57.D	58.D	59.A	60.B
61.B	62.D	63.B	64.D	65.A	66.D	67.D	68.A	69.D	70.D
71.D	72.D	73.D	74.D	75.C	76.D	77.C	78.C	79.A	80.C
81.D	82.B	83.C	84.B	85.D	86.A	87.B	88.B	89.B	90.D
91.D	92.A	93.A	94.D	95.A	96.D	97.D	98.B	99.D	100.D
101.C	102.B	103.C	104.C	105.D	106.D	107.B	108.A	109.B	110.B
111.D	112.B	113.A	114.C	115.A	116.D	117.D	118.B	119.D	120.C
121.D	122.C	123.D	124.D	125.B	126.A	127.D	128.C	129.A	130.C
131.C	132.D	133.C	134.C	135.A	136.B	137.D	138.B	139.B	140.A
141.D	142.D	143.A	144.A	145.D	146.A	147.A	148.C	149.B	150.D
151.C	152.D	153.B	154.D	155.C	156.D	157.A	158.D	159.D	160.D

二、判斷題（第161題～第200題。將判斷結果填入括號中。正確的填「✓」，錯誤的填「×」。每題0.5分，滿分20分）

161.✓	162.✓	163.×	164.×	165.×	166.×	167.×	168.✓	169.×	170.✓
171.×	172.✓	173.✓	174.×	175.×	176.✓	177.✓	178.✓	179.×	180.×
181.×	182.×	183.×	184.✓	185.✓	186.✓	187.✓	188.×	189.✓	190.✓
191.✓	192.✓	193.✓	194.×	195.×	196.×	197.✓	198.×	199.×	200.×

模擬試卷（四）解答

一、選擇題（第1題～第160題。選擇正確的答案，將相應的字母填入題內的括號中。
每題0.5分，滿分80分）

1.C	2.C	3.C	4.A	5.B	6.C	7.C	8.D	9.B	10.D
11.A	12.A	13.D	14.C	15.C	16.A	17.D	18.D	19.B	20.C
21.C	22.D	23.C	24.D	25.B	26.C	27.D	28.C	29.C	30.A
31.A	32.A	33.C	34.B	35.A	36.C	37.C	38.C	39.D	40.C
41.C	42.C	43.A	44.B	45.B	46.A	47.C	48.B	49.A	50.B
51.C	52.D	53.D	54.D	55.A	56.B	57.B	58.D	59.B	60.D
61.D	62.A	63.C	64.D	65.A	66.D	67.D	68.D	69.D	70.D
71.D	72.C	73.D	74.C	75.C	76.C	77.A	78.C	79.D	80.B
81.C	82.D	83.A	84.B	85.B	86.B	87.D	88.D	89.B	90.A
91.C	92.D	93.A	94.D	95.D	96.B	97.B	98.A	99.D	100.D
101.B	102.C	103.D	104.A	105.D	106.B	107.A	108.B	109.D	110.B
111.A	112.C	113.B	114.D	115.D	116.D	117.D	118.C	119.D	120.D
121.A	122.B	123.D	124.C	125.A	126.C	127.C	128.C	129.C	130.A
131.A	132.C	133.B	134.B	135.D	136.B	137.B	138.A	139.A	140.D
141.D	142.D	143.C	144.A	145.D	146.A	147.C	148.A	149.C	150.D
151.C	152.D	153.C	154.B	155.D	156.C	157.A	158.D	159.B	160.D

二、判斷題（第161題～第200題。將判斷結果填入括號中。正確的填「✓」，錯誤的
填「✕」。每題0.5分，滿分20分）

161.✓	162.✕	163.✓	164.✓	165.✕	166.✕	167.✕	168.✕	169.✕	170.✓
171.✕	172.✓	173.✓	174.✕	175.✕	176.✕	177.✕	178.✕	179.✕	180.✓
181.✕	182.✕	183.✓	184.✓	185.✕	186.✕	187.✓	188.✕	189.✓	190.✓
191.✓	192.✓	193.✓	194.✕	195.✕	196.✓	197.✓	198.✓	199.✕	200.✕

模擬試卷（五）解答

一、選擇題（第1題～第160題。選擇正確的答案，將相應的字母填入題內的括號中。
每題0.5分，滿分80分）

1.D	2.C	3.A	4.A	5.C	6.A	7.B	8.A	9.C	10.B
11.D	12.C	13.A	14.D	15.C	16.B	17.A	18.A	19.D	20.C
21.C	22.D	23.D	24.B	25.C	26.A	27.C	28.D	29.C	30.C
31.A	32.B	33.B	34.C	35.B	36.A	37.C	38.D	39.B	40.D
41.C	42.B	43.C	44.C	45.A	46.B	47.B	48.A	49.C	50.B
51.A	52.B	53.C	54.D	55.D	56.D	57.A	58.B	59.B	60.D
61.B	62.D	63.D	64.A	65.D	66.D	67.A	68.D	69.D	70.D
71.D	72.D	73.D	74.C	75.D	76.C	77.C	78.A	79.C	80.D
81.B	82.C	83.B	84.A	85.B	86.B	87.D	88.D	89.D	90.B
91.A	92.C	93.D	94.A	95.A	96.D	97.D	98.B	99.A	100.D
101.D	102.B	103.C	104.C	105.A	106.B	107.A	108.B	109.A	110.D
111.B	112.A	113.D	114.D	115.B	116.C	117.D	118.C	119.D	120.D
121.B	122.A	123.B	124.D	125.B	126.A	127.C	128.C	129.C	130.D
131.A	132.C	133.B	134.D	135.B	136.B	137.A	138.A	139.C	140.D
141.A	142.D	143.B	144.A	145.A	146.D	147.B	148.A	149.C	150.B
151.D	152.C	153.D	154.C	155.B	156.C	157.A	158.B	159.D	160.D

二、判斷題（第161題～第200題。將判斷結果填入括號中。正確的填「✓」，錯誤的
填「✕」。每題0.5分，滿分20分）

161.✓	162.✕	163.✓	164.✕	165.✕	166.✓	167.✕	168.✕	169.✕	170.✓
171.✕	172.✓	173.✕	174.✕	175.✕	176.✓	177.✕	178.✓	179.✓	180.✕
181.✕	182.✓	183.✓	184.✓	185.✓	186.✕	187.✓	188.✓	189.✓	190.✕
191.✓	192.✓	193.✕	194.✕	195.✕	196.✕	197.✕	198.✓	199.✕	200.✕

模擬試卷（六）解答

一、選擇題（第1題～第160題。選擇正確的答案，將相應的字母填入題內的括號中。每題0.5分，滿分80分）

1.D	2.C	3.D	4.C	5.D	6.A	7.A	8.A	9.A	10.B
11.B	12.C	13.A	14.B	15.D	16.D	17.C	18.A	19.D	20.D
21.A	22.D	23.C	24.D	25.C	26.B	27.B	28.C	29.C	30.D
31.C	32.D	33.A	34.A	35.A	36.C	37.B	38.A	39.C	40.B
41.C	42.D	43.C	44.B	45.C	46.C	47.A	48.B	49.B	50.A
51.C	52.B	53.A	54.D	55.D	56.C	57.D	58.D	59.D	60.A
61.B	62.B	63.D	64.B	65.D	66.D	67.A	68.C	69.D	70.A
71.D	72.D	73.D	74.D	75.D	76.D	77.C	78.D	79.C	80.C
81.C	82.A	83.C	84.D	85.B	86.C	87.B	88.B	89.B	90.B
91.D	92.D	93.B	94.A	95.D	96.A	97.A	98.D	99.B	100.B
101.A	102.D	103.B	104.C	105.A	106.D	107.A	108.D	109.B	110.B
111.A	112.B	113.D	114.B	115.A	116.C	117.A	118.D	119.D	120.B
121.D	122.D	123.C	124.D	125.B	126.B	127.D	128.A	129.A	130.C
131.D	132.C	133.D	134.B	135.B	136.B	137.A	138.A	139.D	140.D
141.C	142.D	143.A	144.A	145.A	146.C	147.C	148.D	149.C	150.D
151.B	152.D	153.A	154.A	155.D	156.D	157.D	158.D	159.C	160.D

二、判斷題（第161題～第200題。將判斷結果填入括號中。正確的填「✓」，錯誤的填「✗」。每題0.5分，滿分20分）

161.✗	162.✓	163.✓	164.✗	165.✗	166.✗	167.✓	168.✓	169.✓	170.✓
171.✓	172.✗	173.✗	174.✗	175.✗	176.✓	177.✗	178.✗	179.✗	180.✓
181.✗	182.✓	183.✗	184.✗	185.✓	186.✓	187.✓	188.✗	189.✓	190.✓
191.✓	192.✓	193.✓	194.✗	195.✗	196.✓	197.✗	198.✓	199.✗	200.✗

模擬試卷（七）解答

一、選擇題（第1題～第160題。選擇正確的答案，將相應的字母填入題內的括號中。每題0.5分，滿分80分）

1.C	2.D	3.C	4.D	5.C	6.D	7.B	8.B	9.C	10.A
11.B	12.D	13.A	14.B	15.C	16.D	17.C	18.C	19.B	20.A
21.A	22.D	23.D	24.C	25.B	26.C	27.C	28.D	29.C	30.C
31.A	32.C	33.C	34.C	35.B	36.A	37.C	38.A	39.B	40.D
41.C	42.B	43.C	44.C	45.A	46.B	47.B	48.A	49.C	50.A
51.D	52.B	53.A	54.D	55.D	56.A	57.B	58.D	59.B	60.D
61.D	62.A	63.C	64.D	65.A	66.D	67.D	68.D	69.D	70.D
71.D	72.C	73.D	74.C	75.C	76.C	77.A	78.C	79.D	80.B
81.C	82.B	83.D	84.A	85.B	86.B	87.B	88.D	89.D	90.C
91.D	92.A	93.A	94.D	95.D	96.B	97.B	98.A	99.D	100.B
101.C	102.C	103.A	104.D	105.B	106.A	107.B	108.A	109.B	110.D
111.B	112.A	113.C	114.D	115.D	116.B	117.D	118.C	119.D	120.C
121.D	122.D	123.B	124.A	125.B	126.D	127.C	128.A	129.C	130.C
131.D	132.C	133.A	134.D	135.C	136.B	137.B	138.D	139.B	140.B
141.B	142.A	143.D	144.C	145.D	146.D	147.A	148.C	149.B	150.D
151.C	152.D	153.C	154.D	155.D	156.D	157.D	158.C	159.C	160.D

二、判斷題（第161題～第200題。將判斷結果填入括號中。正確的填「✓」，錯誤的填「×」。每題0.5分，滿分20分）

161.✓	162.×	163.×	164.×	165.×	166.×	167.×	168.✓	169.×	170.✓
171.✓	172.×	173.×	174.×	175.✓	176.×	177.×	178.×	179.×	180.×
181.×	182.×	183.×	184.✓	185.×	186.✓	187.✓	188.✓	189.✓	190.✓
191.✓	192.✓	193.×	194.✓	195.×	196.✓	197.×	198.×	199.×	200.×

模擬試卷（八）解答

一、選擇題（第1題～第160題。選擇正確的答案，將相應的字母填入題内的括號中。每題0.5分，滿分80分）

1.A	2.C	3.B	4.A	5.A	6.B	7.B	8.C	9.A	10.D
11.D	12.A	13.A	14.D	15.C	16.D	17.D	18.B	19.C	20.C
21.D	22.D	23.C	24.D	25.B	26.C	27.D	28.D	29.C	30.C
31.D	32.C	33.C	34.C	35.B	36.A	37.C	38.C	39.D	40.C
41.B	42.C	43.C	44.A	45.B	46.A	47.C	48.B	49.D	50.B
51.D	52.C	53.D	54.D	55.D	56.A	57.B	58.B	59.B	60.D
61.D	62.A	63.C	64.D	65.A	66.D	67.D	68.D	69.D	70.D
71.C	72.D	73.C	74.C	75.C	76.A	77.C	78.D	79.B	80.C
81.B	82.D	83.A	84.B	85.B	86.B	87.D	88.D	89.D	90.B
91.A	92.C	93.D	94.A	95.D	96.D	97.B	98.B	99.A	100.D
101.D	102.C	103.B	104.C	105.C	106.A	107.D	108.B	109.A	110.B
111.A	112.B	113.D	114.B	115.A	116.C	117.B	118.D	119.B	120.D
121.C	122.D	123.B	124.A	125.B	126.A	127.C	128.C	129.C	130.C
131.A	132.C	133.B	134.B	135.D	136.B	137.B	138.D	139.D	140.D
141.B	142.C	143.A	144.D	145.A	146.C	147.B	148.D	149.C	150.C
151.B	152.D	153.C	154.C	155.A	156.A	157.D	158.D	159.C	160.D

二、判斷題（第161題～第200題。將判斷結果填入括號中。正確的填「✓」，錯誤的填「×」。每題0.5分，滿分20分）

161.×	162.×	163.×	164.×	165.✓	166.×	167.×	168.×	169.✓	170.✓
171.✓	172.×	173.✓	174.×	175.×	176.×	177.×	178.×	179.×	180.×
181.✓	182.×	183.✓	184.✓	185.✓	186.✓	187.✓	188.✓	189.×	190.✓
191.×	192.✓	193.✓	194.✓	195.×	196.✓	197.×	198.×	199.✓	200.×

模擬試卷（九）解答

一、選擇題（第1題～第160題。選擇正確的答案，將相應的字母填入題內的括號中。
每題0.5分，滿分80分）

1.A	2.C	3.D	4.C	5.D	6.A	7.B	8.B	9.B	10.D
11.B	12.B	13.D	14.D	15.D	16.A	17.C	18.A	19.A	20.A
21.D	22.C	23.D	24.A	25.B	26.A	27.C	28.D	29.C	30.C
31.B	32.A	33.A	34.C	35.B	36.A	37.C	38.B	39.D	40.C
41.B	42.C	43.C	44.A	45.B	46.B	47.A	48.C	49.B	50.A
51.D	52.B	53.B	54.C	55.D	56.D	57.D	58.A	59.B	60.B
61.D	62.B	63.D	64.D	65.A	66.D	67.D	68.A	69.D	70.D
71.D	72.D	73.D	74.D	75.C	76.D	77.C	78.C	79.C	80.A
81.C	82.D	83.B	84.B	85.D	86.B	87.B	88.D	89.D	90.D
91.B	92.A	93.C	94.D	95.A	96.A	97.D	98.B	99.B	100.A
101.D	102.D	103.B	104.C	105.C	106.D	107.A	108.D	109.B	110.A
111.A	112.B	113.A	114.C	115.B	116.D	117.D	118.D	119.C	120.D
121.C	122.D	123.D	124.B	125.D	126.A	127.B	128.C	129.C	130.B
131.A	132.C	133.B	134.D	135.B	136.B	137.A	138.A	139.D	140.C
141.C	142.A	143.D	144.A	145.B	146.C	147.D	148.C	149.D	150.C
151.D	152.B	153.D	154.C	155.D	156.D	157.B	158.D	159.C	160.D

二、判斷題（第161題～第200題。將判斷結果填入括號中。正確的填「✓」，錯誤的
填「×」。每題0.5分，滿分20分）

161.✓	162.×	163.✓	164.×	165.×	166.×	167.×	168.✓	169.×	170.✓
171.×	172.✓	173.×	174.×	175.✓	176.×	177.×	178.×	179.✓	180.×
181.×	182.×	183.×	184.✓	185.×	186.×	187.✓	188.✓	189.×	190.✓
191.✓	192.✓	193.✓	194.✓	195.✓	196.✓	197.×	198.✓	199.✓	200.×

模擬試卷（十）解答

一、選擇題（第1題～第160題。選擇正確的答案，將相應的字母填入題內的括號中。
每題0.5分，滿分80分）

1.C	2.B	3.C	4.D	5.A	6.A	7.B	8.A	9.B	10.D
11.D	12.B	13.A	14.A	15.D	16.C	17.C	18.C	19.B	20.A
21.C	22.A	23.D	24.B	25.C	26.B	27.A	28.D	29.D	30.C
31.D	32.D	33.A	34.A	35.C	36.B	37.A	38.C	39.C	40.B
41.D	42.C	43.B	44.C	45.C	46.A	47.B	48.C	49.A	50.C
51.B	52.A	53.B	54.C	55.D	56.D	57.D	58.A	59.B	60.B
61.D	62.B	63.D	64.D	65.A	66.C	67.D	68.A	69.D	70.D
71.D	72.D	73.D	74.D	75.C	76.D	77.C	78.C	79.C	80.A
81.C	82.D	83.B	84.C	85.D	86.B	87.A	88.B	89.B	90.D
91.D	92.B	93.A	94.C	95.D	96.A	97.D	98.B	99.B	100.A
101.D	102.D	103.C	104.C	105.D	106.A	107.D	108.B	109.B	110.A
111.D	112.A	113.A	114.C	115.B	116.D	117.D	118.B	119.D	120.C
121.D	122.C	123.D	124.D	125.B	126.A	127.D	128.C	129.A	130.C
131.C	132.B	133.D	134.C	135.B	136.B	137.D	138.B	139.A	140.A
141.D	142.C	143.D	144.A	145.D	146.A	147.C	148.A	149.C	150.C
151.D	152.B	153.D	154.A	155.C	156.A	157.B	158.D	159.C	160.C

二、判斷題（第161題～第200題。將判斷結果填入括號中。正確的填「✓」，錯誤的
填「×」。每題0.5分，滿分20分）

161.✓	162.×	163.×	164.✓	165.×	166.×	167.×	168.×	169.×	170.✓
171.×	172.×	173.×	174.×	175.×	176.×	177.×	178.×	179.×	180.×
181.✓	182.✓	183.×	184.✓	185.×	186.✓	187.×	188.✓	189.×	190.✓
191.×	192.×	193.×	194.×	195.×	196.✓	197.×	198.✓	199.×	200.✓

定配工理論知識

模擬試卷（一）

一、選擇題（第1題～第160題。選擇一個正確的答案，將相應的字母填入題內的括號中。每題0.5分，滿分80分）

1. 鏡架上57-13-140符號指的是（　　），鼻樑尺寸13。　(A)基準線法表示鏡架的規格尺寸，鏡圈尺寸57　(B)基準線法表示鏡架的規格尺寸，鏡圈高度57　(C)方框法表示鏡架的規格尺寸，鏡圈尺寸57　(D)方框法表示鏡架的規格尺寸，鏡圈高度57

2. 製造鏡架的金屬材料分為（　　）三大類。　(A)銅鎳鋅錫合金、鋅白銅和白金　(B)銅合金、鋅白銅和包金　(C)銅合金、蒙耐爾合金和金　(D)銅合金、鎳合金和貴金屬

3. 製造鏡架的的銅合金材料分為鋅白銅、（　　）。　(A)黃銅、白金和青銅　(B)洋銀、銅鎳鋅錫合金和青銅　(C)黃銅、銅鋅合金和青銅　(D)黃銅、銅鎳鋅錫合金和青銅

4. 製造鏡架的鎳合金材料有（　　）。　(A)蒙耐爾合金、鎳銅金和不銹鋼　(B)白金、高鎳合金和不銹鋼　(C)包金、高鎳合金和不銹鋼　(D)蒙耐爾合金、高鎳合金和不銹鋼

5. 玻璃超薄鏡片大都採用折射率1.7035，密度3.028，阿貝數（　　）的鋇火石光學玻璃材料製造。　(A)60.5　(B)58.0　(C)31.8　(D)41.6

6. 黃色有色玻璃鏡片的特點是（　　），這種鏡片的用途是可以作為夜視鏡或駕駛員陰雨、霧天配戴。　(A)均勻吸收光譜線、吸收紫外線、紅外線　(B)吸收紫外線、紅外線　(C)防熒光刺眼　(D)吸收紫外線

7. 光致變色玻璃鏡片是在無色或有色光學玻璃基礎成分中添加鹵化銀等化合物，使鏡片受到（　　）照射後分解成銀和鹵素，鏡片顏色由淺變深。　(A)γ射線　(B)紅外線　(C)X射線　(D)紫外線

8. 所有物高自光軸向下測量的距離其符號為（　　）。　(A)任意　(B)個人習慣　(C)負　(D)正

9. 平行光束經凸透鏡折射可成為（　　）。　　(A)像散光束　(B)平行光束　(C)會聚光束　(D)發散光束

10. 按截面的不同將凸透鏡進行分類，不包括（　　）。　　(A)非對稱凸面鏡　(B)平凸透鏡　(C)雙凸透鏡　(D)新月凸透鏡

11. 平行光束經凹透鏡折射可成為（　　）。　　(A)像散光束　(B)平行光束　(C)會聚光束　(D)發散光束

12. （　　）是按截面的不同將凹透鏡劃分的基本類型。　　(A)雙凹透鏡、平凹透鏡、新月凹透鏡　(B)凸托里克透鏡、凹托里克透鏡、平凹透鏡　(C)對稱雙凹透鏡、非對稱雙凹透鏡、平凹透鏡　(D)深新月凹透鏡、淺新月凹透鏡、雙凹透鏡

13. 光由空氣入射n=1.5的玻璃，當入射角為31°時，則折射角為（　　）。(A)19.47°　(B)30°　(C)160°　(D)15.47°

14. 屈光度為2.00D的薄透鏡，物在透鏡前方2m處，像在透鏡後（　　）處。(A)0.67m　(B)3.00m　(C)1.00m　(D)0.47m

15. 正透鏡沿豎直方向平移，像（　　）。　　(A)沿水平方向逆動　(B)沿水平方向順動　(C)沿豎直方向順動　(D)沿豎直方向逆動

16. 負透鏡沿豎直方向平移，像（　　）。　　(A)沿水平方向逆動　(B)沿水平方向順動　(C)沿豎直方向順動　(D)沿豎直方向逆動

17. 凹柱透鏡沿垂軸的方向平移，像（　　）。　　(A)沿垂軸的方向逆動　(B)沿垂軸的方向順動　(C)沿垂軸的方向不動　(D)沿軸的方向順動

18. 當透鏡旋轉時，若十字光標的像不產生剪動，該透鏡不是（　　）。　　(A)負透鏡　(B)正透鏡　(C)平光鏡　(D)柱面透鏡

19. 圖中斜線為左眼散光軸向，二線夾角為60°，TABO法表示的該眼散光軸向是（　　）。

(A)30°　(B)60°　(C)150°　(D)120°

20. 柱鏡屈光度為+3.00D，與軸成60度角方向的屈光力為（　　）。　　(A)1.25D　(B)3.25D　(C)2.25D　(D)2.75D

21. −3.00DS/−1.50DC×60；+1.00DS/+2.50DC×60；−2.00DS/−2.50DC×150三鏡

疊合總效果為（　　）。　(A)-3.00DS/-3.50DC×60　(B)-3.00DS/+3.50DC×60　(C)-3.00DS/+3.50DC×150　(D)-3.00DS/-3.50DC×150

22. 一薄透鏡前後兩面光焦度分別為+6.00D；-1.25D，則該透鏡的總光焦度為（　　）。　(A)+6.00D　(B)-1.25D　(C)+1.25D　(D)+4.75D

23. 單折射球面，前後兩面n1=1；n2=1.6，屈光度為2.00D，球面曲率半徑為（　　）。　(A)1.50m　(B)1.00m　(C)2.00m　(D)0.30m

24. 一束平行光入射（　　）後，出射光仍為平行光束。　(A)球柱鏡　(B)正透鏡　(C)負透鏡　(D)三稜鏡

25. 3△基底向左眼鼻側的三稜鏡，如用360°底向標示法可表示為（　　）。　(A)3△B90°　(B)3△B0°　(C)3△B180°　(D)3△B270°

26. 左眼稜鏡度為4△B60°也可表示為（　　）。　(A)2△BI聯合3.46△BD　(B)2△BI聯合3.46△BU　(C)2△BO聯合3.46△BD　(D)2△BO聯合3.4△6BU

27. 兩個三稜鏡分別為2△B270°和3△B360°疊加效果為（　　）。　(A)3.61△B56.31°　(B)3.61△B123.69°　(C)3.61△B236.31°　(D)3.61△B326.31°

28. （　　）可視為由底相對的大小不同的三稜鏡單向排列組成。　(A)正球面透鏡　(B)負球面透鏡　(C)負柱面透鏡　(D)正柱面透鏡

29. 頂相對的大小不同的三稜鏡旋轉組成（　　）。　(A)正柱面透鏡　(B)負柱面透鏡　(C)正球面透鏡　(D)負球面透鏡

30. 角膜占眼球前方1/6，透明，外表面中央約3mm左右為球形弧面，周邊曲率半徑逐漸增大，呈非球面。橫徑大於縱徑，（　　）。　(A)中央厚度約為0.8～1.2mm，邊厚約為0.8mm　(B)中央厚度約為1.5～1.7mm，邊厚約為1.9mm　(C)中央厚度約為0.5～0.7mm，邊厚約為1.1mm　(D)中央厚度約為0.3～0.5mm，邊厚約為0.6mm

31. 睫狀肌的環形纖維的舒縮對晶狀體的凸度起著調節作用，當肌纖維收縮時，睫狀小帶放鬆，（　　）。　(A)則晶狀體凸度減小，使眼睛看清近目標　(B)則晶狀體凸度加大，使眼睛看清遠目標　(C)則晶狀體凸度減小，使眼睛看清遠目標　(D)則晶狀體凸度加大，使眼睛看清近目標

32. 眼外肌的生理功能主要為司理眼球運動。當眼外肌的肌止點位置異常、某條

肌肉發育不良或（　　），則導致斜視。　(A)晶狀體混濁時　(B)角膜發生軟化時　(C)支配肌肉的神經發生麻痺時　(D)角膜發生炎症時

33. 在重量、抗衝擊性上玻璃鏡片與CR-39鏡片相比的缺點是（　　）。　(A)重量輕，抗衝擊性差　(B)重量重，抗衝擊性強　(C)重量重，抗衝擊性差　(D)重量輕，抗衝擊性強

34. 正視眼遠點在（　　）。　(A)眼前5公尺處　(B)眼前有限遠距離　(C)眼前6公尺處　(D)眼前無限遠距離

35. 軸性遠視，眼軸每增長1mm，約有（　　）。　(A)+3.0D屈折力之增加，即+3.0D遠視　(B)+4.0D屈折力之增加，即-4.0D近視　(C)+4.0D屈折力之增加，即+4.0D遠視　(D)+3.0D屈折力之增加，即-3.0D近視

36. 漸進多焦點眼鏡的配鏡處方包括：編號驗光單。（　　），鏡片尺寸，是否加膜染色，左、右眼瞳距和瞳高，是否有特殊基彎要求，是否有特殊垂直稜鏡要求。　(A)漸進鏡片的中心厚度　(B)漸進鏡片厚度　(C)漸進鏡片種類　(D)漸進鏡片的生產廠家

37. 有一種稱為Detest的小儀器可以快速決定（　　）。　(A)鏡片的大小　(B)鏡片的厚度　(C)鏡片的重量　(D)鏡片的材料

38. 樹脂打孔漸進鏡片，開孔處的邊厚不小於（　　）。　(A)0.8～1.2mm　(B)0.8～1.5mm　(C)1.0～1.5mm　(D)1.5～2.0mm

39. （　　）是漸進眼鏡下加光度不一致的因素。　(A)遠用雙眼視力不平衡　(B)有散光　(C)調節力差　(D)青光眼

40. 用樹脂鏡片做無框漸進眼鏡時，開孔處的鏡片厚度應為（　　）。　(A)1.0～2.0mm　(B)0.8～1.2mm　(C)1.2～2.0mm　(D)1.5～2.0mm

41. 漸進眼鏡的適合症（　　）。　(A)暈車暈船的人　(B)白內障術後　(C)內耳功能障礙的人　(D)需要做一定的近距離工作，又期望鏡片美觀的人

42. 樹脂拉絲漸進鏡片的邊厚不小於（　　）。　(A)1.5～2.0mm　(B)2.5～3.0mm　(C)2.0～2.5mm　(D)1.0～1.5mm

43. 如果顧客只有一眼配漸進鏡片，另一眼想配一片單光鏡片，在配鏡必須注意（　　）。　(A)厚度一致　(B)頂屈光度一致　(C)水平方向三稜鏡度差異　(D)

垂直方向三稜鏡度差異

44. 雙光眼鏡的缺點是（　）。　　(A)視野小　(B)鏡片厚　(C)有明顯的分割線
(D)視野小且有明顯分割線

45. 首次在國際視光學大會上推出（　）的人是梅特納茲。　(A)雙光鏡片　(B)漸
進多焦點鏡片　(C)克斯鏡片　(D)克賽鏡片

46. 驗光結果為（　），驗光鏡片至角膜前頂點距離為12mm，則該隱形眼鏡度數
是-8.00D。　(A)–8.25D　(B)–9.50D　(C)–8.50/–1.00×90　(D)–7.25D

47. （　）戴隱形眼鏡後所見的物像比戴框架眼鏡所見的物像大；遠視眼戴隱形
眼鏡後所見的物像比戴框架眼鏡所見的物像小。　(A)老視眼　(B)近視眼
(C)散光眼　(D)正視眼

48. 隱形眼鏡與框架眼鏡的放大倍率差異說法中，錯誤的是（　）。　(A)近視配
戴者稱戴隱形眼鏡所見的物像較戴框架眼鏡大　(B)遠視配戴者稱戴隱形眼鏡
所見的物像較戴框架眼鏡小　(C)正視配戴者稱戴隱形眼鏡所見的物像與戴框
架眼鏡相同　(D)近視配戴者稱戴隱形眼鏡所見的物像更小

49. 隱形眼鏡與框架眼鏡近視調節差異說法中，正確的是（　）。　(A)近視眼戴
隱形眼鏡比戴框架眼鏡視近時付出的調節多　(B)遠視眼戴隱形眼鏡比戴框架
眼鏡視近時付出的調節多　(C)近視眼戴隱形眼鏡比戴框架眼鏡視近時付出的
調節多，遠視眼戴隱形眼鏡比戴框架眼鏡視近時付出的調節多　(D)遠視眼戴
隱形眼鏡比戴框架眼鏡視近時付出的調節少

50. 關於隱形眼鏡與框架眼鏡的視野差異的說法錯誤的是（　）。　(A)框架眼鏡
的視野被限制在鏡片的邊緣範圍之內，當視線指向鏡片範圍以外時，不能獲
得良好的矯正視力　(B)負透鏡框架眼鏡有環形復像區　(C)正透鏡框架眼鏡有
環形盲區　(D)戴框架眼鏡負透鏡對視野無變化

51. 隱形眼鏡與框架眼鏡的影像差說法中，正確的是（　）。　(A)框架眼鏡與隱
形眼鏡的像差效果幾乎一致　(B)透過凹透鏡框架眼鏡所看到的像呈銳角狀變
形　(C)透過凸透鏡框架眼鏡所看到的像呈鈍角狀變形　(D)隱形眼鏡幾乎不產
生折射像差

52. 小瞳距的顧客應注意，不要選擇（　）。　(A)板材鏡架　(B)金屬鏡架　(C)

拉絲鏡架　(D)大鼻樑架的無框鏡架

53. 戴框架試片適應（　　）後，雙眼分別改用相同度數的隱形眼鏡，進行片上驗光時，須進行霧視放鬆調節張力。　　(A)1分鐘　(B)2分鐘　(C)5分鐘　(D)15分鐘

54. 使用瞳距尺測量單側瞳距時，檢查者與被檢者視線應在同一高度，根據（　　）測讀單眼瞳距。　　(A)角膜內緣位置　(B)角膜外緣位置　(C)角膜反光點　(D)角膜中心高度

55. 在漸進眼鏡的驗配過程中，將標記樣片貼在鏡架襯片上，讓被檢者戴上（　　）。檢查者與被檢者相對而坐，檢查者持一筆式電筒，用單眼根據角膜反光點的位置用筆標記在標記樣片上，再根據測量卡上的刻度線讀出瞳距數值。　　(A)選擇好的鏡架　(B)調整好的鏡架　(C)塑料鏡架　(D)金屬鏡架

56. （　　）常見的測量方法，包括使用瞳距尺、瞳距儀、標記襯片三種方法。(A)瞳高　(B)瞳孔大小　(C)近用瞳距　(D)單側瞳距

57. 使用標記襯片測量瞳距、瞳高時，鏡架應先作調整。注意鏡面的（　　）為10°～14°，鏡眼距離為12～14mm左右。　　(A)斜角　(B)前角　(C)鏡面角　(D)傾斜角

58. 3△基底向左眼鼻側的三稜鏡，用360°基底方向標示法可表示為（　　）。(A)3△B90°　(B)3△B0°　(C)3△B180°　(D)3△B270°

59. 檢查者與被檢者正面對坐，（　　），被檢者戴上調整好的鏡架。將瞳高測量儀夾在鏡架上，使瞳高測量儀對稱地處於鼻樑兩側。調節測量儀上的調節旋鈕，使黑色的水平刻度線對準瞳孔中心，鏡架下內側緣處所對的刻度數值即為瞳高。　　(A)視線保持同一高度　(B)視線平行　(C)檢者視線高於被檢者　(D)被檢者視線高於檢者

60. （　　）的常見測量方法，包括使用瞳高測量儀和標記襯片兩種方法。　(A)瞳距　(B)瞳高　(C)瞳孔直徑　(D)瞳孔大小

61. 使用標記襯片測量單側瞳距後，將標記完瞳孔反光點的鏡架置於漸進鏡測量卡上，注意鼻樑的中心對準測量卡的中心（斜線指標的兩側對稱），然後由中央的（　　）讀出左右眼的單側瞳距。　　(A)隱性刻印連線　(B)十字標記連線

(C)水平刻度線　(D)垂直刻度線

62. 確定漸進多焦點鏡片遠用配戴中心移心量的方法是：測量鏡架幾何中心水平距；計算水平移心量；測量鏡圈（　）；計算垂直移心量；根據計算結果確定移心量。　(A)最大直徑　(B)最小直徑　(C)寬度　(D)高度

63. 鏡架幾何中心水平距為68mm，單側瞳距為29mm，則水平移心量為（　）mm。　(A)5　(B)–5　(C)4　(D)–4

64. 測量漸進多焦點眼鏡移心量時應注意：正確測量鏡架幾何中心水平距；使用中心型模板；使用（　）時，需校驗移心量的計算數值。　(A)瞳距儀　(B)掃描儀　(C)應力儀　(D)定中心儀

65. 第一次操作掃描儀時需要校驗移心量的計算值。如計算值為4mm，而加工完成後實測移心量為3.5mm，此時需將移心量修改為（　）mm才能符合實際要求。　(A)3　(B)3.5　(C)4　(D)4.5

66. 測量（　）的方法是：將瞳距尺垂直放置在鏡圈或模板上；將瞳距尺「0」刻度對準模板上緣最高處；模板下緣最低處所對的刻度值即是。　(A)鏡圈中心高度　(B)鏡圈高度　(C)鏡圈水平距離　(D)鏡圈中心水平距離

67. （　）的計算結果為負數時，說明需向顳側移心。　(A)水平移心量　(B)垂直移心量　(C)移心量　(D)移心

68. 一鏡架的幾何中心水平距為70mm，鏡架的規格尺寸不可能是（　）。(A)標記為52□18–135的鏡架　(B)標記為50–20–140的鏡架　(C)標記為52–18–135的鏡架　(D)標記為50□18–140的鏡架

69. 有框眼鏡模板的製作方法如下：放置模板坯料；放置鏡架；（　）；切割模板；加工模板邊緣；檢查模板；標注標記。　(A)標注顳側標記　(B)標注鼻側標記　(C)固定撐片　(D)固定鏡架

70. 將鏡架放在製模機上，同時兩鏡圈上緣頂住水平擋板，固定鼻樑、椿頭、用兩夾固定鏡圈下緣（　）固定。　(A)兩點　(B)三點　(C)四點　(D)五點

71. 使用（　）測量鏡架幾何中心水平距時，一定要以鏡圈水平中心線為基準。(A)頂焦度計　(B)定中心儀　(C)瞳距尺　(D)瞳距儀

72. 使用模板機製作模板時鏡架應兩鏡腿向上放置於鏡架工作座上，鏡架上下邊

框所處的刻度值相同，但左右邊框所處的刻度值不同，此時（　　）。　(A)鏡架中心位於模板中心下側　(B)鏡架中心位於模板中心上側　(C)鏡架中心與模板中心一致　(D)鏡架高度與模板高度一致

73. 模板切割完畢後，模板邊緣要用（　　）。　(A)銼刀進行拋光　(B)銼刀進行倒角　(C)砂輪進行拋光　(D)砂輪進行倒角

74. （　　）的大小和形狀應與鏡圈內緣大小和形狀完全吻合。　(A)鏡圈顳側緣　(B)鏡圈鼻側緣　(C)加工後模板　(D)模板坯料

75. （　　）製作後，其對稱性應滿足上下、左右對稱。　(A)鏡圈　(B)鏡架　(C)中心型模板　(D)偏心型模板

76. 使模板製作完畢後，應在模板上標注（　　）。　(A)光學中心　(B)幾何中心　(C)鼻側和上側　(D)鼻側或上側

77. 使用電腦掃描全自動磨邊機加工鏡片時要輸入單側瞳距與瞳高，將鏡片光中或配鏡中心對準加工中心，使鏡片水平基準線與鏡架水平基準線（　　）。　(A)保持平行　(B)保持垂直　(C)重合　(D)相交

78. 用電腦掃描全自動磨邊機製作漸進眼鏡的步驟：鏡架類型的選擇，輸入遠用單眼瞳距和瞳高，（　　），鏡片材料的選擇，尖邊種類的選擇。　(A)拋光材料的選擇　(B)磨邊速度的選擇　(C)鏡片厚度的選擇　(D)壓力的選擇

79. 使用（　　）加工無框眼鏡的方法是：在鏡片上標出孔位；在標記點偏內處鑽出定位孔；矯正鑽孔位置角度；打通定位孔；擴孔；裝配鏡片。　(A)銼刀　(B)鑽孔機　(C)磨邊機　(D)製模機

80. 使用鑽孔機加工無框眼鏡時，兩鏡片上的標記點位置要對稱；若鑽孔位置位於鏡架樁頭的孔的位置的（　　）或偏向鏡片邊緣，裝入鏡片後，鏡架易鬆動。　(A)中心　(B)邊緣　(C)上側　(D)下側

81. 製作無框眼鏡模板時，等高線與水平基準線必須相互（　　）。　(A)重合　(B)平行　(C)垂直　(D)交叉

82. 加工無框眼鏡時，（　　）。　(A)兩鏡片鑽孔方向要對稱，加工基準線要成一直線　(B)兩鏡片鑽孔方向要對稱，加工基準線要水平成一直線　(C)兩鏡片鑽孔位置要對稱，加工基準線要成一直線　(D)兩鏡片鑽孔位置要對稱，加工基

準線要水平成一直線

83. 加工無框眼鏡時，兩鏡片加工基準線不能水平成一直線、鑽孔位置不良都會使鏡片（　　）的發生變化。　(A)透光率　(B)折射率　(C)散光度數　(D)散光軸

84. 使用開漕機的正確步驟是：夾緊鏡片；（　　）；確定溝痕位置；選擇開槽深度；加工鏡片溝槽。　(A)調節左導輪調節鈕　(B)調整導輪距離　(C)確定導輪定位方式　(D)確定開漕方向

85. 半框眼鏡的加工過程包括(1)（　　），(2)在平邊上使用開槽機開槽。　(A)倒角　(B)倒棱　(C)磨平邊　(D)磨尖邊

86. 半框眼鏡加工時，以鏡片邊緣厚度（以最薄處為基準），確定開槽的位置，調整（　　）的距離。　(A)左導輪調節鈕　(B)右導輪調節鈕　(C)兩砂輪　(D)兩導輪

87. 一般鏡片開漕（　　）選擇在深度調節鈕上刻字（　　）的範圍內。　(A)深度、4～7　(B)寬度、4～7　(C)深度、2～5　(D)寬度、2～7

88. 塑料鏡架裝配漸進多焦點鏡片時，注意鏡片上隱性刻印的連線與鏡架水平基準線保持平行。加熱鏡架先裝鏡片（　　），再將鏡片外露尖邊逐漸推入鏡圈槽內，之後整理鏡架。　(A)鼻側尖邊　(B)顳側尖邊　(C)上半部分尖邊　(D)下半部分尖邊

89. （　　）裝配漸進多焦點鏡片時，先鬆開鎖緊塊螺絲，將鏡片裝入鏡圈槽內，注意鏡片隱性刻印的連線與鏡架水平基準線保持平行；旋緊螺絲；檢查鏡片的裝配情況；最後整理鏡架。　(A)半框鏡架　(B)無框鏡架　(C)塑料鏡架　(D)金屬鏡架

90. 無框眼鏡（　　）漸進多焦點鏡片的方法是：檢查鏡片的磨邊質量與尺寸式樣，檢查鏡片上的鑽孔與鏡架上的螺孔在靠近鏡片中心處是否內切，螺絲穿入後是否起到銷子的作用；裝配鏡片；檢查兩鏡片的四個隱性刻印的連線與鏡架水平基準線是否平行；整理眼鏡。　(A)裝配　(B)磨邊　(C)調整　(D)檢測

91. 無框眼鏡裝配時，應注意螺絲長度與（　　）相配合，旋螺釘時不可過緊，防止鏡片破裂。　(A)鏡片角度　(B)鏡片鏡度　(C)鏡片厚度　(D)鏡片弧度

92. 選鏡架的總原則是：（ ）的統一。 (A)鏡架的大小與瞳距 (B)實際應用與美容 (C)鏡框的大小與臉型 (D)鏡架的顏色與膚色

93. 鑽孔機在將鏡片鑽通的瞬間用力不要過大，以免（ ）。 (A)鏡片破裂 (B)鏡片劃痕 (C)絞刀損壞 (D)絞刀斷裂

94. 無框眼鏡鏡片上的鑽孔與鏡架上的螺孔在靠近鏡片中心（內側）處（ ），而且螺絲穿入後要起到銷子的作用。 (A)內切 (B)外切 (C)重合 (D)相交

95. 商標是（ ）鏡片上的永久性標記。 (A)漸進 (B)老花 (C)雙光 (D)散光

96. 為了（ ）在漸進鏡片的加工過程中，在後曲面的研彎過程中加上底向下的稜鏡。 (A)鏡片減薄 (B)鏡片減小像差 (C)鏡片屈光度平衡 (D)漸進面設計需要

97. 在漸進鏡片中（ ）。 (A)下加光度位於顳側隱形小刻印下方 (B)下加光度位於鼻側隱形小刻印上方 (C)遠用參考圈位於顳側隱形小刻印上方 (D)遠用參考圈位於鼻側隱形小刻印下方

98. 品牌商標在漸進鏡片上位於鼻側隱形小刻印的（ ）。 (A)上方 (B)下方 (C)鼻側 (D)顳側

99. 如果被檢測漸進鏡片上的標記被擦去了，需重新標記，首先要（ ）。 (A)辨別品牌商標，然後選用相應廠商的測量卡 (B)找出並標記鏡片上的兩個隱形小刻印 (C)將鏡片凸面朝下方在測量卡上 (D)將小刻印和測量卡上相應的點對好

100. 漸進眼鏡雙眼垂直稜鏡度互差不允許超過（ ）稜鏡度。 (A)0.5△ (B)1.0△ (C)1.5△ (D)2.0△

101. 一鏡片屈光度為−3.00DS/−1.00DC×60，則水平方向的屈光度為（ ），垂直方向的屈光度為（ ）。 (A)−3.75D；−3.25D (B)−3.25D；−3.75D (C)−3.50D；−3.50D (D)−3.37D；−3.63D

102. 以（ ）為水平基準線，來測定眼鏡的（ ）。 (A)鏡圈的兩下緣的切線、光學中心垂直互差 (B)樁頭連線、光學中心水平互差 (C)鼻樑兩焊點連線、光學中心高度互差 (D)兩鉸鏈中點連線、光學中心水平偏差

103. 配裝眼鏡鏡架的外觀質量檢測不包括（ ）。 (A)表面粗糙度 (B)折射率

(C)焊點質量　(D)表面疵病

104.（　）的整形要求包括左右兩鏡面應保持相對平整、托葉對稱、鏡腿外張角
對稱、平整、鏡架無扭曲現像。　(A)鏡圈　(B)鏡身　(C)鏡腿　(D)配裝眼鏡

105.單純柱鏡軸位在90°方向時，無需考慮光學中心（　）。　(A)垂直互差
(B)水平互差　(C)偏差　(D)互差

106.有色眼鏡鏡片的（　）應基本一致，通過（　）檢查。　(A)色澤；色譜儀
(B)基色；目視　(C)色澤；目視　(D)基色；色譜儀

107.無框眼鏡裝配後（　）之間應不鬆動、無明顯縫隙，通過目視檢查。　(A)鏡
片和螺絲孔　(B)鏡片和鼻孔　(C)鏡圈和定片扣　(D)鏡片和定片扣

108.在無框眼鏡外觀質量檢查過程中應（　）是對左右兩鏡面的要求。　(A)薄厚
一致　(B)把散光面做在外面　(C)前後彎度一致　(D)保持相對平整

109.對玳瑁材質鏡架整形後，最好抹上（　），防止鏡架（　）。　(A)潤滑油
變形　(B)潤滑油　乾裂　(C)龜油　翻邊　(D)龜油　乾裂

110.重量輕是（　）鏡架最大的特點。　(A)蒙耐爾　(B)白銅　(C)K金　(D)鈦材

111.K金架、鈦材架在使用鉗子校正時，應墊一塊布，以防（　）。　(A)鉗傷金
屬或鍍層　(B)造成鏡架焦損　(C)造成鏡架變形　(D)造成鏡架斷裂

112.無框眼鏡整形時，對於材質比較硬的打孔架一定要先卸下（　），然後再調
整。　(A)鼻托葉　(B)鼻架　(C)鏡腿　(D)鏡片

113.對無框眼鏡的（　）是：在裝配鏡片後，首先要檢查，然後調整兩鏡片在一
條線，調整外張角，而後調整傾斜角等，最後要鏡架在桌面上保持平整。
(A)研磨步驟　(B)校配步驟　(C)加工步驟　(D)整形步驟

114.對無框眼鏡的整形，兩鏡片不在一條線，螺絲已上牢，產生的原因可能是
（　）。　(A)鏡片形狀不一致　(B)托葉鬆動　(C)鼻樑處扭曲　(D)鼻托處扭曲

115.對無框鏡架進行整形，當把眼鏡放在桌上時，鏡腿不能同時放置於桌面，需
要將（　）上的螺絲調鬆，使鏡腿移到平行的位置，再將（　）上的螺絲上
緊。　(A)鼻架、鏡片　(B)鼻架、鼻架　(C)鏡片、鼻架　(D)鏡片、鏡片

116.加大無框眼鏡身腿傾斜角時，應一手握（　）鉗住螺栓兩端固定鏡架，另一
手握（　）鉗住鏡腿垂直向下方向扭動。　(A)圓嘴鉗；鏡腿鉗　(B)框眼鏡

調整鉗；圓嘴鉗 (C)無框眼鏡裝配鉗；鏡腿鉗 (D)鏡腿鉗；無框眼鏡裝配鉗

117.無框眼鏡裝配鏡片後，首先要檢查整體外觀，檢查鏡片打孔的（　），觀察鏡片外面的弧度，然後檢查兩鏡片是否在一條線等。 (A)數量 (B)位置是否合適 (C)直徑 (D)深度

118.校配無框眼鏡時，在觀察配鏡者的臉型，根據配鏡者臉型校配的其他步驟之前，應首先（　）。 (A)檢查鏡架有無損傷 (B)檢查鼻托合適與否 (C)檢查鏡腿合適與否 (D)對新配無框眼鏡進行外觀檢查，看是否符合技術要求

119.無框眼鏡校配好以後，要注意檢查（　）。 (A)鼻托是否合適 (B)鏡腿是否合適 (C)傾斜角是否合適 (D)兩鏡片是否鬆動

120.校配無框眼鏡時，應首先對新配無框眼鏡進行外觀檢查，然後再觀察配鏡者的臉型，然後讓顧客試戴，如發現不合適，根據配鏡者臉型進行校配，在調整鼻托之前，要先（　）。 (A)檢查鏡片鏡度、軸向等 (B)調整鏡腿長短 (C)調整鏡腿腳套 (D)調整兩鏡腿的寬窄

121.校配無框眼鏡時，讓顧客試戴後，兩鏡腿的寬窄合適，但戴鏡時，左右鏡眼距不同，則可能是（　）。 (A)顧客鼻樑較高 (B)顧客鼻樑較低 (C)顧客耳部高低不同 (D)顧客臉部不對稱

122.校配無框眼鏡時，顧客的眼睛與耳朵距離較長，會造成鏡架鏡腿彎點長（　），應調整（　），直至合適。 (A)過短　將鏡腿彎點長增大 (B)過長　將鏡腿彎點長減小 (C)過長　將鏡腿彎點長增大 (D)過短　將鏡腿彎點長減小

123.校配無框眼鏡時，顧客的左耳較右耳低，會造成鏡架（　），應調整（　），直至合適。 (A)左高右低　使鏡架左側身腿傾斜角大於右側身腿傾斜角 (B)左高右低　使鏡架左側身腿傾斜角小於右側身腿傾斜角 (C)右高左低　使鏡架左側身腿傾斜角大於右側身腿傾斜角 (D)右高左低　使鏡架左側身腿傾斜角小於右側身腿傾斜角

124.校配好無框眼鏡後，還要使顧客注意，摘戴眼鏡時要（　），避免鏡片破裂。 (A)單手摘戴 (B)雙手摘戴 (C)憑個人習慣 (D)以右手為主

125.校配好無框眼鏡後，要告訴顧客擦洗無框眼鏡時，要注意（　），以防

（　　）。　　(A)用手捏眼鏡框，不要捏鏡片邊；螺絲鬆動　　(B)用手捏鏡片邊，不要捏眼鏡框；螺絲鬆動　　(C)用手捏鏡腿，不要捏鏡片邊；擦傷鏡片(D)用手捏鼻架，不要捏眼鏡框；擦傷鏡片

126. 校配（　　）時，固定鏡片的螺絲鬆動，要使用（　　）緊固。　　(A)無框眼鏡、裝配鉗　　(B)半框眼鏡、十字螺絲刀　　(C)半框眼鏡、一字螺絲刀　　(D)無框眼鏡、外六角管套

127. 自動磨邊機使用循環水時，（　　）。因為髒水會劃傷鏡片、堵塞水管、電磁閥和噴水嘴。水箱裡的聚集物也有可能損傷泵葉。　　(A)加工50片後換水(B)加工100片後換水　　(C)一天內最好多換幾次水　　(D)加工兩天後換水

128. 自動磨邊機水箱供給循環水換水時，（　　），倒掉廢水，並清洗水箱內和過濾網上的粉垢。　　(A)請先清洗工作臺，再取出水箱　　(B)請先停機，再取出水箱　　(C)請先拔掉電源插頭，再取出水箱　　(D)請先關水閥，再取出水箱

129. 使用自動磨邊機加工樹脂片時，水箱內會產生泡沫，當氣泡特別多的時候，（　　），加以攪拌後效果更佳。　　(A)可直接對準氣泡噴射消泡劑10～15次(B)可直接對準氣泡噴射清潔劑2～3次　　(C)可直接對準氣泡噴射清潔劑10～15次　　(D)可直接對準氣泡噴射消泡劑2～3次

130. 自動磨邊機需要清潔噴水口是由於：噴水口一旦堵塞，水量減少或無水（　　）。　　(A)導致表面鏡片劃傷　　(B)導致砂輪減速　　(C)導致砂輪磨損　　(D)從而導致加工能力降低甚至無法工作

131. 自動磨邊機清潔磨邊機防水蓋的原因是由於：長時間工作，會使鏡片的切削粉塵附著在防水蓋上，如不及時清洗，切削粉塵將會固化，難以清除，（　　）。　　(A)從而導致加工能力降低甚至無法工作　　(B)將導致鏡片光心移位　　(C)將導致砂輪磨損　　(D)從而影響觀察視線

132. 自動磨邊機清潔磨邊室的原因是：長時間加工，會使夾片軸、夾頭及磨邊室內壁附著切削粉塵，若不及時清除，（　　）。　　(A)會導致鏡片損壞　　(B)會影響觀察視線　　(C)會導致水管堵塞　　(D)會劃傷鏡片，還會使夾片軸密封圈磨損導致機頭進水

133. 每天用完機器後，必須立即清潔磨邊機及掃描器外殼。若放幾天後再清洗，

切削粉末會固化機殼上，將難以除去。（　　）。　(A)請用軟布沾中性清洗劑清潔外殼　(B)請用軟布沾酸性清洗劑清潔外殼　(C)請用軟布沾鹼性清洗劑清潔外殼　(D)請用軟布沾酒精清潔外殼

134.不符合自動磨邊機使用環境要求的是（　　）。　(A)乾燥通風　(B)無陽光直射　(C)適宜機器的合適溫度　(D)潮濕環境

135.自動磨邊機檢查吸盤密封橡膠的原因是：若有吸盤密封橡膠破損，因為積聚在裂縫裡的粉末會劃傷鏡片，同時也會造成（　　）。　(A)劃傷排水管　(B)加工速度減慢　(C)堵塞噴水嘴　(D)鏡片中心及軸度偏移

136.自動磨邊機磨邊時，以下哪條不會造成水嘴不噴水或水量很少，砂輪冒火星：（　　）。　(A)噴水嘴堵塞或損壞；水閥開關未打開　(B)電磁閥堵塞或壞掉或水泵壞掉　(C)進水管未連接好或堵塞；用自來水時，自來水斷水　(D)砂輪損壞

137.自動磨邊機倒邊時，鏡片下槽位置不對的原因是：（　　）。　(A)鏡片未夾正或水泵損壞　(B)砂輪損壞或機器內部設置參數錯亂　(C)水嘴不噴水或機器內部設置參數錯亂　(D)機頭不平衡或機器內部設置參數錯亂

138.自動磨邊機尖邊位置跑偏的原因是：（　　）。　(A)修石棒修V型槽時兩邊不均衡或鏡片未夾正　(B)電機損壞或皮帶鬆了　(C)水嘴不噴水或機頭平衡不好　(D)修石棒修V型槽時兩邊不均衡或機頭平衡不好

139.自動磨邊機磨邊加工時間過長的原因是：（　　）。　(A)鏡片未夾正或皮帶鬆了　(B)電機損壞或機頭平衡不好　(C)水嘴不噴水或機頭平衡不好　(D)砂輪長時間使用後變鈍或砂輪壽命已到

140.（　　）不可能造成自動磨邊機加工的鏡框邊顯示不平滑。　(A)掃描器探頭沒有置入鏡架槽內　(B)鏡框接頭處有錯位或縫隙，鏡架鼻托阻擋掃描針　(C)樣板邊緣上有不規則毛刺　(D)鏡架太小

141.自動磨邊機磨邊時噪音很大的原因是：（　　）。　(A)鏡片安裝不正　(B)鏡框接頭處有錯位或縫隙，鏡架鼻托阻擋掃描針　(C)機器軸度裝置出故障　(D)皮帶鬆或部分斷裂；主電機有問題

142.自動磨邊機更換砂輪的步驟是：(1)首先拔下電源；(2)用大扳手來鎖定砂輪；

(3)（　　）；(4)小心去掉砂輪；(5)按與上相反步驟裝回砂輪。　(A)用大扳手去掉螺母　(B)用手去掉螺母　(C)用鉗子去掉螺母　(D)用內六角扳手去掉螺母

143.自動磨邊機夾片軸不轉動的原因是：（　　）或夾片軸機構裡進入太多粉塵，造成摩擦力過大。　(A)夾片馬達壞了　(B)主電機壞了　(C)砂輪壞了　(D)轉軸電機壞了

144.progressive addition lenses、single vision lenses、bifocal lenses三個詞的正確解釋依次為：（　　）。　(A)漸進鏡、單光鏡、雙光鏡　(B)漸進鏡、雙光鏡、單光鏡　(C)雙光鏡、單光鏡、漸進鏡　(D)單光鏡、漸進鏡、雙光鏡

145.「您配新眼鏡的目的是什麼？」的正確英文解釋為：（　　）。　(A)Do you have anyone wearing glasses in your family?　(B)Do you always wear glasses?　(C)Please show me your reading position?　(D)Why do you want new glasses?

146.質量管理八項原則包括：（　　）；以顧客為中心原則；全員參與原則；過程方法原則；系統管理的方法原則；基於事實的決策方法原則；與供方的互利關係原則。　(A)保持恆定原則；領導作用原則　(B)保持恆定原則；商家作用原則　(C)持續改進原則；領導作用原則　(D)持續改進原則；商家作用原則

147.（　　）的含義是：組織依存於顧客，因此組織應當理解顧客當前和未來的需求，滿足顧客要求並爭取超越顧客期望。　(A)以顧客為中心原則　(B)基於事實的決策方法原則　(C)領導作用原則　(D)全員參與原則

148.（　　）的作用為：使得整個組織都能理解顧客以及其他受益者的需求；能夠保證將目標直接與顧客的需求和期望相關聯；能夠改進組織滿足顧客需求；保證員工具有滿足組織的顧客所需的知識和技能。　(A)以顧客為中心原則　(B)以員工為中心原則　(C)以組織為中心原則　(D)以領導為中心原則

149.（　　）的含義是：領導者確立組織統一的宗旨及方向。他們應當創造並保持員工能充分參與實現組織目標的內部環境。　(A)過程方法原則　(B)持續改進原則　(C)領導作用原則　(D)全員參與原則

150.（　　）原則的作用為：組織的未來有明確的前景；將組織未來的前景轉化為可測量的目標；通過授權和員工的參與，實現組織的目標；建立一支經充分授權、充滿激情、資訊靈通和穩定的勞動力隊伍。　(A)領導作用　(B)以顧

客為中心　(C)持續改進　(D)過程方法

151. （　）原則的含義是：各級人員都是組織之本，只有他們的充分參與，才能使他們的才幹為組織帶來收益。　(A)系統管理　(B)過程方法　(C)全員參與　(D)領導作用

152. 全員參與原則的作用不包括：（　）。　(A)員工能夠有效地對改進組織的方針和戰略目標做出貢獻　(B)員工承擔起對組織目標的責任　(C)積極參與有助於個人的成長和發展活動，符合組織的利益　(D)保證員工具有滿足組織的顧客所需的知識和技能

153. 過程方法原則的含義是：（　）。　(A)將活動和相關的資源作為過程進行管理，可以更高效地得到期望的結果　(B)各級人員都是組織之本，只有他們的充分參與，才能使他們的才幹為組織帶來收益　(C)有效決策是建立在數據的基礎上　(D)有效決策是建立在資訊分析的基礎上

154. （　）原則的作用為：整個組織利用確定的過程，可以增強結果的預見性、更好的使用資源，縮短循環時間，降低成本。　(A)領導作用　(B)系統管理　(C)持續改進　(D)過程方法

155. 系統管理原則的含義是：（　）。　(A)將相互關聯的過程作為系統加以識別、理解和管理，有助於組織提高實現目標的有效性和效率　(B)員工確立組織統一的宗旨及方向　(C)各級人員都是組織之本，只有他們的充分參與，才能使他們的才幹為組織帶來收益　(D)顧客依存於組織

156. 持續改進系統管理原則的作用包括（　）。　(A)了解過程能力有助於確立更具有挑戰性的目標　(B)對過程的持續改進涉及組織的員工的參與　(C)對過程的有效性進行廣泛的評審，可了解問題的產生原因並適時地進行改進　(D)可降低人力資源管理過程的成本，能夠把這些過程與組織的需要相結合，並造就一支有能力的勞動力隊伍

157. （　）的含義是：有效決策是建立在數據和資訊分析的基礎上。　(A)以顧客為中心原則　(B)基於事實的決策方法原則　(C)系統管理原則　(D)全員參與原則

158. （　）原則的作用為：對從員工監督、建議等來源的數據和資訊進行分析，

可指導人力資源方針的制定。 (A)領導作用 (B)系統管理 (C)基於事實的決策方法 (D)過程方法

159.( ) 原則的含義是：組織與供方相互依存，互利的關係可增強雙方創造價值的能力。 (A)系統管理 (B)過程方法 (C)與供方的互利關係 (D)領導作用

160.與供方的互利關係原則的作用包括：( )。 (A)員工能夠有效地對改進組織的方針和戰略目標做出貢獻 (B)通過供方早期的參與，可設定更具有挑戰性的目標 (C)積極參與有助於個人的成長和發展活動，符合組織的利益 (D)保證員工具有滿足組織的顧客所需的知識和技能

二、是非題（第161題～第200題。將判斷結果填入括號中。正確的填「✓」，錯誤的鎮「×」。每題0.5分，滿分20分）

( ) 161.鏡架上58□14-140符號表示鏡架是以基準線法表示鏡架的規格尺寸，鏡圈尺寸58，鼻樑尺寸14，腿長140。

( ) 162.光發生反射時，若入射角為60°，則反射角為30°。

( ) 163.通過基底向上的稜鏡視物，其像向上偏移。

( ) 164.角膜的纖維板層黃色透明，曲率不同；其間細胞數豐富，有血管。含水量恆定（約為72%～82%），折射率恆定（約為1.376），角膜的光透射比大於97%，占眼的總屈光力的70%～75%，約為40.00D～45.00D，是眼的主要屈光介質之一。

( ) 165.正視眼看外界任何物體都要動用調節。

( ) 166.屈光參差、高度近視且無眼前部疾病不能夠配戴隱形眼鏡。

( ) 167.在確定無框眼鏡鏡片的使用材料時，應首選PC材料。

( ) 168.使用瞳距儀時一定要緊貼被檢者的前額和鼻樑處，以減小配鏡高度誤差。

( ) 169.檢查者與被檢者視線保持同一高度，請顧客直視，將筆式電筒置於檢查者的左眼下，閉右眼，觀察顧客右角膜反光點在已畫樣片上的垂直瞳距線上的位置，在瞳距線上相對瞳孔中心的位置畫一橫線。重複以上步驟測量另一眼的近用瞳距。

( ) 170.使用筆式電筒測量近用瞳距、瞳高時，電筒要置於檢查者檢查眼的正下

方，直射被檢查眼。

( )171.使用標記襯片測量瞳高後，用漸進鏡測量卡讀取數據的方法為：將標記完
瞳孔反光點的鏡架置於漸進鏡測量卡上，使襯片上標記的水平線對準「0」
刻度線，則鏡架下內側緣所對的刻度值即為被檢者的瞳高值。

( )172.一顧客配漸進多焦點眼鏡，其鏡圈高度為44mm，瞳高為25mm，鏡片光學
中心需移心+3mm。

( )173.使用電腦掃描全自動磨邊機確定漸進鏡移心量的方法是：掃描鏡架或襯片
後，按鏡片定中心鍵，並選擇漸進鏡，然後輸入近用瞳距和瞳高。

( )174.測量鏡架幾何中心水平距的方法是：一手拿鏡圈，另一手拿瞳距尺；將瞳
距尺水平放置在鏡圈水平中心線上；瞳距尺的「0」刻度對準右眼鏡圈鼻側
的內緣，左眼鏡圈鼻側的內緣所對的刻度值即為鏡架幾何中心水平距。

( )175.垂直移心量的計算值為正數時，說明不需移心。

( )176.加工眼鏡時，移心是指固定鏡片移動模板。

( )177.用電腦掃描自動磨邊機時，鏡片的光學中心或遠用參考圈中心要對準掃描
儀上的移心位置，鏡片水平基準線保持與鏡架水平基準線平行，且上下不
能顛倒。

( )178.使用模板磨邊機加工漸進鏡片的磨邊步驟不包括：安裝吸盤。

( )179.無模板磨邊機加工漸進眼鏡的步驟包括：使用定中心儀。

( )180.加工漸進多焦點眼鏡時注意移心時要保持鏡片的隱性刻印的連線與模板的
水平中心線平行，還要注意模板與鏡片的鼻側和上側同向。

( )181.改變無框眼鏡模板形狀時，可移動模板的中心位置，並要使模板樁頭處的
形狀與鏡架樁頭形狀一致，以防裝片後樁頭處有縫隙。

( )182.半框眼鏡裝配漸進多焦點鏡片的順序是：裝上尼龍絲；將尼龍絲嵌入鏡片
的U型槽；將鏡片上緣放入鏡架的溝槽；確認裝配結果是否符合要求；調整
眼鏡。

( )183.塑料鏡架裝配漸進多焦點眼鏡時應注意：鏡架加熱要集中防止鏡架變形；
加熱時不要加熱鏡片；檢查兩鏡片的四個隱性刻印的連線與鏡架水平基準
線是否平行。

（　）184.漸進多焦點眼鏡裝配時應注意檢查兩鏡片的四個隱性刻印的連線與鏡架水平基準線是否平行；裝配完成後不要擦去鏡片上的標記。

（　）185.無框眼鏡裝配的步驟為：檢查鏡片質量與尺寸樣式；檢查鑽孔是否合格；調整眼鏡；裝配鏡架鏡片。

（　）186.應力儀可用來檢測鏡片在鏡架中所受的應力的大小。

（　）187.漸進鏡片上的臨時性標記是下加光度。

（　）188.無框眼鏡不應存在因螺絲旋得過緊而引起的嚴重崩邊，用目視檢查。

（　）189.國標要求應為80°～95°並左右對稱的項目是左右兩鏡腿外張角。

（　）190.無框眼鏡的鏡片邊緣應平整，通過卡尺檢查。

（　）191.批量生產的老視鏡應標明鏡架材料、鏡片材料、光心距、頂焦度。

（　）192.周邊應加緊固膠水是對無框眼鏡外觀質量檢查過程中螺絲孔的要求。

（　）193.對無框鏡架進行整形，調整外張角時，如果檢查發現鏡片往裡彎，應調整傾斜角。

（　）194.校配無框眼鏡時，顧客的鼻樑寬窄合適，但發現顧客鼻樑較扁平，會造成鏡架位置偏低，應調整將鼻托向下拉，直至合適。

（　）195.當砂輪鈍後，加工時間變長。為恢復砂輪性能，應修整，時間約磨2000片玻璃片後。

（　）196.以下各條都可能造成自動磨邊機加工後的鏡片軸度偏移。(1)吸盤破損；(2)用帶水吸盤；(3)容易打滑的鏡片；(4)夾片軸壓力不夠；(5)電機損壞；(6)皮帶鬆了。

（　）197.自動磨邊機更換保險絲的正確步驟是：(1)關機，拔下電源線；(2)用螺絲刀順時針旋轉去掉保險絲蓋；(3)換上不同型號新保險絲，並擰好；(4)開啟電源，確認有問題否。

（　）198.master Friday computer people四個詞的正確解釋依次為：教師、星期五、計算、民族。

（　）199.「Havent seen you for a long time.」的正確中文解釋為：您一切都好嗎？

（　）200.持續改進原則的含義是：領導者確立組織統一的宗旨及方向。他們應當創造並保持員工能充分參與實現組織目標的內部環境。

模擬試卷（二）

一、選擇題（第1題～第160題。選擇一個正確的答案，將相應的字母填入題內的括號中。每題0.5分，滿分80分）

1. 鏡架上56□14-140符號指的是（　　），鼻樑尺寸14。　(A)方框法表示鏡架的規格尺寸，鏡圈尺寸56　(B)方框法表示鏡架的規格尺寸，鏡圈高度56　(C)基準線法表示鏡架的規格尺寸，鏡圈尺寸56　(D)基準線法表示鏡架的規格尺寸，鏡圈高度56

2. 鏡架上57-13-140符號指的是（　　），鼻樑尺寸13。　(A)基準線法表示鏡架的規格尺寸，鏡圈尺寸57　(B)基準線法表示鏡架的規格尺寸，鏡圈高度57　(C)方框法表示鏡架的規格尺寸，鏡圈尺寸57　(D)方框法表示鏡架的規格尺寸，鏡圈高度57

3. 製造鏡架的鎳合金材料有（　　）。　(A)蒙耐爾合金、鎳銅金和不銹鋼　(B)白金、高鎳合金和不銹鋼　(C)包金、高鎳合金和不銹鋼　(D)蒙耐爾合金、高鎳合金和不銹鋼

4. 國產超薄鏡片大都採用折射率1.7035，密度3.028，阿貝數（　　）的鋇火石光學玻璃材料製造。　(A)60.5　(B)58.0　(C)31.8　(D)41.6

5. 光致玻璃鏡片是在無色或有色光學玻璃基礎成分中，添加鹵化銀等化合物，使鏡片受到（　　）照射後分解成銀和鹵素，鏡片顏色由淺變深。　(A)γ射線　(B)紅外線　(C)X射線　(D)紫外線

6. 所有物高自光軸往下度量的距離其符號為（　　）。　(A)任意　(B)個人習慣　(C)負　(D)正

7. 平行光束經凸透鏡折射可成為（　　）。　(A)像散光束　(B)平行光束　(C)會聚光束　(D)發散光束

8. 按截面的不同將凸透鏡進行分類，不包括（　　）。　(A)非對稱凸面鏡　(B)平凸透鏡　(C)雙凸透鏡　(D)新月凸透鏡

9. 平行光束經凹透鏡折射可成為（　　）。　(A)像散光束　(B)平行光束　(C)會

聚光束　(D)發散光束

10. （　）是按截面的不同將凹透鏡劃分的基本類型。　(A)雙凹透鏡、平凹透鏡、新月凹透鏡　(B)凸托里克透鏡、凹托里克透鏡、平凹透鏡　(C)對稱雙凹透鏡、非對稱雙凹透鏡、平凹透鏡　(D)深新月凹透鏡、淺新月凹透鏡、雙凹透鏡

11. 光發生反射時，如果入射角為30°，則反射角為（　）。　(A)90°　(B)60°　(C)45°　(D)30°

12. 光由n=1.6的玻璃入射空氣，當入射角為30°時，則折射角為（　）。　(A)30°　(B)60°　(C)53.13°　(D)23.13°

13. 像方焦距為2m的薄透鏡，物在透鏡前1m處，像在（　）處。　(A)透鏡前2m　(B)透鏡後2m　(C)透鏡前0.67m　(D)透鏡後0.67m

14. 負透鏡沿豎直方向平移，像（　）。　(A)沿水平方向逆動　(B)沿水平方向順動　(C)沿豎直方向順動　(D)沿豎直方向逆動

15. 當透鏡旋轉時，若十字光標的像不產生剪動，該透鏡不是（　）。　(A)負透鏡　(B)正透鏡　(C)平光鏡　(D)柱面透鏡

16. 圖中斜線為右眼散光軸向，二線夾角為30°，TABO法表示的該眼散光軸向是（　）。

(A)30°　(B)60°　(C)150°　(D)120°

17. 柱鏡屈光度為3.00D，與軸成30度角方向屈光力為（　）。　(A)1.00D　(B)0.75D　(C)0.25D　(D)0.50D

18. +3.00DS/+1.50DC×90；−1.50DS/−1.50DC×180；+2.00DS/−1.50DC×90三鏡疊合總效果為（　）。　(A)+2.50DS/+1.50DC×90　(B)+2.50DS/−1.50DC×90　(C)+2.50DS/−1.50DC×180　(D)+2.50DS/+1.50DC×180

19. 一薄透鏡前後兩面光焦度分別為+6.00D：−1.25D，則該透鏡的總光焦度為（　）。　(A)+6.00D　(B)−1.25D　(C)+1.25D　(D)+4.75D

20. 單折射球面，前後兩面n1=1；n2=1.6，屈光度為2.00D，球面曲率半徑為（　）。　(A)1.50m　(B)1.00m　(C)2.00m　(D)0.30m

21. 通過基底向右的三稜鏡視物，其像會（　）。　(A)向左偏移　(B)向右偏移

(C)向上偏移　(D)向下偏移

22. 3△基底向左眼鼻側的三稜鏡，如用360°基底方向標示法可表示為（　　）。
(A)3△B90°　(B)3△B0°　(C)3△B180°　(D)3△B270°

23. 左眼三稜鏡度為4△B60°也可表示為（　　）。　(A)2△BI聯合3.46△BD
(B)2△BI聯合3.46△BU　(C)2△BO聯合3.46△BD　(D)2△BO聯合3.46△BU

24. 兩個三稜鏡分別為2△B270°和3△B360°疊加效果為（　　）。　(A)3.61△
B56.31°　(B)3.61△B123.69°　(C)3.61△B236.31°　(D)3.62△B326.31°

25. （　　）可視為由底相對的大小不同的三稜鏡單向排列組成。　(A)正球面透鏡
(B)負球面透鏡　(C)負柱面透鏡　(D)正柱面透鏡

26. 頂相對的大小不同的三稜鏡旋轉組成（　　）。　(A)正柱面透鏡　(B)負柱面透
鏡　(C)正球面透鏡　(D)負球面透鏡

27. 角膜占眼球前方1/6，透明，外表面中央約3mm左右為球形弧面，周邊曲率
半徑逐漸增大，呈非球面。橫徑大於縱徑，（　　）。　(A)中央厚度約為0.8
～1.2mm，邊厚約為0.8mm　(B)中央厚度約為1.5～1.7mm，邊厚約為1.9mm
(C)中央厚度約為0.5～0.7mm，邊厚約為1.1mm　(D)中央厚度約為0.3～
0.5mm，邊厚約為0.6mm

28. （　　）是按鏡片用途分的類。　(A)矯正視力用鏡片、太陽鏡片　(B)護目鏡
片、水晶鏡片　(C)雙光鏡片片、水晶鏡片　(D)矯正視力用鏡片、護目鏡片

29. 睫狀肌的環形纖維的舒縮對晶狀體的凸度起著調節作用，當肌纖維收縮時，
睫狀小帶放鬆，（　　）。　(A)則晶狀體凸度減小，使眼睛看清近目標　(B)則
晶狀體凸度加大，使眼睛看清遠目標　(C)則晶狀體凸度減小，使眼睛看清遠
目標　(D)則晶狀體凸度加大，使眼睛看清近目標

30. 眼外肌的生理功能主要為司理眼球運動。當眼外肌的肌止點位置異常、某條
肌肉發育不良或（　　），則導致斜視。　(A)晶狀體混濁時　(B)角膜發生軟化
時　(C)支配肌肉的神經發生麻痺時　(D)角膜發生炎症時

31. 軸性遠視眼軸每增長1mm，約有（　　）。　(A)+3.0D屈折力之增加，即+3.0D
遠視　(B)+4.0D屈折力之增加，即4.0D近視　(C)+4.0D屈折力之增加，即
+4.0D遠視　(D)+3.0D屈折力之增加，即3.0D近視

32. 漸進多焦點眼鏡的配鏡處方包括：編號驗光單，（　　），鏡片尺寸，是否加膜染色，左右眼瞳距和瞳高，是否有特殊基彎要求，是否有特殊垂直三稜鏡要求。　(A)漸進鏡片的中心厚度　(B)漸進鏡片厚度　(C)漸進鏡片種類　(D)漸進鏡片的生產廠家

33. 有一種稱為（　　）的儀器，可以快速測出鏡片的大小。　(A)Detest　(B)定中心儀　(C)查片儀　(D)瞳距儀

34. 樹脂打孔漸進鏡片開孔處的邊厚應不小於（　　）。　(A)0.8～1.2mm　(B)0.8～1.5mm　(C)1.0～1.5mm　(D)1.5～2.0mm

35. 用樹脂鏡片做無框漸進眼鏡時，開孔處的鏡片厚度應為（　　）。　(A)1.0～2.0mm　(B)0.8～1.2mm　(C)1.2～2.0mm　(D)1.5～2.0mm

36. （　　）是漸進眼鏡的適應症。　(A)早期白內障　(B)平衡功能不良的人　(C)內耳功能障礙的人　(D)需要做一定的近距離工作，又期望鏡片美觀的人

37. 邊緣厚度在（　　）以上的可以用來製作樹脂拉絲漸進眼鏡。　(A)2.0～2.5mm　(B)0.8～1.2mm　(C)1.5～2.0mm　(D)1.0～1.5mm

38. 顧客一眼配戴漸進鏡片，另一眼配單光鏡片時，應特別注意（　　）。　(A)垂直方向稜鏡度差異　(B)水平方向稜鏡度差異　(C)雙眼球鏡屈光度互差　(D)雙眼散光鏡片屈光度互差

39. 雙光眼鏡的缺點是（　　）。　(A)視野小　(B)有明顯的分割線　(C)對於中高度以上的加光，會感到缺少中間視力　(D)有明顯的分割線且對於中高度以上的加光，會感到缺少中間視力

40. 首次在國際視光學大會上推出漸進多焦點鏡片的人是（　　）。　(A)豪雅　(B)弗蘭克林　(C)梅特納茲　(D)VariLux

41. 驗光結果為（　　），驗光鏡片至角膜前頂點距離為12mm，則該隱形眼鏡度數是8.00D。　(A)8.25D　(B)9.50D　(C)8.50/1.00×90　(D)7.25D

42. （　　）戴隱形眼鏡後所見的物像比戴框架眼鏡所見的物像小。　(A)遠視眼　(B)近視眼　(C)散光眼　(D)老視眼

43. 角膜接觸鏡與框架眼鏡的（　　）使遠視配戴者稱戴角膜接觸鏡所見的物像較戴框架眼鏡小。　(A)放大倍率　(B)視野　(C)視角　(D)調節力

44. 角膜接觸鏡與框架眼鏡調節差異說法中，正確的是（　　）。　(A)近視眼戴角膜接觸鏡比戴框架眼鏡視近時付出的調節多　(B)遠視眼戴角膜接觸鏡比戴框架眼鏡視近時付出的調節多　(C)近視眼戴角膜接觸鏡比戴框架眼鏡視近時付出的調節多，遠視眼戴角膜接觸鏡比戴框架眼鏡視近時付出的調節多　(D)遠視眼戴角膜接觸鏡比戴框架眼鏡視近時付出的調節少

45. （　　）是角膜接觸鏡與框架眼鏡的影像差的錯誤說法。　(A)框架眼鏡與角膜接觸鏡的像差效果幾乎一致　(B)透過凹透鏡框架眼鏡所看到的像呈鈍角狀變形　(C)透過凸透鏡框架眼鏡所看到的像呈銳角狀變形　(D)角膜接觸鏡幾乎不產生折射像差

46. （　　）材料是無框眼鏡鏡片的首選材料。　(A)PMMA　(B)CR−39　(C)PC　(D)水晶

47. 小瞳距的顧客應注意，不要選擇（　　）。　(A)大鼻樑架的無框鏡架　(B)隱形眼鏡　(C)水晶材料眼鏡　(D)PC材料眼鏡

48. 戴框架試片適應15分鐘後，雙眼分別改用相同度數的角膜接觸鏡，進行片上驗光時，須（　　）。　(A)進行霧視放鬆調節張力　(B)再適應15分鐘　(C)閉目休息15分鐘　(D)在5分鐘內結束驗光過程

49. 使用瞳距尺測量單側瞳距時，檢查者與被檢者視線應在同一高度，根據（　　）測讀單眼瞳距。　(A)角膜內緣位置　(B)角膜外緣位置　(C)角膜反光點　(D)角膜中心高度

50. （　　）的常見測量方法包括使用瞳距尺、瞳距儀、標記襯片三種方法。　(A)瞳高　(B)瞳孔大小　(C)近用瞳距　(D)單側瞳距

51. 使用標記襯片測量瞳距、瞳高時，鏡架應先作調整。注意鏡面的（　　）為10°～14°，鏡眼距離為12～14mm左右。　(A)斜角　(B)前角　(C)鏡面角　(D)傾斜角

52. 3△基底向左眼鼻側的三稜鏡，如用360°底方向標示法可表示為（　　）。(A)3△B90°　(B)3△B0°　(C)3△B180°　(D)3△B270°

53. 使用瞳距儀時一定要緊貼被檢者的前額和鼻樑處，以（　　）。　(A)減小瞳距誤差　(B)減小稜鏡度誤差　(C)減小瞳高誤差　(D)減小頂焦度誤差

54. 檢查者與被檢者視線保持同一高度，請顧客直視，將筆式電筒置於檢查者的左眼下，閉右眼，觀察顧客右角膜反光點在已畫樣片上的垂直瞳距線上的位置，在瞳距線上相對（　　）的位置畫一橫線。重複以上步驟測量另一眼的配鏡高度。　(A)近用瞳距　(B)雙眼近用瞳距　(C)瞳孔外緣　(D)瞳孔中心

55. 瞳高的常見測量方法包括使用（　　）和瞳高測量儀兩種方法。　(A)測量卡　(B)標記襯片　(C)電腦驗光儀　(D)焦度計

56. 使用標記襯片測量單側瞳距後，將標記完瞳孔反光點的鏡架置於漸進鏡片測量卡上。注意鼻樑的中心對準測量卡的中心（斜線指標的兩側對稱），然後由中央的（　　）讀出左右眼的單側瞳距。　(A)隱性刻印連線　(B)十字標記連線　(C)水平刻度線　(D)垂直刻度線

57. 確定漸進多焦點鏡片遠用配戴中心移心量的方法是：測量鏡架幾何中心水平距；計算水平移心量；測量鏡圈（　　）；計算垂直移心量；根據計算結果確定移心量。　(A)最大直徑　(B)最小直徑　(C)寬度　(D)高度

58. 鏡架幾何中心水平距為68mm，單側瞳距為29mm，則水平移心量為（　　）mm。　(A)5　(B)−5　(C)4　(D)−4

59. 一顧客配漸進多焦點眼鏡，其鏡圈高度為42mm，瞳高為24mm，鏡片光學中心需移心（　　）。　(A)−3mm　(B)+3mm　(C)−2mm　(D)+2mm

60. 測量漸進多焦點眼鏡移心量時應注意：正確測量鏡架幾何中心水平距；使用中心型模板；使用（　　）時需校驗移心量的計算數值等。　(A)瞳距儀　(B)掃描儀　(C)應力儀　(D)定中心儀

61. 第一次操作掃描儀時需要校驗移心量的計算值。如計算值為4mm，而加工完成後實測移心量為3.5mm，此時需將移心量改為（　　）mm才能滿足實際要求。　(A)3　(B)3.5　(C)4　(D)4.5

62. 使用（　　）確定漸進鏡移心量的方法是：掃描鏡架或襯片後，按鏡片定中心鍵，並選擇漸進鏡，然後輸入瞳距和瞳高。　(A)定中心儀　(B)掃描儀　(C)電腦掃描全自動磨邊機　(D)半自動磨邊機

63. 測量（　　）的方法是：將瞳距尺垂直放置在鏡圈或模板上；瞳距尺的「0」刻度對準模板上緣最高處；模板下緣最低處所對的刻度值即是。　(A)鏡圈中心

高度 (B)鏡圈高度 (C)鏡圈水平距離 (D)鏡圈中心水平距離

64. （ ）的計算結果為負數時，說明需向顳側移心。 (A)水平移心量 (B)垂直移心量 (C)移心量 (D)移心

65. （ ）的計算結果為負數時，說明需向上側移心。 (A)水平移心量 (B)垂直移心量 (C)移心量 (D)移心

66. 如果一鏡架的幾何中心水平距為70mm，鏡架的規格尺寸不可能是（ ）。 (A)標記為52□18－135的鏡架 (B)標記為50－20－140的鏡架 (C)標記為52－18－135的鏡架 (D)標記為50□18－140的鏡架

67. 加工眼鏡時，（ ）是指固定模板移動鏡片。 (A)光學中心水平偏差 (B)光學中心垂直互差 (C)移心 (D)移心量

68. 有框眼鏡模板的製作方法如下：放置模板坯料；放置鏡架；（ ）；切割模板；加工模板邊緣；檢查模板；標注標記。 (A)標注顳側標記 (B)標注鼻側標記 (C)固定撐片 (D)固定鏡架

69. 將鏡架放在製模機上，同時兩鏡圈上緣頂住水平擋板，固定鼻樑、椿頭、用兩夾固定鏡圈下緣（ ）固定。 (A)兩點 (B)三點 (C)四點 (D)五點

70. 使用（ ）測量鏡架幾何中心水平距時，一定要以鏡圈水平中心線為基準。 (A)頂焦度計 (B)定中心儀 (C)瞳距尺 (D)瞳距儀

71. 使用模板機製作模板時鏡架應兩鏡腿向上放置於鏡架工作座上，鏡架上下邊框所處的刻度值相同，但是左右邊框所處的刻度值不同，此時（ ）。 (A)鏡架中心位於模板中心下側 (B)鏡架中心位於模板中心上側 (C)鏡架中心與模板中心一致 (D)鏡架高度與模板高度一致

72. 模板切割完畢後，模板邊緣要用（ ）。 (A)銼刀進行拋光 (B)銼刀進行倒角 (C)砂輪進行拋光 (D)砂輪進行倒角

73. （ ）的大小和形狀應與鏡圈內緣大小和形狀完全吻合。 (A)鏡圈顳側緣 (B)鏡圈鼻側緣 (C)加工後模板 (D)模板坯料

74. （ ）製作後，其對稱性應滿足上下、左右對稱。 (A)鏡圈 (B)鏡架 (C)中心型模板 (D)偏心型模板

75. 使模板製作完畢後，應在模板上標注（ ）。 (A)光學中心 (B)幾何中心

(C)鼻側和上側　(D)鼻側或上側

76. 使用電腦掃描全自動磨邊機加工鏡片時，要輸入單邊瞳距與瞳高，將鏡片光心或配鏡中心對準加工中心，使鏡片水平基準線與鏡架水平基準線（　　）。
(A)保持平行　(B)保持垂直　(C)重合　(D)相交

77. 用電腦掃描全自動磨邊機製作漸進眼鏡的步驟：鏡架類型的選擇，輸入遠用單眼瞳距和瞳高，（　　），鏡片材料的選擇，尖邊種類的選擇。　(A)拋光材料的選擇　(B)磨邊速度的選擇　(C)鏡片厚度的選擇　(D)壓力的選擇

78. 鏡片的光學中心或配鏡十字中心要對準掃描儀上的移心位置，（　　）基準線平行，且上下不能顛倒。　(A)鏡片散光軸向　(B)鏡片水平基準線　(C)鏡片幾何中心水平線　(D)漸進鏡片遠用光學水平線

79. 使用鑽孔機加工無框眼鏡時，兩個鏡片上的標記點位置要對稱；若鑽孔位置位於鏡架樁頭的孔的位置的（　　）或偏向鏡片邊緣，裝入鏡片後，鏡架易鬆動。　(A)中心　(B)邊緣　(C)上側　(D)下側

80. 使用模板磨邊機加工漸進鏡片的磨邊步驟不包括：（　　）。　(A)漸進鏡片的十字標記對準瞳孔中心　(B)使用定中心儀　(C)安裝吸盤　(D)掃描鏡架或襯片

81. 製作無框眼鏡模板時，等高線與水平基準線必須相互（　　）。　(A)重合　(B)平行　(C)垂直　(D)交叉

82. 改變無框眼鏡模板形狀時，（　　）。並要使模板樁頭處的形狀與鏡架樁頭形狀一致，以防裝片後樁頭處有縫隙。　(A)不可移動模板的等高線　(B)可移動模板的中心位置　(C)不可移動模板的中心位置　(D)可移動模板的光心位置

83. 加工無框眼鏡時，兩鏡片加工基準線不能水平成一直線、鑽孔位置不良都會使鏡片（　　）的發生變化。　(A)透光率　(B)折射率　(C)散光度數　(D)散光軸

84. 使用開漕機的正確步驟是：夾緊鏡片；（　　）；確定槽痕位置；選擇開漕深度；加工鏡片溝槽。　(A)調節左導輪調節鈕　(B)調整導輪距離　(C)確定導輪定位方式　(D)確定開漕方向

85. 半框眼鏡的加工程序包括(1)（　　），(2)在平邊上使用開漕機開漕。　(A)倒角　(B)倒棱　(C)磨平邊　(D)磨尖邊

86. 一般鏡片開漕（　　）選擇在深度調節鈕上刻字（　　）的範圍內。　(A)深度、

4～7　(B)寬度、4～7　(C)深度、2～5　(D)寬度、2～7

87. 塑料鏡架裝配漸進鏡片時，注意鏡片上隱性刻印的連線與鏡架水平基準線保持平行。加熱鏡架先裝鏡片（　　），再將鏡片外露尖邊逐漸推入鏡圈槽內，之後整理鏡架。　(A)鼻側尖邊　(B)顳側尖邊　(C)上半部分尖邊　(D)下半部分尖邊

88. 半框眼鏡裝配漸進多焦點鏡片的順序不包括：（　　）。　(A)裝上尼龍絲　(B)將鏡片上緣放入鏡架的溝槽　(C)將尼龍絲嵌入鏡片的U型槽　(D)卸下鏡架鎖緊塊螺絲

89. 無框眼鏡（　　）漸進多焦點鏡片的方法是：檢查鏡片的磨邊質量與尺寸式樣，檢查鏡片上的鑽孔與鏡架上的螺孔在靠近鏡片中心處是否內切，螺絲穿入後是否起到銷子的作用；裝配鏡片；檢查兩鏡片的四個隱性刻印的連線與鏡架水平基準線是否平行；整理眼鏡。　(A)裝配　(B)磨邊　(C)調整　(D)檢測

90. 塑料鏡架裝配漸進多焦點眼鏡時應注意：鏡架加熱要均勻防止鏡架（　　）；加熱時不要加熱鏡片；檢查兩鏡片的四個隱性刻印的連線與鏡架水平基準線是否平行。　(A)硬化　(B)鍍層脫落　(C)軟化　(D)變形

91. 選鏡架的總原則是：（　　）的統一。　(A)鏡架的大小與瞳距　(B)實際應用與美容　(C)鏡框的大小與臉型　(D)鏡架的顏色與膚色

92. 鑽孔機在將鏡片鑽通的瞬間用力不要過大，防止（　　）。　(A)鏡片破裂　(B)鏡片劃痕　(C)絞刀損壞　(D)絞刀斷裂

93. 無框眼鏡鏡片上的鑽孔與鏡架上的螺孔在靠近鏡片中心（內側）處（　　），而且螺絲穿入後要起到銷子的作用。　(A)內切　(B)外切　(C)重合　(D)相交

94. 應力儀可用來檢測鏡片在鏡架中所受的（　　）是否均勻。　(A)拉力　(B)壓力　(C)應力　(D)彈力

95. 商標是（　　）鏡片上的永久性標記。　(A)漸進　(B)老花　(C)雙光　(D)散光

96. 在（　　）的加工過程中，為了鏡片減薄在後曲面的研彎過程中加上底向下的稜鏡。　(A)漸進鏡片　(B)雙光鏡片　(C)樹脂鏡片　(D)水晶鏡片

97. 在漸進鏡片中（　　）。　(A)下加光度位於顳側隱形小刻印下方　(B)下加光度位於鼻側隱形小刻印上方　(C)遠用參考圈位於顳側隱形小刻印上方　(D)遠用

參考圈位於鼻側隱形小刻印下方

98. 品牌商標在（ ）上位於鼻側隱形小刻印下方。 (A)漸進鏡片 (B)球面鏡片 (C)柱面鏡片 (D)球曲面鏡片

99. 如果被檢測漸進鏡片上的標記被擦去了，需重新標記，首先要（ ）。 (A)辨別品牌商標，然後選用相應廠商的測量卡 (B)找出並標記鏡片上的兩個隱形小刻印 (C)將鏡片凸面朝下方在測量卡上 (D)將小刻印和測量卡上相應的點對好

100. 漸進眼鏡雙眼垂直稜鏡度的互差不允許超過（ ）稜鏡度。 (A)0.5 (B)1.0 (C)1.5 (D)2.0

101. 一鏡片屈光度為3.00DS/1.00DC×60，則水平方向的屈光度為（ ），垂直方向的屈光度為（ ）。 (A)3.75D；3.25D (B)3.25D；3.75D (C)3.50D；3.50D (D)3.37D；3.63D

102. 以（ ）為水平基準線，來測定眼鏡的（ ）。 (A)鏡圈的兩下緣的切線、光學中心垂直互差 (B)椿頭連線、光學中心水平互差 (C)鼻樑兩焊點連線、光學中心高度互差 (D)兩鉸鏈中點連線、光學中心水平偏差

103. 配裝眼鏡鏡架的外觀品質檢測不包括（ ）。 (A)表面粗糙度 (B)折射率 (C)焊點品質 (D)表面疵病

104. （ ）的整形要求包括左右兩鏡面應保持相對平整、托葉對稱、鏡腿外張角對稱、平整、鏡架無扭曲現象。 (A)鏡圈 (B)鏡身 (C)鏡腿 (D)配裝眼鏡

105. 單性柱鏡軸位在90°時，無需考慮光學中心（ ）。 (A)垂直互差 (B)水平互差 (C)偏差 (D)互差

106. 有色眼鏡鏡片的（ ）應基本一致，通過（ ）檢查。 (A)色澤；色譜儀 (B)基色；目視 (C)色澤；目視 (D)基色；色譜儀

107. 無框眼鏡裝配後（ ）之間應不鬆動、無明顯縫隙，通過目視檢查。 (A)鏡片和螺絲孔 (B)鏡片和鼻孔 (C)鏡圈和定片扣 (D)鏡片和定片扣

108. 無框眼鏡不應存在因螺絲旋得過緊而引起的嚴重應力，用（ ）檢查。 (A)頂焦度計 (B)曲率計 (C)偏光儀 (D)偏光應力儀

109. 左右兩鏡腿外張的角度應為（ ）並左右對稱。 (A)80°～95° (B)90°

～100°　(C)90°～105°　(D)80°～100°

110.無框眼鏡的鏡片邊緣應光滑，通過（　）檢查。　(A)應力儀　(B)曲率儀
(C)卡尺　(D)目視

111.在無框眼鏡外觀品質檢查過程中，（　）應保持相對平整。　(A)左右兩鏡面
(B)打孔位置　(C)左右兩鏡腿　(D)鼻樑

112.批量生產的老視鏡應標明的項目不包括（　）。　(A)頂焦度　(B)規格尺寸
(C)鏡架光潔度　(D)光學中心

113.（　）是對無框眼鏡外觀品質檢查過程中螺絲孔的要求。　(A)中心應塗潤滑
劑　(B)中心應塗防腐劑　(C)周邊應加緊固膠水　(D)周邊應光滑無裂紋

114.對玳瑁材質鏡架整形後，最好抹上（　），防止鏡架（　）。　(A)潤滑油
變形　(B)潤滑油　乾裂　(C)龜油　翻邊　(D)龜油　乾裂

115.重量輕是（　）鏡架最大的特點。　(A)蒙耐爾　(B)白銅　(C)K金　(D)鈦材

116.K金架、鈦材架在使用鉗子校正時，應墊一塊布，以防（　）。　(A)鉗傷金
屬或鍍層　(B)造成鏡架焦損　(C)造成鏡架變形　(D)造成鏡架斷裂

117.無框眼鏡整形時，對於材質比較硬的打孔架一定要先卸下（　），然後再調
整。　(A)鼻托葉　(B)鼻架　(C)鏡腿　(D)鏡片

118.對無框眼鏡的（　）是：在裝配鏡片後，首先要檢查，然後調整兩鏡片在一
條線，調整外張角。而後調整傾斜角等，最後要鏡架在桌面上保持平整。
(A)研磨步驟　(B)校配步驟　(C)加工步驟　(D)整形步驟

119.對無框眼鏡進行整形，兩鏡片不在一條線，螺絲已上牢，產生的原因可能是
（　）。　(A)鏡片形狀不一致　(B)托葉鬆動　(C)鼻樑處扭曲　(D)鼻托處扭曲

120.對無框鏡架進行整形，外張角不正確，原因可能是（　）。　(A)傾斜角太大
(B)傾斜角太小　(C)身腿傾斜角太小　(D)鼻樑向內或向外彎曲

121.對無框鏡架進行整形時，當把眼鏡放在桌上時，鏡腿不能同時放置於桌面，
需要將（　）上的螺絲調鬆，使鏡腿移到平行的位置。再將（　）上的螺絲
上緊。　(A)鼻架、鏡片　(B)鼻架、鼻架　(C)鏡片、鼻架　(D)鏡片、鏡片

122.加大無框眼鏡身腿傾斜角時，應一手握（　）鉗住螺栓兩端固定鏡架，另一
手握（　）鉗住鏡腿垂直向下方向扭動。　(A)圓嘴鉗；鏡腿鉗　(B)無框眼

鏡調整鉗；圓嘴鉗　(C)無框眼鏡裝配鉗；鏡腿鉗　(D)鏡腿鉗；無框眼鏡裝配鉗

123.校配無框眼鏡時，在觀察配鏡者的臉型，根據配鏡者臉型校配的其他步驟之前，應首先（　　）。　(A)檢查鏡架有無損傷　(B)檢查鼻托合適與否　(C)檢查鏡腿合適與否　(D)對新配無框眼鏡進行外觀檢查，看是否符合技術要求

124.無框眼鏡校配好以後，要注意檢查（　　）。　(A)鼻托是否合適　(B)鏡腿是否合適　(C)傾斜角是否合適　(D)兩鏡片是否鬆動

125.校配無框眼鏡時，讓顧客試戴後，兩鏡腿的寬窄合適，但戴鏡時，左右鏡眼距不同，則可能是（　　）。　(A)顧客鼻樑較高　(B)顧客鼻樑較低　(C)顧客耳部高低不同　(D)顧客臉部不對稱

126.校配無框眼鏡時，顧客的鼻樑寬窄合適，但發現顧客鼻樑較高，會造成鏡架位置偏高，應調整（　　），直至合適。　(A)將鼻托向下拉，並且加大鼻托間距　(B)將鼻托向上拉，並且減小鼻托間距　(C)將鼻托向下拉，鼻托間距不動　(D)將鼻托向上拉，鼻托間距不動

127.校配好無框眼鏡後，還應使顧客注意，摘戴眼鏡時要（　　），避免鏡片破裂。　(A)單手摘戴　(B)雙手摘戴　(C)憑個人習慣　(D)以右手為主

128.校配好無框眼鏡後，要告訴顧客擦洗無框眼鏡時，要注意（　　），以防（　　）。　(A)用手捏眼鏡框，不要捏鏡片邊；螺絲鬆動　(B)用手捏鏡片邊，不要捏眼鏡框；螺絲鬆動　(C)用手捏鏡腿，不要捏鏡片邊；擦傷鏡片　(D)用手捏鼻架，不要捏眼鏡框；擦傷鏡片

129.校配（　　）時，固定鏡片的螺絲鬆動，要使用（　　）緊固。　(A)無框眼鏡、裝配鉗　(B)半框眼鏡、十字螺絲刀　(C)半框眼鏡、一字螺絲刀　(D)無框眼鏡、外六角管套

130.自動磨邊機使用循環水時，（　　）。因為髒水會劃傷鏡片、堵塞水管、電磁閥和噴水嘴。水箱裡的聚集物也有可能損傷泵葉。　(A)加工50片後換水　(B)加工100片後換水　(C)一天內最好多換幾次水　(D)加工兩天後換水

131.自動磨邊機加工樹脂片時，水箱內會產生泡沫，當氣泡特別多的時候，（　　），加以攪拌後效果更佳。　(A)可直接對準氣泡噴射消泡劑10～15次

(B)可直接對準氣泡噴射清潔劑2～3次　(C)可直接對準氣泡噴射清潔劑10～15次　(D)可直接對準氣泡噴射消泡劑2～3次

132.自動磨邊機清潔磨邊機防水蓋的原因是：長時間工作，會使鏡片的切削粉塵附著在防水蓋上。如不及時清洗，切削粉塵將會固化，難以清除，（　　）。(A)從而導致加工能力降低甚至無法工作　(B)將導致鏡片光心移位　(C)將導致砂輪磨損　(D)從而影響觀察視線

133.自動磨邊機清潔磨邊室的原因是：長時間加工，會使夾片軸、夾頭及磨邊室內壁附著切削粉塵，若不及時清除，（　　）。　(A)會導致鏡片損壞　(B)會影響觀察視線　(C)會導致水管堵塞　(D)會劃傷鏡片，還會使夾片軸密封圈磨損導致機頭進水

134.每天用完機器後，必須立即清潔磨邊機及掃描器外殼。若放幾天後再清洗，切削粉末會固化機殼上，將難以除去。（　　）。　(A)請用軟布沾中性清洗劑清潔外殼　(B)請用軟布沾酸性清洗劑清潔外殼　(C)請用軟布沾鹼性清洗劑清潔外殼　(D)請用軟布沾酒精清潔外殼

135.不符合自動磨邊機使用環境要求的是（　　）。　(A)乾燥通風　(B)無陽光直射　(C)適宜機器的合適溫度　(D)潮濕環境

136.自動磨邊機磨邊時，以下哪條不會造成水嘴不噴水或水量很少，砂輪冒火星：（　　）。　(A)噴水嘴堵塞或損壞；水閥開關未打開　(B)電磁閥堵塞或壞掉或水泵壞掉　(C)進水管未連接好或堵塞；用自來水時，自來水斷水　(D)砂輪損壞

137.自動磨邊機倒邊時，鏡片下槽位置不對的原因是：（　　）。　(A)鏡片未夾正或水泵損壞　(B)砂輪損壞或機器內部設置參數錯亂　(C)水嘴不噴水或機器內部設置參數錯亂　(D)機頭不平衡或機器內部設置參數錯亂

138.自動磨邊機尖邊位置跑偏的原因是：（　　）。　(A)修石棒修V型槽時兩邊不均衡或鏡片未夾正　(B)電機損壞或皮帶鬆了　(C)水嘴不噴水或機頭平衡不好　(D)修石棒修V型槽時兩邊不均衡或機頭平衡不好

139.自動磨邊機磨邊加工時間過長的原因是：（　　）。　(A)鏡片未夾正或皮帶鬆了　(B)電機損壞或機頭平衡不好　(C)水嘴不噴水或機頭平衡不好　(D)砂輪

長時間使用後變鈍或砂輪壽命已到

140.（　）不是自動磨邊機加工後的鏡片軸位偏移的原因。　(A)機器軸位裝置出故障　(B)用帶水吸盤　(C)容易打滑的鏡片　(D)電磁閥損壞

141.（　）不可能造成自動磨邊機加工的鏡框邊顯示不平滑。　(A)掃描器探頭沒有置入鏡架槽內　(B)鏡框接頭處有錯位或縫隙，鏡架鼻托阻擋掃描針　(C)樣板邊緣上有不規則毛刺　(D)鏡架太小

142.自動磨邊機磨邊時噪音很大的原因是（　）。　(A)鏡片安裝不正　(B)鏡框接頭處有錯位或縫隙，鏡架鼻托阻擋掃描針　(C)機器軸位裝置出故障　(D)皮帶鬆或部分斷裂；主電機有問題

143.自動磨邊機更換砂輪的步驟是：(1)首先拔下電源；(2)用大扳手來鎖定砂輪；(3)（　）；(4)小心去掉砂輪；(5)按與上相反步驟裝回砂輪。　(A)用大扳手去掉螺母　(B)用手去掉螺母　(C)用鉗子去掉螺母　(D)用內六角扳手去掉螺母

144.自動磨邊機更換保險絲的步驟是：(1)關機，拔下電源線；(2)（　）；(3)換上同型號新保險絲，並擰好；(4)開啟電源，確認有問題否。　(A)用扳手反時針旋轉去掉保險絲蓋　(B)用內六角扳手反時針旋轉去掉保險絲蓋　(C)手反時針旋轉去掉保險絲蓋　(D)用螺絲刀反時針旋轉去掉保險絲蓋

145.progressive addition lenses、single vision lenses、bifocal lenses三個詞的正確解釋依次為：（　）。　(A)漸進鏡、單光鏡、雙光鏡　(B)漸進鏡、雙光鏡、單光鏡　(C)雙光鏡、單光鏡、漸進鏡　(D)單光鏡、漸進鏡、雙光鏡

146.「你好」的正確中文解釋為：（　）。　(A)Would you honor us with a visit　(B)Haven't seen you for a long time.　(C)How's everything with you?　(D)How do you do!

147.質量管理八項原則包括：（　）；以顧客為中心原則；全員參與原則；過程方法原則；系統管理的方法原則；基於事實的決策方法原則；與供方的互利關係原則。　(A)保持恆定原則；領導作用原則　(B)保持恆定原則；商家作用原則　(C)持續改進原則；領導作用原則　(D)持續改進原則；商家作用原則

148.（　）的含義是：組織依存於顧客，因此組織應當理解顧客當前和未來的需求，滿足顧客要求並爭取超越顧客期望。　(A)以顧客為中心原則　(B)基於

事實的決策方法原則　(C)領導作用原則　(D)全員參與原則

149.（　）的作用為：使得整個組織都能理解顧客以及其他受益者的需求；能夠保證將目標直接與顧客的需求和期望相關聯；能夠改進組織滿足顧客需求；保證員工具有滿足組織的顧客所需的知識和技能。　(A)以顧客為中心原則　(B)以員工為中心原則　(C)以組織為中心原則　(D)以領導為中心原則

150.（　）原則的作用為：組織的未來有明確的前景；將組織未來的前景轉化為可測量的目標；通過授權和員工的參與，實現組織的目標；建立一支經充分授權、充滿激情、資訊靈通和穩定的勞動力隊伍。　(A)領導作用　(B)以顧客為中心　(C)持續改進　(D)過程方法

151.全員參與原則的作用不包括：（　）。　(A)員工能夠有效地對改進組織的方針和戰略目標做出貢獻　(B)員工承擔起對組織目標的責任　(C)積極參與有助於個人的成長和發展活動，符合組織的利益　(D)保證員工具有滿足組織的顧客所需的知識和技能

152.過程方法原則的含義是：（　）。　(A)將活動和相關的資源作為過程進行管理，可以更高效地得到期望的結果　(B)各級人員都是組織之本，只有他們的充分參與，才能使他們的才幹為組織帶來收益　(C)有效決策是建立在數據的基礎上　(D)有效決策是建立在資訊分析的基礎上

153.（　）原則的作用為：整個組織利用確定的過程，可以增強結果的預見性、更好的使用資源，縮短循環時間，降低成本。　(A)領導作用　(B)系統管理　(C)持續改進　(D)過程方法

154.系統管理原則的含義是：（　）。　(A)將相互關聯的過程作為系統加以識別、理解和管理，有助於組織提高實現目標的有效性和效率　(B)員工確立組織統一的宗旨及方向　(C)各級人員都是組織之本，只有他們的充分參與，才能使他們的才幹為組織帶來收益　(D)顧客依存於組織

155.系統管理原則的作用包括：（　）　(A)了解過程能力有助於確立更具有挑戰性的目標　(B)對過程的有效性進行廣泛的評審，可了解問題的產生原因並適時地進行改進　(C)採用過程的方法降低成本，避免錯誤，控制偏差，縮短循環時間，增強對輸出的可預見性的方式得到運作的結果　(D)可降低人力資源

管理過程的成本，能夠把這些過程與組織的需要相結合，並造就一支有能力的勞動力隊伍

156.（　）的含義是：持續改進總體業績是組織的永恆目標。　(A)過程方法原則　(B)持續改進原則　(C)系統管理原則　(D)全員參與原則

157.（　）的含義是：有效決策是建立在數據和資訊分析的基礎上。　(A)以顧客為中心原則　(B)基於事實的決策方法原則　(C)系統管理原則　(D)全員參與原則

158.（　）原則的作用為：對從員工監督、建議等來源的數據和資訊進行分析，可指導人力資源方針的制定。　(A)領導作用　(B)系統管理　(C)基於事實的決策方法　(D)過程方法

159.（　）原則的含義是：組織與供方相互依存，互利的關係可增強雙方創造價值的能力。　(A)系統管理　(B)過程方法　(C)與供方的互利關係　(D)領導作用

160.與供方的互利關係原則的作用包括：（　）。　(A)員工能夠有效地對改進組織的方針和戰略目標做出貢獻　(B)通過供方早期的參與，可設定更具有挑戰性的目標　(C)積極參與有助於個人的成長和發展活動，符合組織的利益　(D)保證員工具有滿足組織的顧客所需的知識和技能

二、是非題（第161題～第200題。將判斷結果填入括號中。正確的填「✓」，錯誤的填「×」。每題0.5分，滿分20分）

（　）161.製造鏡架的金屬材料有銅合金、蒙耐爾合金和白金。

（　）162.製造鏡架的銅合金材料分為鋅白銅、紫銅、銅鎳鋅錫合金和青銅。

（　）163.灰色玻璃鏡片的特點是僅吸收紫外線、紅外線，用途是可作太陽鏡配戴。

（　）164.正透鏡平移，像順動。

（　）165.負柱面透鏡沿軸的方向平移，像不動；沿垂軸的方向平移，像逆動。

（　）166.一束平行光入射三稜鏡工作面後，出射光為向基底方向偏折的平行光。

（　）167.近視眼發生原因至今尚有爭論，目前仍屬認識階段，一般認為弱視與照明條件不足兩個因素對近視眼發生、發展起著一定作用。

（　）168.正視眼遠點在眼前無限遠距離處。

（　）169.正視眼看外界任何物體都要動用調節。

（　）170.漸進眼鏡下加光度不一致的因素是遠用雙眼視力不平衡。

（　）171.屈光參差、高度近視且無眼前部疾病不能夠配戴隱形眼鏡。

（　）172.正透鏡框架眼鏡有環形復像區。

（　）173.在漸進眼鏡的驗配過程中，將標記樣片貼在鏡架襯片上，讓被檢者戴上鏡架，檢查者與被檢者相對而坐，持一筆式電筒，用單眼根據角膜反光點的位置用筆標記在標記樣片上，再根據測量卡上的刻度線讀出瞳距數值。

（　）174.檢查者與被檢者正面對坐，視線保持同一高度，被檢者戴上調整好的鏡架。將瞳高測量儀夾在鏡架上，使瞳高測量儀對稱地處於鼻樑兩側。調節測量儀上的調節旋鈕，使黑色的水平刻度線對準瞳孔中心，鏡架下外側緣處所對的刻度數值即為瞳高。

（　）175.使用筆式電筒測量近用瞳距、瞳高時，電筒要置於檢查者檢查眼的正下方，直射被檢查眼。

（　）176.使用標記襯片測量瞳高後，用漸進鏡測量卡讀取數據的方法為：將標記完瞳孔反光點的鏡架置於漸進鏡測量卡上，使襯片上標記的水平線對準「0」刻度線，則鏡架下內側緣所對的刻度值即為被檢者的瞳高值。

（　）177.測量鏡架幾何中心水平距的方法是：一手拿鏡圈，另一手拿瞳距尺；將瞳距尺水平放置在鏡圈水平中心線上；瞳距尺的「0」刻度對準右眼鏡圈鼻側的內緣，左眼鏡圈鼻側的內緣所對的刻度值即為鏡架幾何中心水平距。

（　）178.使用鑽孔機加工無框眼鏡的方法是：在鏡片上標出孔位；在標記點偏內處鑽出定位孔；矯正鑽孔位置角度；擴孔；裝配鏡片。

（　）179.無模板磨邊機加工漸進眼鏡的步驟包括：使用定中心儀。

（　）180.加工漸進多焦點眼鏡時注意移心時要保持鏡片的隱性刻印的連線與模板的水平中心線平行，還要注意模板與鏡片的鼻側和上側同向。

（　）181.加工無框眼鏡時，兩鏡片鑽孔位置要對稱，加工基準線要成一直線。

（　）182.半框眼鏡加工時，以鏡片邊緣厚度（以最厚處為基準），確定開漕的位置，調整兩導輪的距離。

（　）183.金屬鏡架裝配漸進多焦點鏡片時，先鬆開鎖緊塊螺絲，將鏡片裝入鏡圈槽

內，注意鏡片十字刻印的連線與鏡架水平基準線保持平行；旋緊螺絲；檢查鏡片的裝配情況；最後整理鏡架。

( ) 184.漸進多焦點眼鏡裝配時應注意檢查兩鏡片的四個隱性刻印的連線與鏡架水平基準線是否平行；裝配完成後不要擦去鏡片上的標記。

( ) 185.無框眼鏡裝配的步驟為：檢查鏡片質量與尺寸樣式；檢查鑽孔是否合格；調整眼鏡；裝配鏡架鏡片。

( ) 186.無框眼鏡裝配時，應注意螺絲長度與鏡片厚度相配合，旋螺絲釘時不可過鬆，防止鏡片破裂。

( ) 187.漸進鏡片上的臨時性標記是下加光度。

( ) 188.無框眼鏡在裝配鏡片後，首先要檢查整體外觀。檢查鏡片打孔的位置是否合適，觀察鏡片的形狀大小是否一致，然後檢查兩鏡片是否在一條線等。

( ) 189.校配無框眼鏡時，應首先對新配無框眼鏡進行外觀檢查，看是否符合技術要求，然後再觀察配鏡者的臉型，然後讓顧客試戴，如發現不合適，根據配鏡者臉型進行校配的第一步是檢查鏡片鏡度、軸向。

( ) 190.校配無框眼鏡時，顧客的眼睛與耳朵距離較短，會造成鏡架鏡腿彎點長過短，應調整將鏡腿彎點長增大，直至合適。

( ) 191.校配無框眼鏡時，顧客的右耳較左耳低，會造成鏡架左高右低，應調整使鏡架右側身腿傾斜角小於左側身腿傾斜角，直至合適。

( ) 192.自動磨邊機水箱供給循環水換水時，請先關電源，再取出水箱，倒掉廢水，並清洗水箱內和過濾網上的粉垢。

( ) 193.自動磨邊機清潔噴水口的原因是：噴水口一旦堵塞，水量減少或無水，導致砂輪減速。

( ) 194.當砂輪鈍後，加工時間變長。為恢復砂輪性能，應修整，時間約磨2000片玻璃片後。

( ) 195.自動磨邊機檢查吸盤密封橡膠的原因是：若有吸盤密封橡膠破損，因為積聚在裂縫裡的粉末會劃傷鏡片，同時也會造成加工速度減慢。

( ) 196.自動磨邊機夾片軸不轉動的原因是：轉軸電機壞了或夾片軸機構裡進粉塵過多，造成摩擦力過大。

（　）197.「您配新眼鏡的目的是什麼？」的正確英文解釋為：Why do you want new glasses?

（　）198.「您的配鏡目的是什麼？」的正確英文解釋為：Which do you see clear, with the right eye or with the left eye?

（　）199.全員參與原則的含義是：領導者確立組織統一的宗旨及方向。他們應當創造並保持員工能充分參與實現組織目標的內部環境。

（　）200.持續改進原則的作用為：可降低人力資源管理過程的成本，能夠把這些過程與組織的需要相結合，並造就一支有能力的勞動力隊伍。

模擬試卷（三）

一、選擇題（第1題～第160題。選擇一個正確的答案，將相應的字母填入題內的括號中。每題0.5分，滿分80分）

1. 鏡架上56□14-140符號指的是（　　），鼻樑尺寸14。　(A)方框法表示鏡架的規格尺寸，鏡圈尺寸56　(B)方框法表示鏡架的規格尺寸，鏡圈高度56　(C)基準線法表示鏡架的規格尺寸，鏡圈尺寸56　(D)基準線法表示鏡架的規格尺寸，鏡圈高度56

2. 製造鏡架的的銅合金材料分為鋅白銅、（　　）。　(A)黃銅、白金和青銅　(B)洋銀、銅鎳鋅錫合金和青銅　(C)黃銅、銅鋅合金和青銅　(D)黃銅、銅鎳鋅錫合金和青銅

3. 製造鏡架的鎳合金材料有（　　）。　(A)蒙耐爾合金、鎳銅金和不銹鋼　(B)白金、高鎳合金和不銹鋼　(C)包金、高鎳合金和不銹鋼　(D)蒙耐爾合金、高鎳合金和不銹鋼

4. 黃色有色玻璃鏡片的特點是（　　），這種鏡片的用途是可以作為夜視鏡或駕駛員陰雨、霧天配戴。　(A)均勻吸收光譜線、吸收紫外線、紅外線　(B)吸收紫外線、紅外線　(C)防熒光刺眼　(D)吸收紫外線

5. 光致變色玻璃鏡片是在無色或有色光學玻璃基礎成分中添加鹵化銀等化合物，使鏡片受到（　　）照射後分解成銀和鹵素，鏡片顏色由淺變深。　(A)γ射線　(B)紅外線　(C)X射線　(D)紫外線

6. 平行光線經凸透鏡後出射光線將（　　）。　(A)會聚　(B)發散　(C)偏折　(D)仍平行

7. 按截面的不同將凸透鏡進行分類，不包括（　　）。　(A)非對稱凸面鏡　(B)平凸透鏡　(C)雙凸透鏡　(D)新月凸透鏡

8. 平行光束經凹透鏡折射可成為（　　）。　(A)像散光束　(B)平行光束　(C)會聚光束　(D)發散光束

9. （　　）是按截面的不同將凹透鏡劃分的基本類型。　(A)雙凹透鏡、平凹透

鏡、新月凹透鏡　(B)凸托里克透鏡、凹托里克透鏡、平凹透鏡　(C)對稱雙凹透鏡、非對稱雙凹透鏡、平凹透鏡　(D)深新月凹透鏡、淺新月凹透鏡、雙凹透鏡

10. 光發生反射時，如果入射角為30°，則反射角為〔　〕。　(A)90°　(B)60°　(C)45°　(D)30°

11. 光由n=1.6的玻璃入射空氣，當入射角為30°時，則折射角為〔　〕。(A)30°　(B)60°　(C)53.13°　(D)23.13°

12. 屈光度為2.00D的薄透鏡，物在透鏡前2m處，像在透鏡後〔　〕處。(A)0.67m　(B)3.00m　(C)1.00m　(D)0.47m

13. 正透鏡沿豎直方向平移，像〔　〕。　(A)沿水平方向逆動　(B)沿水平方向順動　(C)沿豎直方向順動　(D)沿豎直方向逆動

14. 負透鏡沿豎直方向平移，像〔　〕。　(A)沿水平方向逆動　(B)沿水平方向順動　(C)沿豎直方向順動　(D)沿豎直方向逆動

15. 凹柱面透鏡沿垂軸的方向平移，像〔　〕。　(A)沿垂軸的方向逆動　(B)沿垂軸的方向順動　(C)沿垂軸的方向不動　(D)沿軸的方向順動

16. 當透鏡旋轉時，若十字光標的像不產生剪動，該透鏡不是〔　〕。　(A)負透鏡　(B)正透鏡　(C)平光鏡　(D)柱面透鏡

17. 圖中斜線為右眼散光軸向，二線夾角為30°，TABO法表示的該眼散光軸向是〔　〕。

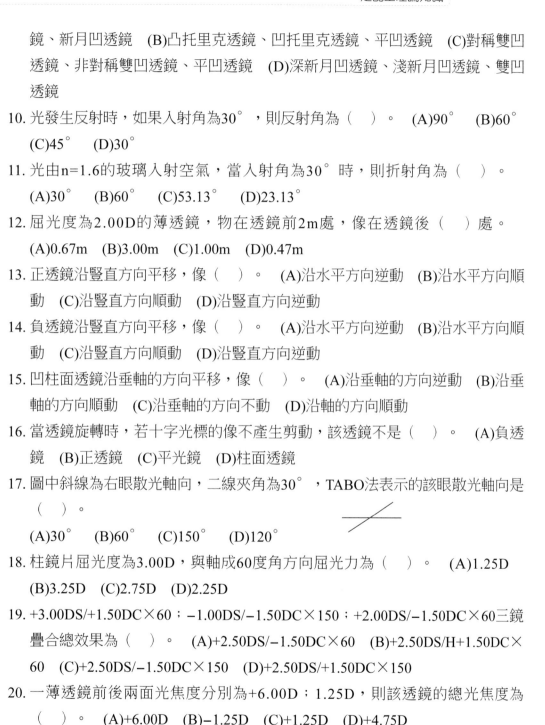

(A)30°　(B)60°　(C)150°　(D)120°

18. 柱鏡片屈光度為3.00D，與軸成60度角方向屈光力為〔　〕。　(A)1.25D　(B)3.25D　(C)2.75D　(D)2.25D

19. +3.00DS/+1.50DC×60；−1.00DS/−1.50DC×150；+2.00DS/−1.50DC×60三鏡疊合總效果為〔　〕。　(A)+2.50DS/−1.50DC×60　(B)+2.50DS/H+1.50DC×60　(C)+2.50DS/−1.50DC×150　(D)+2.50DS/+1.50DC×150

20. 一薄透鏡前後兩面光焦度分別為+6.00D；1.25D，則該透鏡的總光焦度為〔　〕。　(A)+6.00D　(B)−1.25D　(C)+1.25D　(D)+4.75D

21. 單折射球面，前後兩面n1=1；n2=1.6，屈光度為2.00D，球面曲率半徑為

（ ）。 (A)1.50m (B)1.00m (C)2.00m (D)0.30m

22. 一束平行光入射（ ）後，出射光仍為平行光束。 (A)球柱鏡 (B)正透鏡 (C)負透鏡 (D)三稜鏡

23. 通過基底向右的三稜鏡視物，其像會（ ）。 (A)向左偏移 (B)向右偏移 (C)向上偏移 (D)向下偏移

24. 3△基底向左眼鼻側的三稜鏡，如用360°底方向標示法可表示為（ ）。 (A)3△B90° (B)3△B0° (C)3△B180° (D)3△B270°

25. 左眼稜鏡度為4△B60°也可表示為（ ）。 (A)2△BI聯合3.46△BD (B)2△BI聯合3.46△BU (C)2△BO聯合3.46△BD (D)2△BO聯合3.46△BU

26. 兩個三稜鏡分別為2△270°和3△B360°疊加效果為（ ）。 (A)3.61△B56.31° (B)3.61△B123.69° (C)3.61△B236.31° (D)3.61△B326.31°

27. 頂相對的大小不同的三稜鏡旋轉組成（ ）。 (A)正柱面透鏡 (B)負柱面透鏡 (C)正球面透鏡 (D)負球面透鏡

28. 角膜的折射率（ ），光透射比大於97%，占眼的總屈光力的70%～75%，約為40.00D～45.00D，是眼的主要屈光介質之一。 (A)隨外界溫度變化（約為1.376～1.486） (B)晝夜不同（約為1.376～1.486） (C)恆定（約為1.376） (D)恆定（約為1.976）

29. 睫狀肌的環形纖維的舒縮對晶狀體的凸度起著調節作用，當肌纖維收縮時，睫狀小帶放鬆，（ ）。 (A)則晶狀體凸度減小，使眼睛看清近目標 (B)則晶狀體凸度加大，使眼睛看清遠目標 (C)則晶狀體凸度減小，使眼睛看清遠目標 (D)則晶狀體凸度加大，使眼睛看清近目標

30. 眼外肌的生理功能主要為司理眼球運動。當眼外肌的肌止點位置異常、某條肌肉發育不良或（ ），則導致斜視。 (A)晶狀體混濁時 (B)角膜發生軟化時 (C)支配肌肉的神經發生麻痺時 (D)角膜發生炎症時

31. 正視眼遠點在（ ）。 (A)眼前5公尺處 (B)眼前有限遠距離 (C)眼前6公尺處 (D)眼前無限遠距離

32. 軸性遠視眼軸每增長1mm，約有（ ）。 (A)+3.0D屈折力之增加，即+3.0D遠視 (B)+4.0D屈折力之增加，即4.0D近視 (C)+4.0D屈折力之增加，即

+4.0D遠視 (D)+3.0D屈折力之增加,即3.0D近視

33. ( ) 看外界任何物體都要動用調節。 (A)斜視 (B)正視眼 (C)遠視眼 (D)近視眼

34. 漸進多焦點眼鏡的配鏡處方包括:編號驗光單,( ),鏡片尺寸,是否加膜染色,左右瞳距和瞳高,是否有特殊基彎要求,是否有特殊垂直三稜鏡要求。 (A)漸進鏡片的中心厚度 (B)漸進鏡片厚度 (C)漸進鏡片種類 (D)漸進鏡片的生產廠家

35. 有一種稱為 ( ) 的儀器,可以快速決定鏡片的大小。 (A)Detest (B)定中心儀 (C)查片儀 (D)瞳距儀

36. 樹脂打孔漸進鏡片,開孔處的邊厚應不小於 ( )。 (A)0.8～1.0mm (B)1.0～2.0mm (C)1.2～1.5mm (D)1.5～2.0mm.

37. ( ) 是漸進眼鏡下加光度不一致的原因。 (A)遠用雙眼視力不平衡 (B)有散光 (C)調節力差 (D)青光眼

38. 用樹脂鏡片做無框漸進眼鏡時,開孔處的鏡片厚度應為 ( )。 (A)1.0～2.0mm (B)0.8～1.2mm (C)1.2～2.0mm (D)1.5～2.0mm

39. ( ) 是漸進眼鏡的適應症。 (A)需要做一定的近距離工作,又期望鏡片美觀的人 (B)平衡功能不良的人 (C)內耳功能障礙的人 (D)暈車暈船的人

40. 樹脂拉絲漸進鏡片的邊厚,應不小於 ( )。 (A)0.8～1.2mm (B)2.0～2.5mm (C)1.5～2.0mm (D)1.0～1.5mm

41. 顧客只有一眼配戴漸進鏡片,另一眼配單光鏡片時,應特別注意 ( )。 (A)垂直方向三稜鏡度差異 (B)水平方向三稜鏡度差異 (C)雙眼球鏡屈光度互差 (D)雙眼柱鏡屈光度互差

42. 首次在國際視光學大會上推出 ( ) 的人是梅特納茲。 (A)雙光鏡片 (B)漸進多焦點鏡片 (C)克斯鏡片 (D)克賽鏡片

43. ( ) 不是隱形眼鏡與框架眼鏡的一般性差異。 (A)高屈光度的框架眼鏡使配戴者鼻樑部負重,鏡架壓迫鼻樑部和耳廓部常引起接觸性皮炎,而角膜接觸鏡則沒有上述缺點 (B)戴框架眼鏡從寒冷的室外初到溫熱的室內有蒸汽在玻璃鏡片上凝聚,造成視物模糊,而角膜接觸鏡的表面則不會有水蒸氣凝聚

(C)框架眼鏡在鼻樑上，容易下滑，而角膜接觸鏡則沒有這些問題　(D)框架眼鏡容易產生折射像差，而角膜接觸鏡幾乎不產生折射像差

44. 驗光結果為（　），驗光鏡片至角膜前頂點距離為12mm，則該隱形眼鏡度數是8.00D。　(A)9.00D　(B)9.50D　(C)8.00/1.00×90　(D)7.25D

45. 近視眼（　）大。　(A)戴隱形眼鏡後所見的物像比戴框架眼鏡所見的物像　(B)戴框架眼鏡後所見的物像比戴隱形眼鏡所見的物像　(C)戴框架眼鏡後所見的光心比戴角膜接觸鏡所見的光心　(D)戴隱形眼鏡後所見的三稜鏡比戴框架眼鏡所見的稜鏡

46. 角膜接觸鏡與框架眼鏡的放大倍率差異說法中（　）是正確。　(A)近視配戴者稱戴角膜接觸鏡所見的物像較戴框架眼鏡大　(B)近視配戴者稱戴角膜接觸鏡所見的物像較戴框架眼鏡小　(C)遠視配戴者稱戴角膜接觸鏡所見的物像較戴框架眼鏡大　(D)遠視配戴者稱戴角膜接觸鏡所見的物像較戴框架眼鏡一樣

47. 角膜接觸鏡與框架眼鏡近視調節差異說法中不正確的是（　）。　(A)近視眼戴角膜接觸鏡比戴框架眼鏡視近時付出的調節多　(B)近視眼戴角膜接觸鏡比戴框架眼鏡視近時付出的調節少　(C)遠視眼戴角膜接觸鏡比戴框架眼鏡視近時付出的調節多　(D)近視眼戴角膜接觸鏡比戴框架眼鏡視近時付出的調節多，遠視眼戴角膜接觸鏡比戴框架眼鏡視近時付出的調節多

48. 關於角膜接觸鏡與框架眼鏡在視野差異的說法中，錯誤的是（　）。　(A)框架眼鏡的視野被限制在鏡片的邊緣範圍之內，當視線指向鏡片範圍以外時，不能獲得良好的矯正視力　(B)負透鏡框架眼鏡有環形復像區　(C)正透鏡框架眼鏡有環形盲區　(D)戴框架眼鏡負透鏡對視野無變化

49. 角膜接觸鏡與框架眼鏡在影像差說法中，正確的是（　）。　(A)框架眼鏡與角膜接觸鏡的像差效果幾乎一致　(B)透過凹透鏡框架眼鏡所看到的像呈銳角狀變形　(C)透過凸透鏡框架眼鏡所看到的像呈鈍角狀變形　(D)角膜接觸鏡幾乎不產生折射像差

50. 在確定無框眼鏡鏡片的使用材料時，首選的是（　）材料，其次是（　）材料。　(A)PC：CR39　(B)PMMA：CR39　(C)CR39：PC　(D)CR39：PMMA

51. （　）的顧客不應配戴大鼻樑架的無框鏡架。　(A)小瞳孔　(B)小瞳距　(C)

大瞳孔 (D)大瞳距

52. 戴框架試片適應15分鐘後，雙眼分別改用相同度數的角膜接觸鏡，進行片上驗光時，須（ ）。 (A)進行霧視放鬆調節張力 (B)再適應15分鐘 (C)閉目休息15分鐘 (D)在5分鐘內結束驗光過程

53. 使用瞳距尺測量單側瞳距時，檢查者與被檢者視線應在同一高度，根據（ ）測讀單眼瞳距。 (A)角膜內緣位置 (B)角膜外緣位置 (C)角膜反光點 (D)角膜中心高度

54. 使用標記襯片測量瞳距、瞳高時，鏡架應先作調整。注意鏡面的（ ）為10°～14°，鏡眼距離為12～14mm左右。 (A)斜角 (B)前角 (C)鏡面角 (D)傾斜角

55. 3△基底向左眼鼻側的稜鏡，用360°底向標示法可表示為（ ）。 (A)3△B90° (B)3△B0° (C)3△B180° (D)3△B270°

56. 使用瞳距儀時一定要緊貼被檢者的前額和鼻樑處，以（ ）。 (A)減小瞳距誤差 (B)減小稜鏡度誤差 (C)減小瞳高誤差 (D)減小頂焦度誤差

57. 檢查者與被檢者正面對坐，（ ），被檢者戴上調整好的鏡架。將瞳高測量儀夾在鏡架上，使瞳高測量儀對稱地處於鼻樑兩側。調節測量儀上的調節旋鈕，使黑色的水平刻度線對準瞳孔中心。鏡架下內側緣處所對的刻度數值即為瞳高。 (A)視線保持同一高度 (B)視線平行 (C)檢者視線高於被檢者 (D)被檢者視線高於檢者

58. 檢查者與被檢者視線保持同一高度，請顧客直視，將筆式電筒置於檢查者的左眼下，閉右眼，觀察顧客右角膜反光點在已畫樣片上的垂直瞳距線上的位置，在瞳距線上相對（ ）的位置畫一橫線。重複以上步驟測量另一眼的配鏡高度。 (A)近用瞳距 (B)雙眼近用瞳距 (C)瞳孔外緣 (D)瞳孔中心

59. （ ）的常見測量方法包括使用瞳高測量儀和標記襯片兩種方法。 (A)瞳距 (B)瞳高 (C)瞳孔直徑 (D)瞳孔大小

60. 使用標記襯片測量單側瞳距後，將標記完瞳孔反光點的鏡架置於漸進鏡測量卡上，注意鼻樑的中心對準測量卡的中心（斜線指標的兩側對稱），然後由中央的（ ）讀出左右眼的單側瞳距。 (A)隱性刻印連線 (B)十字標記連線

(C)水平刻度線　(D)垂直刻度線

61. 確定漸進多焦點鏡片遠用配戴中心移心量的方法是：測量鏡架幾何中心水平距；計算水平移心量；測量鏡圈（　）；計算垂直移心量；根據計算結果確定移心量。　(A)最大直徑　(B)最小直徑　(C)寬度　(D)高度

62. 鏡架幾何中心水平距為68mm，單側瞳距為29mm，則水平移心量為（　）mm。　(A)5　(B)−5　(C)4　(D)−4

63. 測量鏡架幾何中心水平距的方法是：一手拿鏡圈，另一手拿瞳距尺；將瞳距尺水平放置在鏡圈水平中心線上；瞳距尺的「0」刻度對準右眼鏡圈鼻側的內緣，左眼鏡圈（　）所對的刻度值即為鏡架幾何中心水平距。　(A)鼻側的內緣　(B)鼻側的外緣　(C)顳側的內緣　(D)顳側的外緣

64. 測量（　）的方法是：將瞳距尺垂直放置在鏡圈或模板上；瞳距尺的「0」刻度對準模板上緣最高處；模板下緣最低處所對的刻度值即是。　(A)鏡圈中心高度　(B)鏡圈高度　(C)鏡圈水平方向的距離離　(D)鏡圈中心水平方向的距離離

65. （　）的計算結果為負數時，說明需向顳側移心。　(A)水平移心量　(B)垂直移心量　(C)移心量　(D)移心

66. 加工眼鏡時，（　）是指固定模板移動鏡片。　(A)光學中心水平偏差　(B)光學中心垂直互差　(C)移心　(D)移心量

67. 有框眼鏡模板的製作方法如下：放置模板坯料；放置鏡架；（　）；切割模板；加工模板邊緣；檢查模板；標注標記。　(A)標注顳側標記　(B)標注鼻側標記　(C)固定撐片　(D)固定鏡架

68. 將鏡架放在製模機上，同時兩鏡圈上緣頂住水平擋板，固定鼻樑、椿頭、用兩夾固定鏡圈下緣（　）固定。　(A)兩點　(B)三點　(C)四點　(D)五點

69. 使用（　）測量鏡架幾何中心水平距時，一定要以鏡圈水平中心線為基準。　(A)頂焦度計　(B)定中心儀　(C)瞳距尺　(D)瞳距儀

70. 使用模板機製作模板時鏡架應兩鏡腿向上的放置在鏡架工作座上，鏡架上下邊框所處的刻度值相同，但是左右邊框所處的刻度值不同，此時（　）。　(A)鏡架中心位於模板中心下側　(B)鏡架中心位於模板中心上側　(C)鏡架中

心與模板中心一致　　(D)鏡架高度與模板高度一致

71. 模板切割完畢後,模板邊緣要用〔　　〕。　　(A)銼刀進行拋光　(B)銼刀進行倒角　(C)砂輪進行拋光　(D)砂輪進行倒角

72. 〔　　〕的大小和形狀,應與鏡圈內緣大小和形狀完全吻合。　　(A)鏡圈顳側緣　(B)鏡圈鼻側緣　(C)加工後模板　(D)模板坯料

73. 〔　　〕製作後,其對稱性應滿足上下、左右對稱。　　(A)鏡圈　(B)鏡架　(C)中心型模板　(D)偏心型模板

74. 使模板製作完畢後,應在模板上標注〔　　〕。　　(A)光學中心　(B)幾何中心　(C)鼻側和上側　(D)鼻側或上側

75. 使用電腦掃描全自動磨邊機加工鏡片時,要輸入單邊瞳距與瞳高,將鏡片光心或配鏡中心對準加工中心,使鏡片水平基準線與鏡架水平基準線〔　　〕。(A)保持平行　(B)保持垂直　(C)重合　(D)相交

76. 用電腦掃描全自動磨邊機製作漸進眼鏡的步驟:鏡架類型的選擇,輸入遠用單眼瞳距和瞳高,〔　　〕,鏡片材料的選擇,尖邊種類的選擇。　　(A)拋光材料的選擇　(B)磨邊速度的選擇　(C)鏡片厚度的選擇　(D)壓力的選擇

77. 鏡片的光學中心或配鏡十字中心要對準掃描儀上的移位位置,〔　　〕保持與鏡架水平基準線平行,且上下不能顛倒。　　(A)鏡片散光軸向　(B)鏡片水平基準線　(C)鏡片幾何中心水平線　(D)漸進鏡片遠用光學水平線

78. 使用〔　　〕加工無框眼鏡的方法是:在鏡片上標出孔位;在標記點偏內處鑽出定位孔;矯正鑽孔位置角度;打通定位孔;擴孔;裝配鏡片。　　(A)銼刀　(B)鑽孔機　(C)磨邊機　(D)製模機

79. 使用鑽孔機加工無框眼鏡時,兩鏡片上的標記點位置要對稱;若鑽孔位置位於鏡架椿頭的孔的位置的〔　　〕或偏向鏡片邊緣,裝入鏡片後,鏡架易鬆動。　　(A)中心　(B)邊緣　(C)上側　(D)下側

80. 使用模板磨邊機加工漸進鏡片的磨邊步驟不包括:〔　　〕。　　(A)漸進鏡片的十字標記對準瞳孔中心　(B)使用定中心儀　(C)安裝吸盤　(D)掃描鏡架或襯片

81. 無模板磨邊機加工漸進眼鏡的步驟不包括:〔　　〕。　　(A)輸入瞳高、選擇斜邊類型　(B)輸入瞳距、選擇斜邊類型　(C)輸入瞳高、輸入瞳距　(D)選擇斜

邊類型、固定模板

82. 製作無框眼鏡模板時，等高線與水平基準線必須相互（　　）。　(A)重合　(B)平行　(C)垂直　(D)交叉

83. 改變無框眼鏡模板形狀時，（　　），並要使模板樁頭處的形狀與鏡架樁頭形狀一致，以防裝片後樁頭處有縫隙。　(A)不可移動模板的等高線　(B)可移動模板的中心位置　(C)不可移動模板的中心位置　(D)可移動模板的光心位置

84. 加工無框眼鏡時，（　　）。　(A)兩鏡片鑽孔方向要對稱，加工基準線要成一直線　(B)兩鏡片鑽孔方向要對稱，加工基準線要水平成一直線　(C)兩鏡片鑽孔位置要對稱，加工基準線要成一直線　(D)兩鏡片鑽孔位置要對稱，加工基準線要水平成一直線

85. 加工無框眼鏡時，兩鏡片加工基準線沒有水平成一直線、鑽孔的位置不良都會使鏡片（　　）的發生變化。　(A)透光率　(B)折射率　(C)散光度數　(D)散光軸

86. 使用開槽機的正確步驟是：夾緊鏡片；（　　）；確定槽痕位置；選擇開槽深度；加工鏡片溝槽。　(A)調節左導輪調節鈕　(B)調整導輪距離　(C)確定導輪定位方式　(D)確定開槽方向

87. 半框眼鏡加工時，以鏡片邊緣厚度（以最薄處為基準），確定開槽的位置，調整（　　）的距離。　(A)左導輪調節鈕　(B)右導輪調節鈕　(C)兩砂輪　(D)兩導輪

88. 一般鏡片開槽（　　）選擇在深度調節鈕上刻字（　　）的範圍內。　(A)深度、4～7　(B)寬度、4～7　(C)深度、2～5　(D)寬度、2～7

89. 塑料鏡架裝配漸進多焦點鏡片時，注意鏡片上隱性刻印的連線與鏡架水平基準線保持平行。加熱鏡架先裝鏡片（　　），再將鏡片外露尖邊逐漸推入鏡圈槽內，之後整理鏡架。　(A)鼻側尖邊　(B)顳側尖邊　(C)上半部分尖邊　(D)下半部分尖邊

90. 半框眼鏡裝配漸進多焦點鏡片的順序不包括：（　　）。　(A)裝上尼龍絲　(B)將鏡片上緣放入鏡架的溝槽　(C)將尼龍絲嵌入鏡片的U型槽　(D)卸下鏡架鎖緊塊螺絲

91. 漸進多焦點眼鏡裝配時應注意檢查兩鏡片的四個隱性刻印的連線與鏡架水平基準線是否（　　）；裝配完成後不要擦去鏡片上的標記。　(A)成135°夾角　(B)成45°夾角　(C)平行　(D)垂直

92. 無框眼鏡裝配時，應注意螺絲長度與（　　）相配合，旋螺絲釘時不可過緊，防止鏡片破裂。　(A)鏡片角度　(B)鏡片鏡度　(C)鏡片厚度　(D)鏡片弧度

93. 選鏡架的總原則是：（　　）的統一。　(A)鏡架的大小與瞳距　(B)實際應用與美容　(C)鏡框的大小與臉型　(D)鏡架的顏色與膚色

94. 鑽孔機在將鏡片鑽通的瞬間用力不要過大，防止（　　）。　(A)鏡片破裂　(B)鏡片劃痕　(C)絞刀損壞　(D)絞刀斷裂

95. 無框眼鏡鏡片上的鑽孔與鏡架上的螺孔在靠近鏡片中心（內側）處（　　），而且螺絲穿入後要起到銷子的作用。　(A)內切　(B)外切　(C)重合　(D)相交

96. 應力儀可用來檢測鏡片在鏡架中所受的（　　）是否均勻。　(A)拉力　(B)壓力　(C)應力　(D)彈力

97. 商標是（　　）鏡片上的永久性標記。　(A)漸進　(B)老花　(C)雙光　(D)散光

98. 漸進鏡片上的臨時性標記是（　　）。　(A)商標　(B)配鏡十字　(C)隱形小刻印　(D)下加光度

99. 在漸進鏡片的加工過程中，為了（　　）在後曲面的研彎過程中加上底向下的稜鏡。　(A)鏡片減薄　(B)鏡片減小三稜鏡度　(C)鏡片屈光度平衡　(D)漸進面設計需要

100. 在漸進多焦點鏡片中（　　）。　(A)下加光度位於顳側隱形小刻印下方　(B)下加光度位於鼻側隱形小刻印上方　(C)遠用參考圈位於顳側隱形小刻印上方　(D)遠用參考圈位於鼻側隱形小刻印下方

101. 品牌商標在（　　）上位於鼻側隱形小刻印下方。　(A)漸進鏡片　(B)球面鏡片　(C)柱面鏡片　(D)球曲面鏡片

102. 如果被檢測漸進鏡片上的（　　）被擦去了，需重新標記，首先要辨別品牌商標，然後選用相應廠商的測量卡。　(A)遠用度數　(B)鏡片材料說明　(C)鏡片尺寸　(D)標記

103. 漸進眼鏡雙眼垂直稜鏡度互差符合要求的是（　　）。　(A)大於2.0稜鏡度

(B)等於1.0稜鏡度 (C)小於1.5稜鏡度 (D)小於0.5稜鏡度

104. 以（ ）為水平基準線，來測定眼鏡的（ ）。 (A)鏡圈的兩下緣的切線、光學中心垂直互差 (B)椿頭連線、光學中心水平互差 (C)鼻樑兩焊點連線、光學中心高度互差 (D)兩鉸鏈中點連線、光學中心水平偏差

105. 配裝眼鏡鏡架的外觀質量檢測不包括（ ）。 (A)表面粗糙度 (B)折射率 (C)焊點質量 (D)表面疵病

106. （ ）的整形要求包括左右兩鏡面應保持相對平整、托葉對稱、鏡腿外張角對稱、平整，鏡架無扭曲現象。 (A)鏡圈 (B)鏡身 (C)鏡腿 (D)配裝眼鏡

107. 無框眼鏡裝配後（ ）之間應不鬆動、無明顯縫隙，通過目視檢查。 (A)鏡片和螺絲孔 (B)鏡片和鼻孔 (C)鏡圈和定片扣 (D)鏡片和定片扣

108. 無框眼鏡不應存在因螺絲旋得過緊而引起的嚴重應力，用（ ）檢查。 (A)頂焦度計 (B)曲率計 (C)偏光儀 (D)偏光應力儀

109. （ ）並左右對稱是左右兩鏡腿的外張角的國標要求。 (A)85°～100° (B)90°～100° (C)90°～105° (D)80°～95°

110. 無框眼鏡的鏡片邊緣應光滑，通過（ ）檢查。 (A)應力儀 (B)曲率儀 (C)卡尺 (D)目視

111. 在無框眼鏡外觀質量檢查過程中應（ ）是對左右兩鏡面的要求。 (A)薄厚一致 (B)把散光面做在外面 (C)前後彎度一致 (D)保持相對平整

112. （ ）是對無框眼鏡外觀質量檢查過程中螺絲孔的要求。 (A)中心應塗潤滑劑 (B)中心應塗防腐劑 (C)周邊應加緊固膠水 (D)周邊應光滑無裂紋

113. 重量輕是（ ）鏡架最大的特點。 (A)蒙耐爾 (B)白銅 (C)K金 (D)鈦材

114. K金架、鈦材架在使用鉗子校正時，應墊一塊布，以防（ ）。 (A)鉗傷金屬或鍍層 (B)造成鏡架焦損 (C)造成鏡架變形 (D)造成鏡架斷裂

115. 無框眼鏡整形時，對於材質比較硬的打孔架一定要先卸下（ ），然後再調整。 (A)鼻托葉 (B)鼻架 (C)鏡腿 (D)鏡片

116. 對無框眼鏡的（ ）是：在裝配鏡片後，首先要檢查，然後調整兩鏡片在一條線，調整外張角，而後調整傾斜角等，最後要鏡架在桌面上保持平整。 (A)研磨步驟 (B)校配步驟 (C)加工步驟 (D)整形步驟

117.對無框鏡架進行調整，外張角不正確，可能是（　）造成的。　(A)傾斜角太大　(B)傾斜角太大　(C)身腿傾斜角太小　(D)鼻樑向內或向外彎曲

118.對無框鏡架進行整形，當把眼鏡放在桌上時，鏡腿不能同時放置於桌面，需要將（　）上的螺絲調鬆，使鏡腿移到平行的位置，再將（　）上的螺絲上緊。　(A)鼻架、鏡片　(B)鼻架、鼻架　(C)鏡片、鼻架　(D)鏡片、鏡片

119.校配無框眼鏡時，在觀察配鏡者的臉型，根據配鏡者臉型校配的其他步驟之前，應首先（　）。　(A)檢查鏡架有無損傷　(B)檢查鼻托合適與否　(C)檢查鏡腿合適與否　(D)對新配無框眼鏡進行外觀檢查，看是否符合技術要求

120.無框眼鏡校配好以後，要注意檢查（　）。　(A)鼻托是否合適　(B)鏡腿是否合適　(C)傾斜角是否合適　(D)兩鏡片是否鬆動

121.校配無框眼鏡時，應首先對新配無框眼鏡進行外觀檢查，然後再觀察配鏡者的臉型，然後讓顧客試戴，如發現不合適，根據配鏡者臉型進行校配，在調整鼻托之前，要先（　）。　(A)檢查鏡片鏡度、軸向等　(B)調整鏡腿長短　(C)調整鏡腿腳套　(D)調整兩鏡腿的寬窄

122.校配無框眼鏡時，讓顧客試戴後，兩鏡腿的寬窄合適，但戴鏡時，左右鏡眼距不同，則可能是（　）。　(A)顧客鼻樑較高　(B)顧客鼻樑較低　(C)顧客耳部高低不同　(D)顧客臉部不對稱

123.校配無框眼鏡時，顧客的鼻樑寬窄合適，但發現顧客鼻樑較高，會造成鏡架位置偏高，應調整（　），直至合適。　(A)將鼻托向下拉，並且加大鼻托間距　(B)將鼻托向上拉，並且減小鼻托間距　(C)將鼻托向下拉，鼻托間距不動　(D)將鼻托向上拉，鼻托間距不動

124.校配無框眼鏡時，顧客的眼睛與耳朵距離較長，會造成鏡架鏡腿彎點長（　），應調整（　），直至合適。　(A)過短　將鏡腿彎點長增大　(B)過長　將鏡腿彎點長減小　(C)過長　將鏡腿彎點長增大　(D)過短　將鏡腿彎點長減小

125.校配無框眼鏡時，顧客的左耳較右耳低，會造成鏡架（　），應調整（　），直至合適。　(A)左高右低　使鏡架左側身腿傾斜角大於右側身腿傾斜角　(B)左高右低　使鏡架左側身腿傾斜角小於右側身腿傾斜角　(C)右高

左低　使鏡架左側身腿傾斜角大於右側身腿傾斜角　(D)右高左低　使鏡架左側身腿傾斜角小於右側身腿傾斜角

126.校配好無框眼鏡後，還應使顧客注意，摘戴眼鏡時要（　），避免鏡片破裂。　(A)單手摘戴　(B)雙手摘戴　(C)憑個人習慣　(D)以右手為主

127.校配好無框眼鏡後，要告訴顧客擦洗無框眼鏡時，要注意（　），以防（　）。　(A)用手捏眼鏡框，不要捏鏡片邊；螺絲鬆動　(B)用手捏鏡片邊，不要捏眼鏡框；螺絲鬆動　(C)用手捏鏡腿，不要捏鏡片邊；擦傷鏡片　(D)用手捏鼻架，不要捏眼鏡框；擦傷鏡片

128.校配（　）時，固定鏡片的螺絲鬆動，要使用（　）緊固。　(A)無框眼鏡、裝配鉗　(B)半框眼鏡、十字螺絲刀　(C)半框眼鏡、一字螺絲刀　(D)無框眼鏡、外六角管套

129.自動磨邊機使用循環水時，（　）。因為髒水會劃傷鏡片、堵塞水管、電磁閥和噴水嘴。水箱裡的聚集物也有可能損傷泵葉。　(A)加工50片後換水　(B)加工100片後換水　(C)一天內最好多換幾次水　(D)加工兩天後換水

130.自動磨邊機水箱供給循環水換水時，（　），倒掉廢水，並清洗水箱內和過濾網上的粉垢。　(A)請先清洗工作臺，再取出水箱　(B)請先停機，再取出水箱　(C)請先拔掉電源插頭，再取出水箱　(D)請先關水閥，再取出水箱

131.自動磨邊機加工樹脂片時，水箱內會產生泡沫，當氣泡特別多的時候，（　），加以攪拌後效果更佳。　(A)可直接對準氣泡噴射消泡劑10～15次　(B)可直接對準氣泡噴射清潔劑2～3次　(C)可直接對準氣泡噴射清潔劑10～15次　(D)可直接對準氣泡噴射消泡劑2～3次

132.自動磨邊機清潔噴水口的原因是：噴水口一旦堵塞，水量減少或無水（　）。　(A)導致表面鏡片劃傷　(B)導致砂輪減速　(C)導致砂輪磨損　(D)從而導致加工能力降低甚至無法工作

133.自動磨邊機清潔磨邊機防水蓋的原因是：長時間工作，會使鏡片的切削粉塵附著在防水蓋上，如不及時清洗，切削粉塵將會固化，難以清除，（　）。(A)從而導致加工能力降低甚至無法工作　(B)將導致鏡片光心移位　(C)將導致砂輪磨損　(D)從而影響觀察視線

134.自動磨邊機清潔磨邊室的原因是：長時間加工，會使夾片軸、夾頭及磨邊室內壁附著切削粉塵，若不及時清除，（　）。　(A)會導致鏡片損壞　(B)會影響觀察視線　(C)會導致水管堵塞　(D)會劃傷鏡片，還會使夾片軸密封圈磨損導致機頭進水

135.每天用完機器後，必須立即清潔磨邊機及掃描器外殼。若放幾天後再清洗，切削粉末會固化機殼上，將難以除去。（　）。　(A)請用軟布沾中性清洗劑清潔外殼　(B)請用軟布沾酸性清洗劑清潔外殼　(C)請用軟布沾鹼性清洗劑清潔外殼　(D)請用軟布沾酒精清潔外殼

136.不符合自動磨邊機使用環境要求的是：（　）。　(A)乾燥通風　(B)無陽光直射　(C)適宜機器的合適溫度　(D)潮濕環境

137.自動磨邊機檢查吸盤密封橡膠的原因是：若有吸盤密封橡膠破損，因為積聚在裂縫裡的粉末會劃傷鏡片，同時也會造成（　）。　(A)劃傷排水管　(B)加工速度減慢　(C)堵塞噴水嘴　(D)鏡片中心及軸度偏移

138.自動磨邊機磨邊時，以下哪條不會造成水嘴不噴水或水量很少，砂輪冒火星：（　）。　(A)噴水嘴堵塞或損壞；水閥開關未打開　(B)電磁閥堵塞或壞掉或水泵壞掉　(C)進水管未連接好或堵塞；用自來水時，自來水斷水　(D)砂輪損壞

139.自動磨邊機倒邊時，鏡片下槽位置不對的原因是：（　）。　(A)鏡片未夾正或水泵損壞　(B)砂輪損壞或機器內部設置參數錯亂　(C)水嘴不噴水或機器內部設置參數錯亂　(D)機頭不平衡或機器內部設置參數錯亂

140.自動磨邊機磨邊加工時間過長的原因是：（　）。　(A)鏡片未夾正或皮帶鬆了　(B)電機損壞或機頭平衡不好　(C)水嘴不噴水或機頭平衡不好　(D)砂輪長時間使用後變鈍或砂輪壽命已到

141.（　）不是自動磨邊機加工後的鏡片軸度偏移的原因。　(A)機器軸度裝置出故障　(B)用帶水吸盤　(C)容易打滑的鏡片　(D)電磁閥損壞

142.（　）不可能造成自動磨邊機加工的鏡框邊顯示不平滑。　(A)掃描器探頭沒有置入鏡架槽內　(B)鏡框接頭處有錯位或縫隙，鏡架鼻托阻擋掃描針　(C)樣板邊緣上有不規則毛刺　(D)鏡架太小

143. 自動磨邊機磨邊時噪音很大的原因是：（　）。　(A)鏡片安裝不正　(B)鏡框接頭處有錯位或縫隙，鏡架鼻托阻擋掃描針　(C)機器軸度裝置出故障　(D)皮帶鬆或部分斷裂；主電機有問題

144. 自動磨邊機更換砂輪的步驟是：(1)首先拔下電源；(2)用大扳手來鎖定砂輪；(3)（　）(4)小心去掉砂輪；(5)按與上相反步驟裝回砂輪。　(A)用大扳手去掉螺母　(B)用手去掉螺母　(C)用鉗子去掉螺母　(D)用內六角扳手去掉螺母

145. 自動磨邊機更換保險絲的步驟是：(1)關機，拔下電源線；(2)（　），(3)換上同型號新保險絲，並擰好；(4)開啟電源，確認有問題否。　(A)用扳手反時針旋轉去掉保險絲蓋　(B)用內六角扳手反時針旋轉去掉保險絲蓋　(C)手反時針旋轉去掉保險絲蓋　(D)用螺絲刀反時針旋轉去掉保險絲蓋

146. 自動磨邊機夾片軸不轉動的原因是：（　）或夾片軸機構裡進粉塵過多，造成摩擦力過大。　(A)夾片電機壞了　(B)主電機壞了　(C)砂輪壞了　(D)轉軸電機壞了

147. progressive addition lenses、single vision lenses、bifocal lenses三個詞的正確解釋依次為：（　）。　(A)漸進鏡、單光鏡、雙光鏡　(B)漸進鏡、雙光鏡、單光鏡　(C)雙光鏡、單光鏡、漸進鏡　(D)單光鏡、漸進鏡、雙光鏡

148. 「您左眼看得清楚還是右眼看得清楚？」的正確英文解釋為：（　）。　(A)Do you always wear glasses?　(B)Which do yuou see clearer, with the right eye or with the left eye?　(C)Please keep your eyes wide open now?　(D)Please show me your reading position?

149. 質量管理八項原則包括：（　）；以顧客為中心原則；全員參與原則；過程方法原則；系統管理的方法原則；基於事實的決策方法原則；與供方的互利關係原則。　(A)保持恆定原則；領導作用原則　(B)保持恆定原則；商家作用原則　(C)持續改進原則；領導作用原則　(D)持續改進原則；商家作用原則

150. （　）的含義是：組織依存於顧客，因此組織應當理解顧客當前和未來的需求，滿足顧客要求並爭取超越顧客期望。　(A)以顧客為中心原則　(B)基於事實的決策方法原則　(C)領導作用原則　(D)全員參與原則

151. （　）的作用為：使得整個組織都能理解顧客以及其他受益者的需求；能夠

保證將目標直接與顧客的需求和期望相關聯；能夠改進組織滿足顧客需求；保證員工具有滿足組織的顧客所需的知識和技能。　(A)以顧客為中心原則 (B)以員工為中心原則　(C)以組織為中心原則　(D)以領導為中心原則

152.（　）原則的作用為：組織的未來有明確的前景；將組織未來的前景轉化為可測量的目標；通過授權和員工的參與，實現組織的目標；建立一支經充分授權、充滿激情、資訊靈通和穩定的勞動力隊伍。　(A)領導作用　(B)以顧客為中心　(C)持續改進　(D)過程方法

153.（　）原則的含義是：各級人員都是組織之本，只有他們的充分參與，才能使他們的才幹為組織帶來收益。　(A)系統管理　(B)過程方法　(C)全員參與 (D)領導作用

154.（　）原則的作用為：整個組織利用確定的過程，可以增強結果的預見性、更好的使用資源，縮短循環時間，降低成本。　(A)領導作用　(B)系統管理 (C)持續改進　(D)過程方法

155.系統管理原則的含義是：（　）。　(A)將相互關聯的過程作為系統加以識別、理解和管理，有助於組織提高實現目標的有效性和效率　(B)員工確立組織統一的宗旨及方向　(C)各級人員都是組織之本，只有他們的充分參與，才能使他們的才幹為組織帶來收益　(D)顧客依存於組織

156.系統管理原則的作用包括：（　）。　(A)了解過程能力有助於確立更具有挑戰性的目標　(B)對過程的有效性進行廣泛的評審，可了解問題的產生原因並適時地進行改進　(C)採用過程的方法降低成本，避免錯誤，控制偏差，縮短循環時間，增強對輸出的可預見性的方式得到運作的結果　(D)可降低人力資源管理過程的成本，能夠把這些過程與組織的需要相結合，並造就一支有能力的勞動力隊伍

157.持續改進系統管理原則的作用包括（　）。　(A)了解過程能力有助於確立更具有挑戰性的目標　(B)對過程的持續改進涉及組織的員工的參與　(C)對過程的有效性進行廣泛的評審，可了解問題的產生原因並適時地進行改進　(D)可降低人力資源管理過程的成本，能夠把這些過程與組織的需要相結合，並造就一支有能力的勞動力隊伍

158.（　）的含義是：有效決策是建立在數據和資訊分析的基礎上。　(A)以顧客為中心原則　(B)基於事實的決策方法原則　(C)系統管理原則　(D)全員參與原則

159.（　）原則的作用為：對從員工監督、建議等來源的數據和資訊進行分析，可指導人力資源方針的制定。　(A)領導作用　(B)系統管理　(C)基於事實的決策方法　(D)過程方法

160.（　）原則的含義是：組織與供方相互依存，互利的關係可增強雙方創造價值的能力。　(A)系統管理　(B)過程方法　(C)與供方的互利關係　(D)領導作用

二、是非題（第161題～第200題。將判斷結果填入括號中。正確的填「✓」，錯誤的填「✕」。每題0.5分，滿分20分）

（　）161.鏡架上56－14－140符號表示鏡架是用基準線法表示規格尺寸，鏡圈尺寸56，鼻樑尺寸14，腿長140。

（　）162.製造鏡架的金屬材料有銅合金、蒙耐爾合金和白金。

（　）163.國產超薄鏡片大都採用折射率1.523，密度3.028，阿貝數41.6的鋇火石光學玻璃材料製造。

（　）164.光線自左向右傳播時，自透鏡向右度量的距離其符號為負，自透鏡向左度量的距離其符號為正；所有光線自光軸向上度量的距離其符號為正，自光軸向下度量的距離其符號為負。

（　）165.底相對的大小不同的三稜鏡單向排列組成負柱面透鏡。

（　）166.角膜占眼球前方1/6，透明，外表面中央約3mm左右為球形弧面，周邊曲率半徑逐漸增大，呈非球面。橫徑大於縱徑，中央厚度約為0.5～0.7mm，邊厚約為1.1mm。

（　）167.近視眼發生原因至今尚有爭論，目前仍屬認識階段，一般認為弱視與照明條件不足兩個因素對近視眼發生、發展起著一定作用。

（　）168.雙光鏡片具有2個屈光度，但鏡片上有明顯的分割線，會增加鏡片厚度。

（　）169.在漸進眼鏡的驗配過程中，將標記樣片貼在鏡架襯片上，讓被檢者戴上鏡架，檢查者與被檢者相對而坐，持一筆式電筒，用單眼根據角膜反光點的

位置用筆標記在標記樣片上，再根據測量卡上的刻度線讀出瞳距數值。

( ) 170.單側瞳距的常見測量方法包括使用測量卡、瞳距儀、標記襯片三種方法。

( ) 171.使用筆式電筒測量近用瞳距、瞳高時，電筒要置於檢查者檢查眼的正下方，直射被檢查眼。

( ) 172.使用標記襯片測量瞳高後，用漸進鏡測量卡讀取數據的方法為：將標記完瞳孔反光點的鏡架置於漸進鏡測量卡上，使襯片上標記的水平線對準「0」刻度線，則鏡架下內側緣所對的刻度值即為被檢者的瞳高值。

( ) 173.一顧客配漸進多焦點眼鏡，其鏡圈高度為44mm，瞳高為25mm，鏡片光學中心需移心+3mm。

( ) 174.測量漸進多焦點眼鏡移心量時應注意：正確測量鏡架幾何中心水平距；使用中心型模板；使用掃描儀時需校驗移心量的計算數值等。

( ) 175.第一次操作掃描儀時，需要校驗移心量的計算值。如計算值為3mm，而加工完成後實測移心量為2.5mm，此時需將移心量改為2.5mm，才能滿足實際要求。

( ) 176.使用電腦掃描全自動磨邊機確定漸進鏡移心量的方法是：掃描鏡架或襯片後，按鏡片定中心鍵，並選擇漸進鏡，然後輸入近用瞳距和瞳高。

( ) 177.垂直移心量的計算值為正數時，說明不需移心。

( ) 178.標記為52-16-140的鏡架其鏡架幾何中心水平距應為42mm。

( ) 179.加工漸進多焦點眼鏡時注意移心時要保持鏡片的隱性刻印的連線與模板的水平中心線平行，還要注意模板與鏡片的鼻側和上側同向。

( ) 180.無框眼鏡的加工技術包括(1)磨平邊，(2)在平邊上使用開槽機開槽。

( ) 181.金屬鏡架裝配漸進多焦點鏡片時，先鬆開鎖緊塊螺絲，將鏡片裝入鏡圈槽內，注意鏡片十字刻印的連線與鏡架水平基準線保持平行；旋緊螺絲；檢查鏡片的裝配情況；最後整理鏡架。

( ) 182.無框眼鏡裝配漸進多焦點鏡片的方法是：檢查鏡片的磨邊品質與尺寸式樣，檢查鏡片上的鑽孔與鏡架上的螺孔在靠近鏡片中心處是否內切，螺絲穿入後是否起到銷子的作用；裝配鏡片；檢查兩鏡片的四個隱性刻印的連線與鏡架垂直基準線是否平行；整理眼鏡。

(　　) 183.塑料鏡架裝配漸進多焦點眼鏡時應注意：鏡架加熱要集中防止鏡架變形；加熱時不要加熱鏡片；檢查兩鏡片的四個隱性刻印的連線與鏡架水平基準線是否平行。

(　　) 184.無框眼鏡裝配的步驟為：檢查鏡片品質與尺寸樣式；檢查鑽孔是否合格；調整眼鏡；裝配鏡架鏡片。

(　　) 185.一鏡片屈光度為1.00DS/2.00DC20，則水平方向的屈光度為1.75D，垂直方向的屈光度為2.25D。

(　　) 186.當左右眼均為單純柱鏡且軸位相同時，軸度在90°時無需考慮光學中心水平偏差，軸度在180°時無需考慮光學中心垂直互差。

(　　) 187.變色眼鏡鏡片的基色應基本一致。

(　　) 188.批量生產的老視鏡應標明鏡架材料、鏡片材料、光心距、頂焦度。

(　　) 189.對玳瑁材質鏡架整形，加熱的方法是熱水加熱或用微火慢慢加熱，以防玳瑁材質變形。

(　　) 190.對無框眼鏡的整形，兩鏡片不在一條線，螺絲已上牢，應檢查是否鼻托處扭曲，並進行調整。

(　　) 191.對特殊材料鏡架裝配後，要檢查鏡身左右片是否在一條線上，檢查鏡片的外張角、傾斜角是否對稱，放在桌面上是否平整，兩鼻托葉是否對稱，角度是否勻稱。

(　　) 192.無框眼鏡在裝配鏡片後，首先要檢查整體外觀，檢查鏡片鑽孔的位置是否合適，觀察鏡片的形狀大小是否一致，然後檢查兩鏡片是否在一條線等。

(　　) 193.當砂輪鈍後，加工時間變長。為恢復砂輪性能，應修整，時間約磨2000片玻璃片後。

(　　) 194.自動磨邊機尖邊位置跑偏的原因是：電機損壞或機頭平衡不好。

(　　) 195.master Friday computer people四個詞的正確解釋依次為：教師、星期五、計算、民族。

(　　) 196.「您配新眼鏡的目的是什麼？」的正確英文解釋為：Why do you want new glasses？

(　　) 197.全員參與原則的含義是：領導者確立組織統一的宗旨及方向。他們應當創

造並保持員工能充分參與實現組織目標的內部環境。

( ) 198.過程方法原則的含義是：有效決策是建立在數據的基礎上。

( ) 199.持續改進原則的含義是：領導者確立組織統一的宗旨及方向。他們應當創造並保持員工能充分參與實現組織目標的內部環境。

( ) 200.與供方的互利關係原則的作用為：通過供方早期的參與，可設定更具有挑戰性的目標。

模擬試卷（四）

一、選擇題（第1題～第160題。選釋一個正確的答案，將相應的字母填入題內的括號中。每題0.5分，滿分80分）

1. 鏡架上56□14-40符號指的是（　），鼻樑尺寸14。　(A)方框法表示鏡架的規格尺寸，鏡圈尺寸56　(B)方框法表示鏡架的規格尺寸，鏡圈高度56　(C)基準線法表示鏡架的規格尺寸，鏡圈尺寸56　(D)基準線法表示鏡架的規格尺寸，鏡圈高度56

2. 製造鏡架的金屬材料分為（　）三大類。　(A)銅鎳鋅錫合金、鋅白銅和白金　(B)銅合金、鋅白銅和包金　(C)銅合金、蒙耐爾合金和金　(D)銅合金、鎳合金和貴金屬

3. 製造鏡架的的銅合金材料分為鋅白銅、（　）。　(A)黃銅、白金和青銅　(B)洋銀、銅鎳鋅錫合金和青銅　(C)黃銅、銅鋅合金和青銅　(D)黃銅、銅鎳鋅錫合金和青銅

4. 玻璃超薄鏡片大都採用折射率1.7035，密度3.028，阿貝數（　）的鋇火石光學玻璃材料製造。　(A)60.5　(B)58.0　(C)31.8　(D)41.6

5. 黃色有色玻璃鏡片的特點是（　），用途是可作夜視鏡或駕駛員陰雨、霧天配戴。　(A)均勻吸收光譜線、吸收紫外線、紅外線　(B)吸收紫外線、紅外線　(C)防熒光刺眼　(D)吸收紫外線

6. 所有物高自光軸往下度量的距離其符號為（　）。　(A)任意　(B)個人習慣　(C)負　(D)正

7. 平行光線經凸透鏡後出射光線將（　）。　(A)會聚　(B)發散　(C)偏折　(D)仍平行

8. 按截面的不同將凸透鏡進行分類，不包括（　）。　(A)非對稱凸面鏡　(B)平凸透鏡　(C)雙凸透鏡　(D)新月凸透鏡

9. 凹透鏡可使平行光線成為（　）。　(A)發散光束　(B)會聚光束　(C)像散光束　(D)平行光束

10. 光發生反射時，如果入射角為30°，則反射角為（　）。　(A)90°　(B)60°　(C)45°　(D)30°

11. 光由n=1.6的玻璃，當入射角為53.13°時，則折射角為（　）。　(A)53.13°　(B)23.13°　(C)60°　(D)30°

12. 像方焦距為2m的薄透鏡，物在透鏡前8m處，像在透鏡後（　）處。　(A)5.67m　(B)3.67m　(C)4.67m　(D)1.67m

13. 正透鏡沿豎直方向平移，像（　）。　(A)沿水平方向逆動　(B)沿水平方向順動　(C)沿豎直方向順動　(D)沿豎直方向逆動

14. 負透鏡沿豎直方向平移，像（　）。　(A)沿水平方向逆動　(B)沿水平方向順動　(C)沿豎直方向順動　(D)沿豎直方向逆動

15. 凹柱面透鏡沿垂軸的方向平移，像（　）。　(A)沿垂軸的方向逆動　(B)沿垂軸的方向順動　(C)沿垂軸的方向不動　(D)沿軸的方向順動

16. 當透鏡旋轉時若十字光標的像不產生動，該透鏡不是（　）。　(A)負透鏡　(B)正透鏡　(C)平光鏡　(D)散光透鏡

17. 圖中斜線為左眼散光軸向，二線夾角60°，TABO法表示的該眼散光軸向是（　）。
(A)30°　(B)60°　（0）150°　(D)120°

18. 柱鏡片屈光度為3.00D，與軸成60度角方向屈光力為（　）。　(A)1.25D　(B)3.25D　(C)2.75D　(D)2.25D

19. +3.00DS/+1.50DC×90；−1.00DS/−1.50DC×180；+2.00DS/−1.50DC×90三鏡疊合總效果為（　）。　(A)+2.50DS/+1.50DC×90　(B)+2.50DS/−1.50DC×90　(C)+2.50DS/−1.50DC×180　(D)+2.50DS/+1.50DC×180

20. 一薄透鏡前後兩面光焦度分別為+6.00D；1.25D，則該透鏡的總光焦度為（　）。　(A)+6.00D　(B)−1.25D　(C)+1.25D　(D)+4.75D

21. 單折射球面，前後兩面n1=1；n2=1.6，屈光度為2.00D，球面曲率半徑為（　）。　(A)1.50m　(B)1.00m　(C)2.00m　(D)0.30m

22. 一束平行光入射（　）後，出射光仍為平行光束。　(A)球柱鏡　(B)正透鏡　(C)負透鏡　(D)三稜鏡

23. 通過基底向右的三稜鏡視物，其像會（　　）。　　(A)向左偏移　　(B)向右偏移　　(C)向上偏移　　(D)向下偏移

24. 3△基底向左眼鼻側的三稜鏡，如用360°底方向標示法可表示為（　　）。　　(A)3△B90°　　(B)3△B0°　　(C)3△B180°　　(D)3△B270°

25. 左眼稜鏡度為4△B60°也可表示為（　　）。　　(A)1△B0°聯合3.46△90°　　(B)2△B0°聯合3.46△90°　　(C)3△B0°聯合3.46△90°　　(D)4△B0°聯合3.46△90°

26. 兩個三稜鏡分別為2△270°和3△B360°疊加效果為（　　）。　　(A)3.61△B56.31°　　(B)3.61△B123.69°　　(C)3.61△B236.31°　　(D)3.61△B326.31°

27. （　　）可視為由底相對的大小不同的三稜鏡單向排列組成。　　(A)正球面透鏡　　(B)負球面透鏡　　(C)負柱面透鏡　　(D)正柱面透鏡

28. 角膜占眼球前方1/6位置，透明，外表面中央約3mm左右為球形弧面，周邊曲率半徑逐漸增大，呈非球面。橫徑大於縱徑，（　　）。　　(A)中央厚度約為08～1.2mm，邊厚約為0.8mm　　(B)中央厚度約為1.5～1.7mm，邊厚約為1.9mm　　(C)中央厚度約為0.5～0.7mm，邊厚約為1.1mm　　(D)中央厚度約為0.3～0.5mm，邊厚約為0.6mm

29. 角膜的折射率（　　），光透射比大於97%，占眼的總屈光力的70%～75%，約為40.00D～45.00D，是眼的主要屈光介質之一。　　(A)隨外界溫度變化（約為1.376～1.486）　　(B)晝夜不同（約為1.376～1.486）　　(C)恆定（約為1.376）　　(D)恆定（約為1.976）

30. 軸性遠視眼軸每增長1mm，約有（　　）。　　(A)+3.0D屈折力之增加，即+3.0D遠視　　(B)+4.0D屈折力之增加，即−4.0D近視　　(C)+4.0D屈折力之增加，即+4.0D遠視　　(D)+3.0D：屈折力之增加，即−3.0D：近視

31. 漸進多焦點眼鏡的配鏡處方包括：編號驗光單，（　　），鏡片尺寸，是否加膜染色，左右眼瞳距和瞳高，是否有特殊基彎要求，是否有特殊垂直三稜鏡要求。　　(A)漸進鏡片的中心厚度　　(B)漸進鏡片厚度　　(C)漸進鏡片種類　　(D)漸進鏡片的生產廠家

32. 有一種稱為Detest的小儀器可以快速決定（　　）。　　(A)鏡片的大小　　(B)鏡片的厚度　　(C)鏡片的重量　　(D)鏡片的材料

33. （　）漸進鏡片開孔處的邊厚應不小於1.5～2.0mm。　(A)樹脂打孔　(B)玻璃打孔　(C)水晶打孔　(D)變色打孔

34. （　）是漸進眼鏡下加光度不一致的因素。　(A)遠用雙眼視力不平衡　(B)有散光　(C)調節力差　(D)青光眼

35. 用樹脂鏡片做無框漸進眼鏡時，開孔處的鏡片厚度應為（　）。　(A)1.0～2.0mm　(B)0.8～1.2mm　(C)1.2～2.0mm　(D)1.5～2.0mm

36. 漸進眼鏡的適應症是（　）。　(A)需要做一定的近距離工作，又期望鏡片美觀的人　(B)暈車暈船的人　(C)平衡功能不良的人　(D)青光眼患者

37. 樹脂拉絲漸進鏡片的邊厚應不小於（　）。　(A)1.5～2.0mm　(B)2.5～3.0mm　(C)2.0～2.5mm　(D)1.0～1.5mm

38. （　）是顧客一眼配漸進鏡片，另一眼配單光鏡片時，必須注意的。　(A)垂直方向稜鏡度差異　(B)頂焦度一致　(C)水平方向稜鏡度差異　(D)雙眼球鏡屈光度互差

39. 有明顯的分割線且對於中高度以上的加光，會感到缺少中間視力是（　）的缺點。　(A)單光眼鏡　(B)球柱鏡　(C)漸進鏡　(D)雙光眼鏡

40. 首次在國際視光學大會上推出漸進多焦點鏡片的人是（　）。　(A)梅特納茲　(B)VariLux　(C)弗蘭克林　(D)依視路

41. 驗光結果為－8.50/－1.00×90，驗光鏡片至角膜前頂點距離為12mm，則該隱形眼鏡度數是（　）。　(A)9.00D　(B)8.75D　(C)7.50D　(D)8.00D

42. 近視眼（　）大。　(A)戴隱形眼鏡後所見的物像比戴框架眼鏡所見的物像　(B)戴框架眼鏡後所見的物像比戴隱形眼鏡所見的物像　(C)戴框架眼鏡後所見的光心比戴隱形眼鏡所見的光心　(D)戴隱形眼鏡後所見的稜鏡比戴框架眼鏡所見的稜鏡

43. 角膜接觸鏡與框架眼鏡的放大倍率差異說法中正確的是（　）。　(A)近視配戴者稱戴角膜接觸鏡所見的物像較戴框架眼鏡大　(B)近視配戴者稱戴角膜接觸鏡所見的物像較戴框架眼鏡小　(C)遠視配戴者稱戴角膜接觸鏡所見的物像較戴框架眼鏡小　(D)近視配戴者稱戴角膜接觸鏡所見的物像較戴框架眼鏡大，近視配戴者稱戴角膜接觸鏡所見的物像較戴框架眼鏡小，遠視配戴者稱

戴角膜接觸鏡所見的物像較戴框架眼鏡小

44. 角膜接觸鏡與框架眼鏡後近視調節差異說法中，正確的是（　）。　(A)近視眼戴角膜接觸鏡比戴框架眼鏡視近時付出的調節多　(B)近視眼戴角膜接觸鏡比戴框架眼鏡視近時付出的調節少　(C)遠視眼戴角膜接觸鏡比戴框架眼鏡視近時付出的調節少　(D)戴角膜接觸鏡與戴框架眼鏡視近時付出的調節一樣多

45. 關於角膜接觸鏡與框架眼鏡的視野差異的說法中正確的是（　）。　(A)框架眼鏡的視野被限制在鏡片的邊緣範圍之內，當視線指向鏡片範圍以外時，不能獲得良好的矯正視力　(B)正透鏡框架眼鏡有環形盲區　(C)負透鏡框架眼鏡有環形復像區　(D)框架眼鏡的視野被限制在鏡片的邊緣範圍之內，當視線指向鏡片範圍以外時，不能獲得良好的矯正視力。正透鏡框架眼鏡有環形盲區，負透鏡框架眼鏡有環形復像區

46. 在確定無框眼鏡鏡片的使用材料時，應首選（　）材料。　(A)PMMA　(B)PC　(C)CR-39　(D)光學玻璃

47. （　）的顧客不應配戴大鼻樑架的無框鏡架。　(A)小瞳孔　(B)小瞳距　(C)大瞳孔　(D)大瞳距

48. 在漸進眼鏡的驗配過程中，將標記樣片貼在鏡架襯片上，讓被檢者戴上（　），檢查者與被檢者相對而坐，持一筆式電筒，用單眼根據角膜反光點的位置用筆標記在標記樣片上，再根據測量卡上的刻度線讀出瞳距數值。　(A)選擇好的鏡架　(B)調整好的鏡架　(C)塑料鏡架　(D)金屬鏡架

49. （　）的常見測量方法包括使用瞳距尺、瞳距儀、標記襯片三種方法。　(A)瞳高　(B)瞳孔大小　(C)近用瞳距　(D)單側瞳距

50. 使用標記襯片測量瞳距、瞳高時，鏡架應先作調整。注意鏡面的（　）為10°～14°，鏡眼距離為12～14mm左右。　(A)斜角　(B)前角　(C)鏡面角　(D)傾斜角

51. 3△基底向左眼鼻側的三稜鏡，用360°底向標示法可表示為（　）。　(A)3△B90°　(B)3△B0°　(C)3△B180°　(D)3△B270°

52. 使用瞳距儀時一定要緊貼被檢者的前額和鼻樑處，以（　）。　(A)減小瞳距誤差　(B)減小稜鏡度誤差　(C)減小瞳高誤差　(D)減小頂焦度誤差

53. 瞳高的常見測量方法包括使用（　　）和瞳高測量儀兩種方法。　(A)測量卡 (B)標記襯片　(C)電腦驗光儀　(D)焦度計

54. 使用標記襯片測量瞳高後，用漸進鏡測量卡讀取數據的方法為：將標記完瞳孔反光點的鏡架置於漸進鏡測量卡上，使襯片上標記的（　　）對準「0」刻度線，則鏡架下內側緣所對的刻度值即為被檢者的瞳高值。　(A)水平中心線 (B)垂直中心線　(C)水平線　(D)垂直線

55. 確定漸進多焦點鏡片遠用配戴中心移心量的方法是：測量鏡架幾何中心水平距；計算水平移心量；測量鏡圈（　　）；計算垂直移心量；根據計算結果確定移心量。　(A)最大直徑　(B)最小直徑　(C)寬度　(D)高度

56. 鏡架幾何中心水平距為68mm，單側瞳距為29mm，則水平移心量為（　　）mm。　(A)5　(B)−5　(C)4　(D)−4

57. 一顧客配漸進多焦點眼鏡，其鏡圈高度為42mm，瞳高為24mm，鏡片光學中心需移心（　　）。　(A)−3mm　(B)+3mm　(C)−2mm　(D)+2mm

58. 測量漸進多焦點眼鏡移心量時應注意：正確測量鏡架幾何中心水平距；使用中心型模板；使用（　　）時需校對移心量的計算數值等。　(A)瞳距儀　(B)掃描儀　(C)應力儀　(D)定中心儀

59. 第一次操作掃描儀時需要校對移心量的計算值。如計算值為4mm，而加工完成後實測移心量為3.5mm，此時需將移心量改為（　　）mm才能滿足實際要求。　(A)3　(B)3.5　(C)4　(D)4.5

60. 使用（　　）確定漸進鏡移心量的方法是：掃描鏡架或襯片後，按鏡片定中心鍵，並選擇漸進鏡，然後輸入瞳距和瞳高。　(A)定中心儀　(B)掃描儀　(C)電腦掃描全自動磨邊機　(D)半自動磨邊機

61. 測量鏡架幾何中心水平方向距的方法是：一手拿鏡圈，另一手拿瞳距尺；將瞳距尺水平放置在鏡圈水平中心線上；瞳距尺的「0」刻度對準右眼鏡圈鼻側的內緣，左眼鏡圈（　　）所對的刻度值即為鏡架幾何中心水平距。　(A)鼻側的內緣　(B)鼻側的外緣　(C)顳側的內緣　(D)顳側的外緣

62. 測量（　　）的方法是：將瞳距尺垂直放置在鏡圈或模板上；瞳距尺的「0」刻度對準模板上緣最高處；模板下緣最低處所對的刻度值即是。　(A)鏡圈中心

高度　(B)鏡圈高度　(C)鏡圈水平距離　(D)鏡圈中心水平距離

63. （　）的計算結果為負數時，說明需向上側移心。　(A水平移心量　(B)垂直移心量　(C)移心量　(D)移心

64. 一鏡架的幾何中心水平距為70mm，鏡架的規格尺寸不可能是（　）。
(A)標記為52□18－135的鏡架　(B)標記為50－20－140的鏡架　(C)標記為52－18－135的鏡架　(D)標記為50□18－140的鏡架

65. 加工眼鏡時，（　）是指固定模板移動鏡片。　(A)光學中心水平偏差　(B)光學中心垂直互差　(C)移心　(D)移心量

66. 有框眼鏡模板的製作方法如下：放置模板坯料；放置鏡架；（　）；切割模板；加工模板邊緣；檢查模板；標注標記。　(A)標注額側標記　(B)標注鼻側標記　(C)固定撐片　(D)固定鏡架

67. 將鏡架放在製模機上，同時兩鏡圈上緣頂住水平擋板，固定鼻樑、椿頭、用兩夾固定鏡圈下緣（　）固定。　(A)兩點　(B)三點　(C)四點　(D)五點

68. 使用（　）測量鏡架幾何中心水平距時，一定要以鏡圈水平中心線為基準。
(A)頂焦度計　(B)定中心儀　(C)瞳距尺　(D)瞳距儀

69. 使用模板機製作模板時鏡架應兩鏡腿向上的放置於鏡架工作座上，鏡架上下邊框所處的刻度值相同，但左右邊框所處的刻度值不同，此時（　）。　(A)鏡架中心位於模板中心下側　(B)鏡架中心位於模板中心上側　(C)鏡架中心與模板中心一致　(D)鏡架高度與模板高度一致

70. 模板切割完畢後，模板邊緣要用（　）。　(A)挫刀進行拋光　(B)挫刀進行倒角　(C)砂輪進行拋光　(D)砂輪進行倒角

71. （　）的大小和形狀，應與鏡圈內緣大小和形狀完全吻合。　(A)鏡圈顳側緣　(B)鏡圈鼻側緣　(C)加工後模板　(D)模板坯料

72. （　）製作後，其對稱性應滿足上下、左右對稱。　(A)鏡圈　(B)鏡架　(C)中心型模板　(D)偏心型模板

73. 使模板製作完畢後，應在模板上標注（　）。　(A)光學中心　(B)幾何中心　(C)鼻側和上側　(D)鼻側或上側

74. 使用電腦掃描全自動磨邊機加工鏡片時，要輸入單邊瞳距與瞳高，將鏡片光

心或配鏡中心對準加工中心，使鏡片水平基準線與鏡架水平基準線（　　）。
(A)保持平行　(B)保持垂直　(C)重合　(D)相交

75. 用電腦掃描全自動磨邊機製作漸進眼鏡的步驟：鏡架類型的選擇，輸入遠用單眼瞳距和瞳高，（　　），鏡片材料的選擇，尖邊種類的選擇。　(A)拋光材料的選擇　(B)磨邊速度的選擇　(C)鏡片厚度的選擇　(D)壓力的選擇

76. 鏡片的光學中心或配鏡十字中心要對準掃描儀上的移心位置，（　　）保持與鏡架水平基準線平行，且上下不能顛倒。　(A)鏡片散光軸向　(B)鏡片水平基準線　(C)鏡片幾何中心水平線　(D)漸進鏡遠用光學水平線

77. 使用（　　）加工無框眼鏡的方法是：在鏡片上標出孔位；在標記點偏內處鑽出定位孔；矯正鑽孔位置角度；打通定位也；擴孔；裝配鏡片。　(A)挫刀　(B)鑽孔機　(C)磨邊機　(D)製模機

78. 使用鑽孔機加工無框眼鏡時，兩鏡片上標記點位置要對稱；若鑽孔位置位於鏡架樁頭的孔的位置的（　　）或偏向鏡片邊緣，裝入鏡片後，鏡架易鬆動。　(A)中心　(B)邊緣　(C)上側　(D)下側

79. 無模板磨邊機加工漸進眼鏡的步驟不包括：（　　）。　(A)輸入瞳高、選擇斜邊類型　(B)輸入瞳距、選擇斜邊類型　(C)輸入瞳高、輸入瞳距　(D)選擇斜邊類型、固定模板

80. 加工漸進多焦點眼鏡注意移心時要保持鏡片的隱性刻印的連線與模板的水平中心線平行，還要注意模板與鏡片的（　　）同向。　(A)鼻側或上側　(B)鼻側和上側　(C)鼻側和下側　(D)上側和顳側

81. 製作無框眼鏡的模板時，等高線與水平基準線必須相互（　　）。　(A)重合　(B)平行　(C)垂直　(D)交叉

82. 改變無框眼鏡模板形狀時，（　　），並要使模板樁頭處的形狀與鏡架樁頭形狀一致，以防裝片後樁頭處有縫隙。　(A)不可移動模板的等高線　(B)可移動模板的中心位置　(C)不可移動模板的中心位置　(D)可移動模板的光心位置

83. 加工無框眼鏡時，（　　）。　(A)兩鏡片鑽孔方向要對稱，加工基準線要成一直線　(B)兩鏡片鑽孔方向要對稱，加工基準線要水平成一直線　(C)兩鏡片鑽孔位置要對稱，加工基準線要成一直線　(D)兩鏡片鑽孔位置要對稱，加工基

準線要水平成一直線

84. 加工無框眼鏡時，如果兩鏡片加工基準線沒有水平成一直線、鑽孔的位置不良都會使鏡片（ ）的發生變化。 (A)透光率 (B)折射率 (C)散光度數 (D)散光軸

85. 使用開漕機的正確步驟是：夾緊鏡片；（ ）；確定槽痕位置；選擇開漕深度；加工鏡片溝槽。 (A)調節左導輪調節鈕 (B)調整導輪距離 (C)確定導輪定位方式 (D)確定開漕方向

86. 半框眼鏡的加工程序包括(1)（ ），(2)在平邊上使用開漕機開漕。 (A)倒角 (B)倒棱 (C)磨平邊 (D)磨尖邊

87. 半框眼鏡加工時，以鏡片邊緣厚度（以最薄處為基準），確定開漕的位置，調整（ ）的距離。 (A)左導輪調節鈕 (B)右導輪調節鈕 (C)兩砂輪 (D)兩導輪

88. 一般鏡片開漕（ ）選擇在深度調節鈕上刻字（ ）的範圍內。 (A)深度4～7 (B)寬度4～7 (C)深度2～5 (D)寬度2～7

89. （ ）裝配漸進多焦點鏡片時，先鬆開鎖緊塊螺絲，將鏡片裝入鏡圈槽內，注意鏡片隱性刻印的連線與鏡架水平基準線保持平行；旋緊螺絲；檢查鏡片的裝配情況；最後整理鏡架。 (A)半框鏡架 (B)無框鏡架 (C)塑料鏡架 (D)金屬鏡架

90. 半框眼鏡裝配漸進多焦點鏡片的順序不包括：（ ）。 (A)裝上尼龍絲 (B)將鏡片上緣放入鏡架的溝槽 (C)將尼龍絲嵌入鏡片的U型槽 (D)卸下鏡架鎖緊塊螺絲

91. 漸進多焦點眼鏡裝配時應注意檢查兩鏡片的四個隱性刻印的連線與鏡架水平基準線是否（ ）；裝配完成後不要擦去鏡片上的標記。 (A)成135°夾角 (B)成45°夾角 (C)平行 (D)垂直

92. 選鏡架的總原則是：（ ）的統一。 (A)鏡架的大小與瞳距 (B)實際應用與美容 (C)鏡框的大小與臉型 (D)鏡架的顏色與膚色

93. 鑽孔機在將鏡片鑽通的瞬間用力不要過大，防止（ ）。 (A)鏡片破裂 (B)鏡片劃痕 (C)絞刀損壞 (D)絞刀斷裂

94. 商標是（　　）鏡片上的永久性標記。　(A)漸進　(B)老花　(C)雙光　(D)散光

95. 漸進鏡片上的臨時性標記是（　　）。　(A)商標　(B)配鏡十字　(C)隱形小刻印　(D)下加光度

96. 為了（　　）在漸進鏡片的加工過程中，在後曲面的研彎過程中加上底向下的三稜鏡。　(A)鏡片減薄　(B)鏡片減小像差　(C)鏡片屈光度平衡　(D)漸進面設計需要

97. 品牌商標在（　　）上位於鼻側隱形小刻印下方。　(A)漸進鏡片　(B)球面鏡片　(C)柱面鏡片　(D)球曲面鏡片

98. 如果被檢測漸進鏡片上的標記被擦去了，需（　　），首先要辨別品牌商標，然後選用相應廠商的測量卡。　(A)找出並標記鏡片上的兩個隱形小刻印　(B)測量頂焦度　(C)將鏡片凸面朝下方在測量卡上　(D)重新標誌

99. 漸進眼鏡雙眼垂直（　　）互差不允許超過0.5稜鏡度。　(A)光心高度　(B)頂焦度　(C)稜鏡度　(D)屈光度

100. 一鏡片屈光度為3.00DS/1.00DC60，則水平方向的屈光度為（　　），垂直方向的屈光度為（　　）。　(A)3.75D；3.25D　(B)3.25D；3.75D　(C)3.50D；3.50D　(D)3.37D；3.63D

101. 以（　　）為水平基準線，來測定眼鏡的（　　）。　(A)鏡圈的兩下緣的切線、光學中心垂直互差　(B)樁頭連線、光學中心水平互差　(C)鼻樑兩焊點連線、光學中心高度互差　(D)兩鉸鏈中點連線、光學中心水平偏差

102. 配裝眼鏡鏡架的外觀品質檢測不包括（　　）。　(A)表面粗糙度　(B)折射率　(C)焊點品質　(D)表面疵病

103. （　　）的整形要求包括左右兩鏡面應保持相對平整、托葉對稱、鏡腿外張角對稱、平整、鏡架無扭曲現像。　(A)鏡圈　(B)鏡身　(C)鏡腿　(D)配裝眼鏡

104. 單性柱鏡軸位在90°時，無需考慮光學中心（　　）。　(A)垂直互差　(B)水平互差　(C)偏差　(D)互差

105. 有色眼鏡鏡片的（　　）應基本一致，通過（　　）檢查。　(A)色澤；色譜儀　(B)基色；目視　(C)色澤；目視　(D)基色；色譜儀

106. 無框眼鏡裝配後（　　）之間應不鬆動、無明顯縫隙，通過目視檢查。　(A)鏡

片和螺絲孔　(B)鏡片和鼻孔　(C)鏡圈和定片扣　(D)鏡片和定片扣

107.無框眼鏡不應存在因螺絲旋得過緊而引起的嚴重應力，用（　）檢查。　(A)頂焦度計　(B)曲率計　(C)偏光儀　(D)偏光應力儀

108.左右兩鏡腿的外張角應為（　）並左右對稱。　(A)80°～95°　(B)90°～100°　(C)90°～105°　(D)80°～100°

109.無框眼鏡的鏡片邊緣應光滑，通過（　）檢查。　(A)應力儀　(B)曲率儀　(C)卡尺　(D)目視

110.無框眼鏡左右兩鏡面應（　）。　(A)薄厚一致　(B)保持相對平整　(C)前後彎度一致　(D)鏡度一致

111.批量生產的老視鏡應標明的項目不包括（　）。　(A)頂焦度　(B)規格尺寸　(C)鏡架光潔度　(D)光學中心

112.對玳瑁材質鏡架整形後，最好抹上（　），防止鏡架（　）。　(A)潤滑油　變形　(B)潤滑油　乾裂　(C)龜油　翻邊　(D)色油　乾裂

113.重量輕是（　）鏡架最大的特點。　(A)蒙耐爾　(B)白銅　(C)K金　(D)鈦材

114.K金架、鈦材架在使用鉗子校正時，應墊一塊布，以防（　）。　(A)鉗傷金屬或鍍層　(B)造成鏡架焦損　(C)造成鏡架變形　(D)造成鏡架斷裂

115.對無框眼鏡的（　）是：在裝配鏡片後，首先要檢查，然後調整兩鏡片在一條線，調整外張角，而後調整傾斜角等，最後要鏡架在桌面上保持平整。　(A)研磨步驟　(B)校配步驟　(C)加工步驟　(D)整形步驟

116.對無框眼鏡的整形，兩鏡片不在一條線，螺絲已上牢，產生的原因可能是（　）。　(A)鏡片形狀不一致　(B)托葉鬆動　(C)鼻樑處扭曲　(D)鼻托處扭曲

117.對無框鏡架進行整形，外張角不正確，原因可能是（　）。　(A)傾斜角太大　(B)傾斜角太小　(C)身腿傾斜角太小　(D)鼻樑向內或向外彎曲

118.對無框鏡架進行整形，當把眼鏡放在桌上時，鏡腿不能同時放置於桌面，需要將（　）上的螺絲調鬆，使鏡腿移到平行的位置，再將（　）上的螺絲上緊。　(A)鼻架、鏡片　(B)鼻架、鼻架　(C)鏡片、鼻架　(D)鏡片、鏡片

119.加大無框眼鏡身腿傾斜角時，應一手握（　）鉗住螺栓兩端固定鏡架，另一手握（　）鉗住鏡腿垂直向下方向扭動。　(A)圓嘴鉗；鏡腿鉗　(B)框眼鏡

調整鉗；圓嘴鉗　(C)無框眼鏡裝配鉗；鏡腿錨　(D)鏡腿鉗；無框眼鏡裝配鉗

120.裝配鏡片後，首先要檢查整體外觀，檢查鏡片打孔的（　），觀察鏡片外面的弧度，然後檢查兩鏡片是否在一條線等。　(A)數量　(B)位置是否合適　(C)直徑　(D)深度

121.校配無框眼鏡時，在觀察配鏡者的臉型，根據配鏡者臉型校配的其他步驟之前，應首先（　）。　(A)檢查鏡架有無損傷　(B)檢查鼻托合適與否　(C)檢查鏡腿合適與否　(D)對新配無框眼鏡進行外觀檢查，看是否符合技術要求

122.無框眼鏡校配好以後，要注意檢查（　）。　(A)鼻托是否合適　(B)鏡腿是否合適　(C)傾斜角是否合適　(D)兩鏡片是否鬆動

123.校配無框眼鏡時，應首先對新配無框眼鏡進行外觀檢查，然後再觀察配鏡者的臉型，然後讓顧客試戴，如發現不合適，根據配鏡者臉型進行校配，在調整鼻托之前，要先（　）。　(A)檢查鏡片鏡度、軸向等　(B)調整鏡腿長短　(C)調整鏡腿腳套　(D)調整兩鏡腿的寬窄

124.校配無框眼鏡時，讓顧客試戴後，兩鏡腿的寬窄合適，但戴鏡時，左右鏡眼距不同，則可能是（　）。　(A)顧客鼻樑較高　(B)顧客鼻樑較低　(C)顧客耳部高低不同　(D)顧客臉部不對稱

125.校配無框眼鏡時，顧客的鼻樑寬窄合適，但發現顧客鼻樑較高，會造成鏡架位置偏高，應調整（　），直至合適。　(A)將鼻托向下拉，並且加大鼻托間距　(B)將鼻托向上拉，並且減小鼻托間距　(C)將鼻托向下拉，鼻托間距不動　(D)將鼻托向上拉，鼻托間距不動

126.校配無框眼鏡時，顧客的眼睛與耳朵距離較長，會造成鏡架鏡腿彎點長（　），應調整（　），直至合適。　(A)過短將鏡腿彎點長增大　(B)過長將鏡腿彎點長減小　(C)過長將鏡腿彎點長增大　(D)過短將鏡腿彎點長減小

127.校配無框眼鏡時，顧客的左耳較右耳低，會造成鏡架（　），應調整（　），直至合適。　(A)左高右低　使鏡架左側身腿傾斜角大於右側身腿傾斜角　(B)左高右低　使鏡架左側身腿傾斜角小於右側身腿傾斜角　(C)右高左低　使鏡架左側身腿傾斜角大於右側身腿傾斜角　(D)右高左低　使鏡架左側身腿傾斜角小於右側身腿傾斜角

128. 校配好無框眼鏡後，還應使顧客注意，摘戴眼鏡時要（ ），避免鏡片破裂。 (A)單手摘戴 (B)雙手摘戴 (C)憑個人習慣 (D)以右手為主

129. 校配好無框眼鏡後，要告訴顧客擦洗無框眼鏡時，要注意（ ），以防（ ）。 (A)用手捏眼鏡框，不要捏鏡片邊；螺絲鬆動 (B)用手捏鏡片邊，不要捏眼鏡框；螺絲鬆動 (C)用手捏鏡腿，不要捏鏡片邊；擦傷鏡片 (D)用手捏鼻架，不要捏眼鏡框；擦傷鏡片

130. 校配（ ）時，固定鏡片的螺絲鬆動，要使用（ ）緊固。 (A)無框眼鏡、裝配鉗 (B)半框眼鏡、十字螺絲刀 (C)半框眼鏡、一字螺絲刀 (D)無框眼鏡、外六角管套

131. 自動磨邊機使用循環水時，（ ）。因為髒水會劃傷鏡片、堵塞水管、電磁閥和噴水嘴。水箱裡的聚集物也有可能損傷泵葉。 (A)加工50片後換水 (B)加工100片後換水 (C)一天內最好多換幾次水 (D)加工兩天後換水

132. 自動磨邊機水箱供給循環水換水時，（ ），倒掉廢水，並清洗水箱內和過濾網上的粉垢。 (A)請先清洗工作臺，再取出水箱 (B)請先停機，再取出水箱 (C)請先拔掉電源插頭，再取出水箱 (D)請先關水閥，再取出水箱

133. 自動磨邊機清潔噴水口的原因是：噴水口一旦堵塞，水量減少或無水（ ）。 (A)導致表面鏡片劃傷 (B)導致砂輪減速 (C)導致砂輪磨損 (D)從而導致加工能力降低甚至無法工作

134. 自動磨邊機清潔磨邊機防水蓋的原因是：長時間工作，會使鏡片的切削粉塵附著在防水蓋上，如不及時清洗，切削粉塵將會固化，難以清除，（ ）。 (A)從而導致加工能力降低甚至無法工作 (B)將導致鏡片光心移位 (C)將導致砂輪磨損 (D)從而影響觀察視線

135. 每天用完機器後，必須立即清潔磨邊機及掃描器外殼。若放幾天後再清洗，切削粉末會固化機殼上，將難以除去。（ ）。 (A)請用軟布沾中性清洗劑清潔外殼 (B)請用軟布沾酸性清洗劑清潔外殼 (C)請用軟布沾鹼性清洗劑清潔外殼 (D)請用軟布沾酒精清潔外殼

136. 當砂輪鈍後，加工時間變長。為恢復砂輪性能，應修整，時間約磨（ ）。 (A)800片PC片後 (B)2000片PC片後 (C)2000片玻璃片後 (D)1000片玻璃片後

137.不符合自動磨邊機使用環境要求的是：（　）。　(A)乾燥通風　(B)無陽光直射　(C)適宜機器的合適溫度　(D)潮濕環境

138.自動磨邊機檢查吸盤密封橡膠的原因是：若有吸盤密封橡膠破損，因為積聚在裂縫裡的粉末會劃傷鏡片。同時也會造成（　）。　(A)劃傷排水管　(B)加工速度減慢　(C)堵塞噴水嘴　(D)鏡片中心及軸位偏移

139.自動磨邊機倒邊時，鏡片下層位置不對的原因是：（　）。　(A)鏡片未夾正或水泵損壞　(B)砂輪損壞或機器內部設置參數錯亂　(C)水嘴不噴水或機器內部設置參數錯亂　(D)機頭不平衡或機器內部設置參數錯亂

140.自動磨邊機尖邊位置跑偏的原因是：（　）。　(A)修石棒修V型槽時兩邊不均衡或鏡片未夾正　(B)電機損壞或皮帶鬆了　(C)水嘴不噴水或機頭平衡不好　(D)修石棒修V型槽時兩邊不均衡或機頭平衡不好

141.自動磨邊機磨邊加工時間過長的原因是：（　）。　(A)鏡片未夾正或皮帶鬆了　(B)電機損壞或機頭平衡不好　(C)水嘴不噴水或機頭平衡不好　(D)砂輪長時間使用後變鈍或砂輪壽命已到

142.（　）不是自動磨邊機加工後的鏡片軸位偏移的原因。　(A)機器軸位裝置出故障　(B)用帶水吸盤　(C)容易打滑的鏡片　(D)電磁閥損壞

143.自動磨邊機更換砂輪的步驟是：(1)首先拔下電源；(2)用大扳手來鎖定砂輪；(3)（　）；(4)小心去掉砂輪；(5)按與上相反步驟裝回砂輪。　(A)用大扳手去掉螺母　(B)用手去掉螺母　(C)用鉗子去掉螺母　(D)用內六角扳手去掉螺母

144.自動磨邊機更換保險絲的步驟是：(1)關機，拔下電源線；(2)（　）；(3)換上同型號新保險絲，並擰好；(4)開啟電源，確認有問題否。　(A)用扳手反時針旋轉去掉保險絲蓋　(B)用內六角扳手反時針旋轉去掉保險絲蓋　(C)手反時針旋轉去掉保險絲蓋　(D)用螺絲刀反時針旋轉去掉保險絲蓋

145.master Friday load people四個詞的正確解釋依次為：（　）。　(A)教師　星期六　載重量　民族　(B)桅桿　星期日　沃土　民族　(C)良知　星期六沃土　民族　(D)教師　星期五　載重量　民族

146.「您左眼看得清楚還是右眼看得清楚？」的正確英文解釋為：（　）。
(A)Do you always wear glasses?　(B)Which do you see cleaer, with the right eye

or with the left eye?　(C)Please keep your eyes wide open now?　(D)Please show me your reading position?

147.質量管理八項原則包括：（　　）；以顧客為中心原則；全員參與原則；過程方法原則；系統管理的方法原則；基於事實的決策方法原則；與供方的互利關係原則。　(A)保持恆定原則；領導作用原則　(B)保持恆定原則；商家作用原則　(C)持續改進原則；領導作用原則　(D)持續改進原則；商家作用原則

148.（　　）的含義是：組織依存於顧客，因此組織應當理解顧客當前和未來的需求，滿足顧客要求並爭取超越顧客期望。　(A)以顧客為中心原則　(B)基於事實的決策方法原則　(C)領導作用原則　(D)全員參與原則

149.（　　）的作用為：使得整個組織都能理解顧客以及其他受益者的需求；能夠保證將目標直接與顧客的需求和期望相關聯；能夠改進組織滿足顧客需求；保證員工具有滿足組織的顧客所需的知識和技能。　(A)以顧客為中心原則　(B)以員工為中心原則　(C)以組織為中心原則　(D)以領導為中心原則

150.（　　）的含義是：領導者確立組織統一的宗旨及方向。他們應當創造並保持員工能充分參與實現組織目標的內部環境。　(A)過程方法原則　(B)持續改進原則　(C)領導作用原則　(D)全員參與原則

151.（　　）原則的作用為：組織的未來有明確的前景；將組織未來的前景轉化為可測量的目標；通過授權和員工的參與，實現組織的目標；建立一支經充分授權、充滿激情、資訊靈通和穩定的勞動力隊伍。　(A)領導作用　(B)以顧客為中心　(C)持續改進　(D)過程方法

152.全員參與原則的作用不包括（　　）。　(A)員工能夠有效地對改進組織的方針和戰略目標做出貢獻　(B)員工承擔起對組織目標的責任　(C)積極參與有助於個人的成長和發展活動，符合組織的利益　(D)保證員工具有滿足組織的顧客所需的知識和技能

153.（　　）原則的作用為：整個組織利用確定的過程，可以增強結果的預見性、更好的使用資源，縮短循環時間，降低成本。　(A)領導作用　(B)系統管理　(C)持續改進　(D)過程方法

154.系統管理原則的含義是：（　　）。　(A)將相互關聯的過程作為系統加以識

別、理解和管理，有助於組織提高實現目標的有效性和效率　(B)員工確立組織統一的宗旨及方向　(C)各級人員都是組織之本，只有他們的充分參與，才能使他們的才幹為組織帶來收益　(D)顧客依存於組織

155. 系統管理原則的作用包括：（　）。　(A)了解過程能力有助於確立更具有挑戰性的目標　(B)對過程的有效性進行廣泛的評審，可了解問題的產生原因並適時地進行改進　(C)採用過程的方法降低成本，避免錯誤，控制偏差，縮短循環時間，增強對輸出的可預見性的方式得到運作的結果　(D)可降低人力資源管理過程的成本，能夠把這些過程與組織的需要相結合，並造就一支有能力的勞動力隊伍

156. （　）的含義是：持續改進總體業績是組織的永恆目標。　(A)過程方法原則　(B)持續改進原則　(C)系統管理原則　(D)全員參與原則

157. 持續改進系統管理原則的作用包括（　）。　(A)了解過程能力有助於確立更具有挑戰性的目標　(B)對過程的持續改進涉及組織的員工的參與　(C)對過程的有效性進行廣泛的評審，可了解問題的產生原因並適時地進行改進　(D)可降低人力資源管理過程的成本，能夠把這些過程與組織的需要相結合，並造就一支有能力的勞動力隊伍

158. （　）原則的作用為，對從員工監督、建議等來源的數據和資訊進行分析，可指導人力資源方針的制定。　(A)領導作用　(B)系統管理　(C)基於事實的決策方法　(D)過程方法

159. （　）原則的含義是：組織與供方相互依存，互利的關係可增強雙方創造價值的能力。　(A)系統管理　(B)過程方法　(C)與供方的互利關係　(D)領導作用

160. 與供方的互利關係原則的作用包括：（　）。　(A)員工能夠有效地對改進組織的方針和戰略目標做出貢獻　(B)通過供方早期的參與，可設定更具有挑戰性的目標　(C)積極參與有助於個人的成長和發展活動，符合組織的利益　(D)保證員工具有滿足組織的顧客所需的知識和技能

二、是非題（第161題～第200題。將判斷結果填入括號中。正確的填
「✓」，錯誤的填「×」。每題0.5分，滿分20分）

（　）161.鏡架上56－14－140符號表示鏡架是用基準線法表示規格尺寸，鏡圈尺寸
56，鼻樑尺寸14，腿長140。

（　）162.製造鏡架的鎳合金材料有：蒙耐爾合金、白金和不銹鋼。

（　）163.光致變色玻璃鏡片是在無色或有色光學玻璃基礎成分中添加鹵化銀等化合
物，使鏡片受到紫外線照射後分解成銀和鹵素，鏡片顏色由深變淺。

（　）164.凹透鏡按截面可分為深新月凹透鏡、淺新月凹透鏡、平凹透鏡三大類。

（　）165.頂相對的大小不同的三稜鏡旋轉組成正球面透鏡。

（　）166.睫狀肌的環形纖維的舒縮對晶狀體的凸度起著調節作用，當肌纖維收縮
時，睫狀小帶放鬆，則晶狀體凸度加大，使眼睛看清遠目標。

（　）167.眼外肌的生理功能主要為司理眼球運動。當眼外肌的肌止點位置異常、某
條肌肉發育不良或支配肌肉的神經發生麻痺時，則導致弱視。

（　）168.近視眼發生原因至今尚有爭論，目前仍屬認識階段，一般認為弱視與照明
條件不足兩個因素對近視眼發生、發展起著一定作用。

（　）169.正視眼遠點在眼前無限遠距離處。

（　）170.正視眼看外界任何物體都要動用調節。

（　）171.屈光參差、高度近視且無眼前部疾病不能夠配戴隱形眼鏡。

（　）172.透過凸透鏡框架眼鏡所看到的像呈鈍角狀變形。

（　）173.戴框架試片15分鐘後雙眼分別改用相同度數的角膜接觸鏡片，進行片上驗
光時須進行霧視放鬆調節強力。

（　）174.使用瞳距尺測量單側瞳距時，檢查者與被檢者視線應在同一高度，根據角
膜反光點測讀單眼瞳距。

（　）175.檢查者與被檢者正面對坐，視線保持同一高度，被檢者戴上調整好的鏡
架。將瞳高測量儀夾在鏡架上，使瞳高測量儀對稱地處於鼻樑兩側。調節
測量儀上的調節旋鈕，使黑色的水平刻度線對準瞳孔中心，鏡架下外側緣
處所對的刻度數值即為瞳高。

（　）176.檢查者與被檢者視線保持同一高度，請顧客直視，將筆式電筒置於檢查者的左眼下，閉右眼，觀察顧客右角膜反光點在已畫樣片上的垂直瞳距線上的位置，在瞳距線上相對瞳孔中心的位置畫一橫線。重複以上步驟測量另一眼的近用瞳距。

（　）177.使用筆式電筒測量近用瞳距、瞳高時，電筒要置於檢查者檢查眼的正下方，直射被檢查眼。

（　）178.使用標記襯片測量單側瞳距後，將標記完瞳孔反光點的鏡架置於漸進鏡片測量卡上，注意鼻樑的中心對準測量卡的中心（斜線指標的兩側對稱），然後由中央的水平刻度線讀出左右眼的單側瞳距。

（　）179.水平移心量的計算值為正數時，說明不需移心。

（　）180.使用模板磨邊機加工漸進鏡片的磨邊步驟不包括：安裝吸盤。

（　）181.塑料鏡架裝配漸進多焦點鏡片時，注意鏡片上隱性刻印的連線與鏡架水平基準線保持平行。加熱鏡架先裝鏡片下半部分尖邊，再將鏡片外露尖邊逐漸推入鏡圈槽內，之後整理鏡架。

（　）182.無框眼鏡裝配漸進多焦點鏡片的方法是：檢查鏡片的磨邊質量與尺寸式樣，檢查鏡片上的鑽孔與鏡架上的螺孔在靠近鏡片中心處是否內切，螺絲穿入後是否起到銷子的作用；裝配鏡片；檢查兩鏡片的四個隱性刻印的連線與鏡架垂直基準線是否平行；整理眼鏡。

（　）183.塑料鏡架裝配漸進多焦點眼鏡時應注意：鏡架加熱要集中防止鏡架變形；加熱時不要加熱鏡片；檢查兩鏡片的四個隱性刻印的連線與鏡架水平基準線是否平行。

（　）184.無框眼鏡裝配的步驟為：檢查鏡片質量與尺寸樣式；檢查鑽孔是否合格；調整眼鏡；裝配鏡架鏡片。

（　）185.無框眼鏡裝配時，應注意螺絲長度與鏡片厚度相配合，旋螺絲釘時不可過鬆，防止鏡片破裂。

（　）186.無框眼鏡鏡片上的鑽孔與鏡架上的螺孔在靠近鏡片樁頭（外側）處內切，而且螺絲穿入後要起到銷子的作用。

（　）187.應力儀可用來檢測鏡片在鏡架中所受的應力的大小。

（　）188.在漸進鏡片中下加光度位於鼻側隱形小刻印下方。

（　）189.周邊應加緊固膠水是對無框眼鏡外觀質量檢查過程中螺絲孔的要求。

（　）190.無框眼鏡整形時，對材質較硬的鑽孔架一定要先卸下鏡腿，然後再調整。

（　）191.自動磨邊機加工樹脂片時，水箱內會產生泡沫，當氣泡特別多的時候，可直接對準氣泡噴射消泡劑10～15次，加以攪拌後效果更佳。

（　）192.自動磨邊機清潔磨邊室的原因是：長時間加工，會使夾片軸、夾頭及磨邊室內壁附著切削粉塵，若不及時清除，會劃傷鏡片，還會使導致電機損壞。

（　）193.自動磨邊機磨邊時，以下任何一種原因都可造成水嘴不噴水或水量很少，砂輪冒火星：(1)噴水嘴堵塞或壞掉；水閥開關未打開(2)電磁閥堵塞或壞掉；水泵壞掉(3)進水管未連接好或堵塞；用自來水時，自來水斷水(4)電機壞掉。

（　）194.可能造成自動磨邊機加工的鏡框邊顯示不平滑的原因包括以下各項，(1)掃描器探頭沒有置入鏡架槽內；(2)鏡框接頭處有錯位或縫隙，鏡架鼻托阻擋掃描針；(3)機器軸位裝置出故障；(4)皮帶鬆了。

（　）195.自動磨邊機磨邊時噪音很大的原因是：砂輪損壞；機器軸位裝置出故障。

（　）196.自動磨邊機夾片軸不轉動的原因是：轉軸電機壞了或夾片軸機構裡進粉塵過多，造成摩擦力過大。

（　）197.progressive addition lenses、single vision lenses、bifocal lenses三個詞的正確解釋依次為依次為：漸進鏡、雙光鏡、單光鏡。

（　）198.「Haven't seen you for a long time.」的正確中文解釋為：您一切都好嗎？

（　）199.領導作用原則的含義是：各級人員都是組織之本，只有他們的充分參與，才能使他們的才幹為組織帶來收益。

（　）200.過程方法原則的含義是：有效決策是建立在數據的基礎上。

模擬試卷（五）

一、選擇題（第1題～第160題。選擇一個正確的答案，將相應的字母填入題內的括號中。每題0.5分，滿分80分）

1. 鏡架上56□14–140符號指的是（　　），鼻樑尺寸14。　(A)方框法表示鏡架的規格尺寸，鏡圈尺寸56　(B)方框法表示鏡架的規格尺寸，鏡圈高度56　(C)基準線法表示鏡架的規格尺寸，鏡圈尺寸56　(D)基準線法表示鏡架的規格尺寸，鏡圈高度56

2. 鏡架上57–13–140符號指的是（　　），鼻樑尺寸13。　(A)基準線法表示鏡架的規格尺寸，鏡圈尺寸57　(B)基準線法表示鏡架的規格尺寸，鏡圈高度57　(C)方框法表示鏡架的規格尺寸，鏡圈尺寸57　(D)方框法表示鏡架的規格尺寸，鏡圈高度57

3. 製造鏡架的金屬材料分為（　　）三大類。　(A)銅鎳鋅錫合金、鋅白銅和白金　(B)銅合金、鋅白銅和包金　(C)銅合金、蒙耐爾合金和金　(D)銅合金、鎳合金和貴金屬

4. 製造鏡架的鎳合金材料有（　　）。　(A)蒙耐爾合金、鎳銅金和不銹鋼　(B)白金、高鎳合金和不銹鋼　(C)包金、高鎳合金和不銹鋼　(D)蒙耐爾合金、高鎳合金和不銹鋼

5. 國產超薄鏡片大都採用折射率1.7035，密度3.028，阿貝數（　　）的鋇火石光學玻璃材料製造。　(A)60.5　(B)58.0　(C)31.8　(D)41.6

6. 黃色有色玻璃鏡片的特點是（　　），這種鏡片的用途是可以作為夜視鏡或駕駛員陰雨、霧天配戴。　(A)均勻吸收光譜線、吸收紫外線、紅外線　(B)吸收紫外線、紅外線　(C)防熒光刺眼　(D)吸收紫外線

7. 平行光線經（　　）折射後將會聚於一點。　(A)凹面鏡　(B)凸面鏡　(C)凹透鏡　(D)凸透鏡

8. 按截面的不同將凸透鏡進行分類，不包括（　　）。　(A)非對稱凸面鏡　(B)平凸透鏡　(C)雙凸透鏡　(D)新月凸透鏡

9. 平行光線經凹透鏡後出射光線將（　）。　(A)會聚　(B)發散　(C)偏折　(D)仍平行

10. （　）是按截面的不同將凹透鏡劃分的基本類型。　(A)雙凹透鏡、平凹透鏡、新月凹透鏡　(B)凸托里克透鏡、凹托里克透鏡、平凹透鏡　(C)對稱雙凹透鏡、非對稱雙凹透鏡、平凹透鏡　(D)深新月凹透鏡、淺新月凹透鏡、雙凹透鏡

11. 光發生反射時，如果入射角為30°，則反射角為（　）。　(A)90°　(B)60°　(C)45°　(D)30°

12. 光由空氣入射n=1.5的玻璃，當入射角為30°時。則折射角為（　）。　(A)19.47°　(B)30°　(C)60°　(D)15.47°

13. 像方焦距為2m的薄透鏡，物在透鏡前8m處，像在透鏡後（　）處。　(A)5.67m　(B)2.67m　(C)4.67m　(D)1.67m

14. 正透鏡沿豎直方向平移，像（　）。　(A)沿水平方向逆動　(B)沿水平方向順動　(C)沿豎直方向順動　(D)沿豎直方向逆動

15. 負透鏡沿豎直方向平移，像（　）。　(A)沿水平方向逆動　(B)沿水平方向順動　(C)沿豎直方向順動　(D)沿豎直方向逆動

16. 凹柱面透鏡沿垂軸的方向平移，像（　）。　(A)沿垂軸的方向逆動　(B)沿垂軸的方向順動　(C)沿垂軸的方向不動　(D)沿軸的方向順動

17. 當透鏡旋轉時若十字光標的像不產生剪動，該透鏡不是（　）。　(A)負透鏡　(B)正透鏡　(C)平光鏡　(D)散光透鏡

18. 圖中斜線為右眼散光軸向，二線夾角為30°，TABO法表示的該眼散光軸向是（　）。　(A)30°　(B)60°　(C)150°　(D)120°

19. 散光鏡片屈光度為3.00D，與軸成60度角方向屈光力為（　）。　(A)1.25D　(B)3.25D　(C)2.75D　(D)2.25D

20. +3.00DS/+1.50DC×60；−1.00DS/−1.50DC×150；+2.00DC/−1.50DC×60三鏡疊合總效果為（　）。　(A)+2.50DS/−1.50DC×60　(B)+2.50DS/+1.50DC×60　(C)+2.50DS/−1.50DC×150　(D)+2.50DS/+1.50DC×150

21. 一薄透鏡前後兩面光焦度分別為+6.00D；1.25D則該透鏡的總光焦度為
（　　）。　　(A)+6.00D　(B)−1.25D　(C)+1.25D　(D)+4.75D

22. 單折射球面，前後兩面n1=1；n2=1.6，屈光度為2.00D，球面曲率半徑為
（　　）。　　(A)1.50m　(B)1.00m　(C)2.00m　(D)0.30m

23. 一束平行光入射（　　）後，出射光仍為平行光束。　　(A)球柱鏡　(B)正透鏡
(C)負透鏡　(D)三稜鏡

24. 3△基底向左眼鼻側的三稜鏡，如用360°底方向標示法可表示為（　　）。
(A)3△B90°　　(B)3△B0°　　(C)3△B180°　　(D)3△B270°

25. 右眼三稜鏡度為3△B45°也可表示為（　　）。　　(A)2.12△BO聯合2.12△BD
(B)2.12△BO聯合2.12△BU　(C)2.12△BI聯合2.12△BU　(D)2.12△BI聯合2.12
△BD

26. 兩個三稜鏡分別為2△B270°和3△B360°疊加效果為（　　）。　　(A)3.61△
B56.31°　　(B)3.61△B123.69°　　(C)3.61△B236.31°　　(D)3.61△B326.31°

27. （　　）可視為由底相對的大小不同的三稜鏡單向排列組成。　　(A)正球面透鏡
(B)負球面透鏡　(C)負柱面透鏡　(D)正柱面透鏡

28. 頂相對的大小不同的三稜鏡旋轉組成（　　）。　　(A)正柱面透鏡　(B)負柱面透
鏡　(C)正球面透鏡　(D)負球面透鏡

29. 角膜占眼球前方1/6，透明，外表面中央約3mm左右為球形弧面，周邊曲率
半徑逐漸增大，呈非球面。橫徑大於縱徑，（　　）。　　(A)中央厚度約為0.8
～1.2mm，邊厚約為0.8mm　(B)中央厚度約為1.5～1.7mm，邊厚約為1.9mm
(C)中央厚度約為0.5～0.7mm，邊厚約為1.1mm　(D)中央厚度約為0.3～
0.5mm，邊厚約為0.6mm

30. 角膜的折射率（　　），光透射比大於97%，占眼的總屈光力的70%～75%，約
為40.00D～45.00D，是眼的主要屈光介質之一。　　(A)隨外界溫度變化（約為
1.376～1.486）　(B)晝夜不同（約為1.376～1.486）　(C)恆定（約為1.376）
(D)恆定（約為1.976）

31. 睫狀肌的環形纖維的舒縮對晶狀體的凸度起著調節作用，當肌纖維收縮時，
睫狀小帶放鬆，（　　）。　　(A)則晶狀體凸度減小，使眼睛看清近目標　(B)則

晶狀體凸度加大，使眼睛看清遠目標 (C)則晶狀體凸度減小，使眼睛看清遠目標 (D)則晶狀體凸度加大，使眼睛看清近目標

32. 眼外肌的生理功能主要為司理眼球運動。當眼外肌的肌止點位置異常、某條肌肉發育不良或（ ），則導致斜視。 (A)晶狀體混濁時 (B)角膜發生軟化時 (C)支配肌肉的神經發生麻痺時 (D)角膜發生炎症時

33. 在重量、抗衝擊性上，玻璃鏡片與相比CR-39鏡片的缺點是（ ）。 (A)重量輕，抗衝擊性差 (B)重量重，抗衝擊性強 (C)重量重，抗衝擊性差 (D)重量輕，抗衝擊性強

34. 軸性遠視眼軸每增長1mm，約有（ ）。 (A)+3.0D屈折力之增加，即+3.0D遠視 (B)+4.0D屈折力之增加，即−4.0D近視 (C)+4.0D屈折力之增加，即+4.0D遠視 (D)+3.0D屈折力之增加，即−3.0D近視

35. 樹脂打孔漸進鏡片開孔處邊厚應不小於（ ）。 (A)0.8～1.0mm (B)1.0～2.0mm (C)1.2～1.5mm (D)1.5～2.0mm

36. 漸進眼鏡下加光度不一致的因素是（ ）。 (A)遠用雙眼視力不平衡 (B)有散光 (C)調節力差 (D)輻輳功能不足

37. 用樹脂鏡片做無框漸進眼鏡時，開孔處的鏡片厚度應為（ ）。 (A)1.0～2.0mm (B)0.8～1.2mm (C)1.2～2.0mm (D)1.5～2.0mm

38. （ ）是漸進眼鏡的適應症。 (A)早期白內障 (B)平衡功能不良的人 (C)內耳功能障礙的人 (D)需要做一定的近距離工作，又期望鏡片美觀的人

39. 邊緣厚度在（ ）以上的可以用來製作樹脂拉絲漸進眼鏡。 (A)2.0～2.5mm (B)0.8～1.2mm (C)1.5～2.0mm (D)1.0～1.5mm

40. 如果顧客一眼配漸進鏡片，另一眼想配一片單光鏡片，則在配鏡必須注意（ ）。 (A)厚度一致 (B)頂焦度一致 (C)水平方向三稜鏡度差異 (D)垂直方向稜鏡度差異

41. 雙光眼鏡的缺點是（ ）。 (A)視野 (B)鏡片厚 (C)鏡片重 (D)對於中高度以上的加光，會感到缺少中間視力

42. 首次在國際視光學大會上推出漸進多焦點鏡片的人是（ ）。 (A)豪雅 (B)梅特納茲 (C)依視路 (D)弗蘭克林

43. 驗光結果為8.50/1.0090，驗光鏡片至角膜前頂點距離為12mm，則該隱形眼鏡度數是（　）。　(A)9.00D　(B)8.75D　(C)7.50D　(D)8.00D

44. （　）戴隱形眼鏡後所見的物像比戴框架眼鏡所見的物像小。　(A)遠視眼　(B)近視眼　(C)散光眼　(D)老視眼

45. 角膜接觸鏡與框架眼鏡的（　）使遠視配戴者稱戴角膜接觸鏡所見的物像較戴框架眼鏡小。　(A)放大倍率　(B)視野　(C)視角　(D)調節力

46. 角膜接觸鏡與框架眼鏡近視調節差異說法中，不正確的是（　）。　(A)近視眼戴角膜接觸鏡比戴框架眼鏡視近時付出的調節多　(B)近視眼戴角膜接觸鏡比戴框架眼鏡視近時付出的調節少　(C)遠視眼戴角膜接觸鏡比戴框架眼鏡視近時付出的調節多　(D)近視眼戴角膜接觸鏡比戴框架眼鏡視近時付出的調節多，遠視眼戴角膜接觸鏡比戴框架眼鏡視近時付出的調節多

47. 關於角膜接觸鏡與框架眼鏡的視野差異的說法中，正確的是（　）。　(A)框架眼鏡的視野被限制在鏡片的邊緣範圍之內，當視線指向鏡片範圍以外時，不能獲得良好的矯正視力　(B)角膜接觸鏡的光驅覆蓋配戴眼的整個瞳孔區，可始終保持眼的正常生理視野範圍　(C)框架眼鏡的視野被限制在鏡片的邊緣範圍之內，當視線指向鏡片範圍以外時，不能獲得良好的矯正視力，角膜接觸鏡的光驅覆蓋配戴眼的整個瞳孔區，可始終保持眼的正常生理視野範圍，正透鏡框架眼鏡有環形盲區　(D)正透鏡框架眼鏡有環形盲區

48. 角膜接觸鏡與框架眼鏡在影像差說法中，正確的是（　）。　(A)角膜接觸鏡幾乎不產生折射像差　(B)透過凹透鏡框架眼鏡所看到的像呈鈍角狀變形　(C)角膜接觸鏡幾乎不產生折射像差，透過凹透鏡框架眼鏡所看到的像呈鈍角狀變形，透過凸透鏡框架眼鏡所看到的像呈銳角狀變形　(D)透過凸透鏡框架眼鏡所看到的像呈銳角狀變形

49. 不適合用作無框眼鏡鏡片材料的是（　）材料。　(A)PMMA和CR－39　(B)CR－39和PC　(C)PMMA和PC　(D)水晶和玻璃

50. 小瞳距的顧客應注意，不要選擇（　）。　(A)大鼻樑架的無框鏡架　(B)角膜接觸鏡　(C)水晶材料眼鏡　(D)PC材料眼鏡

51. 戴框架試片適應15分鐘後，雙眼分別改用相同度數的（　），進行片上驗光

時，須進行霧視放鬆調節張力。　(A)有色鏡片　(B)變色鏡片　(C)成品眼鏡 (D)角膜接觸鏡

52. 使用瞳距尺測量單側瞳距時，檢查者與被檢者視線應在同一高度，根據（　）測讀單眼瞳距。　(A)角膜內緣位置　(B)角膜外緣位置　(C)角膜反光點　(D)角膜中心高度

53. 使用標記襯片測量瞳距、瞳高時，鏡架應先作調整。注意鏡面的（　）為 10°～14°，鏡眼距離為12～14mm左右。　(A)斜角　(B)前角　(C)鏡面角 (D)傾斜角

54. 3△基底向左眼鼻側的三稜鏡，如用360°底方向標示法可表示為（　）。 (A)3△B90°　(B)3△B0°　(C)3△B180°　(D)3△B270°

55. 使用瞳距儀時一定要緊貼被檢者的前額和鼻樑處，以（　）。　(A)減小瞳距誤差　(B)減小三稜鏡度誤差　(C)減小瞳高誤差　(D)減小頂焦度誤差

56. 檢查者與被檢者正面對坐，（　），被檢者戴上調整好的鏡架。將瞳高測量儀夾在鏡架上，使瞳高測量儀對稱地處於鼻樑兩側。調節測量儀上的調節旋鈕，使黑色的水平刻度線對準瞳孔中，鏡架下內側緣處所對的刻度值即為瞳高。　(A)視線保持同一高度　(B)視線平行　(C)檢者視線高於被檢者　(D)被檢者視線高於檢者

57. （　）的常見測量方法包括使用瞳高測量儀和標記襯片兩種方法。　(A)瞳距 (B)瞳高　(C)瞳孔直徑　(D)瞳孔大小

58. 使用標記襯片測量單側瞳距後，將標記完瞳孔反光點的鏡架置於漸進鏡測量卡上，注意鼻樑的中心對準測量卡的中心（斜線指標的兩側對稱），然後由中央的（　）讀出左右眼的單側瞳距。　(A)隱性刻印連線　(B)十字標記連線 (C)水平刻度線　(D)垂直刻度線

59. 確定漸進多焦點鏡片遠用配戴中心移心量的方法是：測量鏡架幾何中心水平距；計算水平移心量；測量鏡圈（　）；計算垂直移心量；根據計算結果確定移心量。　(A)最大直徑　(B)最小直徑　(C)寬度　(D)高度

60. 鏡架幾何中心水平距為68mm，單側瞳距為29mm，則水平移心量為（　）mm。　(A)5　(B)5　(C)4　(D)4

61. 測量漸進多焦點眼鏡移心量時應注意：正確測量鏡架幾何中心水平距；使用中心型模板；使用（　）時需校對移心量的計算數值等。　(A)瞳距儀　(B)掃描儀　(C)應力儀　(D)定中心儀

62. 第一次操作掃描儀時需要校驗移心量的計算值。如計算值為4mm，而加工完成後實測移心量為3.5mm，此時需將移心量改為（　）mm才能滿足實際要求。　(A)3　(B)3.5　(C)4　(D)4.5

63. 使用（　）確定漸進鏡移心量的方法是：掃描鏡架或襯片後，按鏡片定中心鍵，並選擇漸進鏡，然後輸入瞳距和瞳高。　(A)定中心儀　(B)掃描儀　(C)電腦掃描全自動磨邊機　(D)半自動磨邊機

64. 測量鏡架幾何中心水平距的方法是：一手拿鏡圈，另一手拿瞳距尺；將瞳距尺水平放置在鏡圈水平中心線上；瞳距尺附「0」刻度對準右眼鏡圈鼻側的內緣，左眼鏡圈（　）所對的刻度值即為鏡架幾何中心水平距。　(A)鼻側的內緣　(B)鼻側的外緣　(C)顳側的內緣　(D)顳側的外緣

65. 測量（　）的方法是：將瞳距尺垂直放置在鏡圈或模板上；瞳距尺的「0」刻度對準模板上緣最高處；模板下緣最低處所對的刻度值即是。　(A)鏡圈中心高度　(B)鏡圈高度　(C)鏡圈水平距離　(D)鏡圈中心水平距離

66. （　）的計算結果為負數時，說明需向顳側移心。　(A)水平移心量　(B)垂直移心量　(C)移心量　(D)移心

67. 鏡腿內側標有50-16-135標記，其鏡架幾何中心水平距為（　）公釐。　(A)66　(B)41　(C)58　(D)33

68. 加工眼鏡時，（　）是指固定模板移動鏡片。　(A)光學中心水平偏差　(B)光學中心垂直互差　(C)移心　(D)移心量

69. 將鏡架放在製模機上，同時兩鏡圈上緣頂住水平擋板，固定鼻樑、椿頭、用兩夾固定鏡圈下緣（　）固定。　(A)兩點　(B)三點　(C)四點　(D)五點

70. 使用（　）測量鏡架幾何中心水平距時，一定要以鏡圈水平中心線為基準。　(A)頂焦度計　(B)定中心儀　(C)瞳距尺　(D)瞳距儀

71. 使用模板機製作模板時鏡架應兩鏡腿向上放置於鏡架工作座上，鏡架上下邊框所處的刻度值相同，但左右邊框所處的刻度值不同，此時（　）。　(A)鏡

架中心位於模板中心下側 (B)鏡架中心位於模板中心上側 (C)鏡架中心與模板中心一致 (D)鏡架高度與模板高度一致

72. 模板切割完畢後，模板邊緣要用（ ）。 (A)挫刀進行拋光 (B)挫刀進行倒角 (C)砂輪進行拋光 (D)砂輪進行倒角

73. （ ）製作後，其對稱性應滿足上下、左右對稱。 (A)鏡圈 (B)鏡架 (C)中心型模板 (D)偏心型模板

74. 使模板製作完畢後，應在模板上標注（ ）。 (A)光學中心 (B)幾何中心 (C)鼻側和上側 (D)鼻側或上側

75. 使用電腦掃描全自動磨邊機加工鏡片時，要輸入單邊瞳距與瞳高，將鏡片光心或配鏡中心對準加工中心，使鏡片水平基準線與鏡架水平基準線（ ）。 (A)保持平行 (B)保持垂直 (C)重合 (D)相交

76. 用電腦掃描全自動磨邊機製作漸進眼鏡的步驟：鏡架類型的選擇，輸入選用單眼瞳距和瞳高，（ ），鏡片材料的選擇，尖邊種類的選擇。 (A)拋光材料的選擇 (B)磨邊速度的選擇 (C)鏡片厚度的選擇 (D)壓力的選擇

77. 鏡片的光學中心或配鏡十字中心要對準掃描儀上的移心位置，（ ）保持與鏡架水平基準線平行，且上下不能顛倒。 (A)鏡片散光軸向 (B)鏡片水平基準線 (C)鏡片幾何中心水平線 (D)漸進鏡片遠用光學水平線

78. 使用（ ）加工無框眼鏡的方法是：在鏡片上標出孔位；在標記點偏內處鑽出定位孔；矯正鑽孔位置角度；打通定位孔；擴孔；裝配鏡片。 (A)挫刀 (B)鑽孔機 (C)磨邊機 (D)製模機

79. 使用模板磨邊機加工漸進鏡片的磨邊步驟不包括：（ ）。 (A)漸進鏡片的十字標記對準瞳孔中心 (B)使用定中心儀 (C)安裝吸盤 (D)掃描鏡架或襯片

80. 加工漸進多焦點眼鏡注意移心時要保持鏡片的隱性刻印的連線與模板的水平中心線平行，還要注意模板與鏡片的（ ）同向。 (A)鼻側或上側 (B)鼻側和上側 (C)鼻側和下側 (D)上側和顳側

81. 製作無框眼鏡模板時，等高線與水平基準線必須相互（ ）。 (A)重合 (B)平行 (C)垂直 (D)交叉

82. 加工無框眼鏡時，（ ）。 (A)兩鏡片鑽孔方向要對稱，加工基準線要成一

直線　(B)兩鏡片鑽孔方向要對稱，加工基準線要水平成一直線　(C)兩鏡片鑽孔位置要對稱，加工基準線要成一直線　(D)兩鏡片鑽孔位置要對稱，加工基準線要水平成一直線

83. 加工無框眼鏡時，兩鏡片加工基準線沒有水平成一直線、鑽孔位置不良都會使鏡片（　）的發生變化。　(A)透光率　(B)折射率　(C)散光度數　(D)散光軸

84. 使用開漕機的正確步驟是：夾緊鏡片；（　）；確定槽痕位置；選擇開漕深度；加工鏡片溝槽。　(A)調節左導輪調節鈕　(B)調整導輪距離　(C)確定導輪定位方式　(D)確定開漕方向

85. 半框眼鏡加工時，以鏡片邊緣厚度（以最薄處為基準），確定開漕的位置，調整（　）的距離。　(A)左導輪調節鈕　(B)右導輪調節鈕　(C)兩砂輪　(D)兩導輪

86. 一般鏡片開漕（　）選擇在深度調節鈕上刻字（　）的範圍內。　(A)深度、4～7　(B)寬度、4～7　(C)深度、2～5　(D)寬度、2～7

87. 塑料鏡架裝配漸進多焦點鏡片時，注意鏡片上隱性刻印的連線與鏡架水平基準線保持平行。加熱鏡架先裝鏡片（　），再將鏡片外露尖邊逐漸推入鏡圈槽內，之後整理鏡架。　(A)鼻側尖邊　(B)顳側尖邊　(C)上半部分尖邊　(D)下半部分尖邊

88. （　）裝配漸進多焦點鏡片時，先鬆開鎖緊塊螺絲，將鏡片裝入鏡圈槽內，注意鏡片隱性刻印的連線與鏡架水平基準線保持平行；旋緊螺絲；檢查鏡片的裝配情況；最後整理鏡架。　(A)半框鏡架　(B)無框鏡架　(C)塑料鏡架　(D)金屬鏡架

89. 半框眼鏡裝配漸進多焦點鏡片的順序不包括：（　）。　(A)裝上尼龍絲　(B)將鏡片上緣放入鏡架的溝槽　(C)將尼龍絲嵌入鏡片的U型槽　(D)卸下鏡架鎖緊塊螺絲

90. 無框眼鏡（　）漸進多焦點鏡片的方法是：檢查鏡片的磨邊質量與尺寸式樣，檢查鏡片上的鑽孔與鏡架上的螺孔在靠近鏡片中心處是否內切，螺絲穿入後是否起到銷子的作用；裝配鏡片；檢查兩鏡片的四個隱性刻印的連線與鏡架水平基準線是否平行；整理眼鏡。　(A)裝配　(B)磨邊　(C)調整　(D)檢測

91. 塑料鏡架裝配漸進多焦點眼鏡時應注意：鏡架加熱要均勻防止鏡架（ ）；加熱時不要加熱鏡片；檢查兩鏡片的四個隱性刻印的連線與鏡架水平基準線是否平行。 (A)硬化 (B)鍍層脫落 (C)軟化 (D)變形

92. 鑽孔機在將鏡片鑽通的瞬間用力不要過大，防止（ ）。 (A)鏡片破裂 (B)鏡片劃痕 (C)絞刀損壞 (D)絞刀斷裂

93. 無框眼鏡鏡片上的鑽孔與鏡架上的螺孔在靠近鏡片中心（內側）處（ ），而且螺絲穿入後要起到銷子的作用。 (A)內切 (B)外切 (C)重合 (D)相交

94. 應力儀可用來檢測鏡片在鏡架中所受的（ ）是否均勻。 (A)拉力 (B)壓力 (C)應力 (D)彈力

95. 商標是（ ）鏡片上的永久性標記。 (A)漸進 (B)老花 (C)雙光 (D)散光

96. 漸進鏡片上的臨時性標記是（ ）。 (A)商標 (B)配鏡十字 (C)隱形小刻印 (D)下加光度

97. 在漸進鏡片的加工過程中，為了鏡片減薄在後曲面的研彎過程中加上（ ）的三稜鏡。 (A)底向上 (B)底向下 (C)底向內 (D)底向外

98. 在漸進鏡片中（ ）。 (A)下加光度位於顳側隱形小刻印下方 (B)下加光度位於鼻側隱形小刻印上方 (C)遠用參考圈位於顳側隱形小刻印上方 (D)遠用參考圈位於鼻側隱形小刻印下方

99. （ ）在漸進鏡片上位於鼻側隱形小刻印下方。 (A)近用參考圈 (B)三稜鏡參考點 (C)品牌商標 (D)下加光度

100. 如果被檢測漸進鏡片上的（ ）被擦去了，需重新標記，首先要辨別品牌商標，然後選用相應廠商的測量卡。 (A)遠用度數 (B)鏡片材料說明 (C)鏡片尺寸 (D)標記

101. 漸進眼鏡雙眼垂直稜鏡度互差不允許超過（ ）稜鏡度。 (A)0.5 (B)1.0 (C)1.5 (D)2.0

102. 以（ ）為水平基準線，來測定眼鏡的（ ）。 (A)鏡圈的兩下緣的切線、光學中心垂直互差 (B)椿頭連線、光學中心水平互差 (C)鼻樑兩銲點連線、光學中心高度互差 (D)兩鉸鏈中點連線、光學中心水平偏差

103. （ ）的整形要求包括左右兩鏡面應保持相對平整、托葉對稱、鏡腿外張角

對稱、平整、鏡架無扭曲現象。　(A)鏡圈　(B)鏡身　(C)鏡腿　(D)配裝眼鏡

104.有色眼鏡鏡片的（　）應基本一致，通過（　）檢查。　(A)色澤；色譜儀
(B)基色；目視　(C)色澤；目視　(D)基色；色譜儀

105.無框眼鏡裝配後（　）之間應不鬆動、無明顯縫隙，通過目視檢查。　(A)鏡片和螺絲孔　(B)鏡片和鼻孔　(C)鏡圈和定片扣　(D)鏡片和定片扣

106.無框眼鏡不應存在因螺絲旋得過緊而引起的嚴重應力，用（　）檢查。　(A)頂焦度計　(B)曲率計　(C)偏光儀　(D)偏光應力儀

107.（　）應為80°～95°左右對稱。　(A)左右兩鏡腿外張角　(B)鏡商傾斜角
(C)鏡片尖角　(D)身腿傾斜角

108.無框眼鏡的鏡片邊緣應光滑，通過（　）檢查。　(A)應力儀　(B)曲率儀
(C)卡尺　(D)目視

109.在無框眼鏡外觀質量檢查過程中（　）應保持相對平整。　(A)左右兩鏡面
(B)鑽孔位置　(C)左右兩鏡腿　(D)鼻樑

110.批量生產的老視鏡應標明的項目不包括（　）。　(A)頂焦度　(B)規格尺寸
(C)鏡架光潔度　(D)光學中心

111.（　）是對無框眼鏡外觀質量檢查過程中螺絲孔的要求。　(A)中心應塗潤滑
劑　(B)中心應塗防腐劑　(C)周邊應加緊固膠水　(D)周邊應光滑無裂紋

112.對玳瑁材質鏡架整形後，最好抹上（　），防止鏡架（　）。　(A)潤滑油
變形　(B)潤滑油　乾裂　(C)龜油　翻邊　(D)龜油　乾裂

113.K金架、鈦材架在使用鉗子校正時，應墊一塊布，以防（　）。　(A)鉗傷金
屬或鍍層　(B)造成鏡架焦損　(C)造成鏡架變形　(D)造成鏡架斷裂

114.無框眼鏡整形時，對於材質比較硬的打孔架一定要先卸下（　），然後再調
整。　(A)鼻托葉　(B)鼻架　(C)鏡腿　(D)鏡片

115.對無框眼鏡的（　）是：在裝配鏡片後，首先要檢查，然後調整兩鏡片在一
條線，調整外張角，而後調整傾斜角等，最後要鏡架在桌面上保持平整。
(A)研磨步驟　(B)校配步驟　(C)加工步驟　(D)調整步驟

116.對無框鏡架進行調整，外張角不正確，原因可能是（　）。　(A)傾斜角太大
(B)傾斜角太小　(C)身腿傾斜角太小、　(D)鼻樑向內或向外彎曲

117. 對無框鏡架進行整形，當把眼鏡放在桌上時，鏡腿不能同時放置於桌面，需要將（ ）上的螺絲調鬆，使鏡腿移到平行的位置，再將（ ）上的螺絲上緊。 (A)鼻架、鏡片 (B)鼻架、鼻架 (C)鏡片、鼻架 (D)鏡片、鏡片

118. 加大無框眼鏡身腿傾斜角時，應一手握（ ）鉗住螺栓兩端固定鏡架，另一手握（ ）鉗住鏡腿垂直向下方向扭動。 (A)圓嘴鉗；鏡腿鉗 (B)無框眼鏡調整鉗；圓嘴鉗 (C)無框眼鏡裝配鉗；鏡腿鉗 (D)鏡腿錨；無框眼鏡裝配鉗

119. 無框眼鏡裝配鏡片後，首先要檢查整體外觀，檢查鏡片打孔的（ ），觀察鏡片外面的弧度，然後檢查兩鏡片是否在一條線等。 (A)數量 (B)位置是否合適 (C)直徑 (D)深度

120. 校配無框眼鏡時，在觀察配鏡者的臉型，根據配鏡者臉型校配的其他步驟之前，應首先（ ）。 (A)檢查鏡架有無損傷 (B)檢查鼻托合適與否 (C)檢查鏡腿合適與否 (D)對新配無框眼鏡進行外觀檢查，看是否符合技術要求

121. 無框眼鏡校配好以後，要注意檢查（ ）。 (A)鼻托是否合適 (B)鏡腿是否合適 (C)傾斜角是否合適 (D)兩鏡片是否鬆動

122. 校配無框眼鏡時，應首先對新配無框眼鏡進行外觀檢查，然後再觀察配鏡者的臉型，然後讓顧客試戴，如發現不合適，根據配鏡者臉型進行校配，在調整鼻托之前，要先（ ）。 (A)檢查鏡片鏡度、軸向等 (B)調整鏡腿長短 (C)調整鏡腿腳套 (D)調整兩鏡腿的寬窄

123. 校配無框眼鏡時，讓顧客試戴後，兩鏡腿的寬窄合適，但戴鏡時，左右鏡眼距不同，則可能是（ ）。 (A)顧客鼻樑較高 (B)顧客鼻樑較低 (C)顧客耳部高低不同 (D)顧客臉部不對稱

124. 校配無框眼鏡時，顧客的鼻樑寬窄合適，但發現顧客鼻樑較高，會造成鏡架位置偏高，應調整（ ），直至合適。 (A)將鼻托向下拉，並且加大鼻托間距 (B)將鼻托向上拉，並且減小鼻托間距 (C)將鼻托向下拉，鼻托間距不動 (D)將鼻托向上拉，鼻托間距不動

125. 校配無框眼鏡時，顧客的眼睛與耳朵距離較長，會造成鏡架鏡腿彎點長（ ），應調整（ ），直至合適。 (A)過短 將鏡腿彎點長增大 (B)過

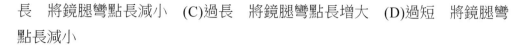

長　將鏡腿彎點長減小　(C)過長　將鏡腿彎點長增大　(D)過短　將鏡腿彎點長減小

126.校配無框眼鏡時，顧客的左耳較右耳低，會造成鏡架（　），應調整（　），直至合適。　(A)左高右低　使鏡架左側身腿傾斜角大於右側身腿傾斜角　(B)左高右低　使鏡架左側身腿傾斜角小於右側身腿傾斜角　(C)右高左低　使鏡架左側身腿傾斜角大於右側身腿傾斜角　(D)右高左低　使鏡架左側身腿傾斜角小於右側身腿傾斜角

127.校配好無框眼鏡後，要告訴顧客擦洗無框眼鏡時，要注意（　），以防（　）。　(A)用手捏眼鏡框，不要捏鏡片邊；螺絲鬆動　(B)用手捏鏡片邊，不要捏眼鏡框；螺絲鬆動　(C)用手捏鏡腿，不要捏鏡片邊；擦傷鏡片　(D)用手捏鼻架，不要捏眼鏡框；擦傷鏡片

128.自動磨邊機使用循環水時，（　）。因為髒水會劃傷鏡片、堵塞水管、電磁閥和噴水嘴。水箱裡的聚集物也有可能損傷泵葉。　(A)加工50片後換水　(B)加工100片後換水　(C)一天內最好多換幾次水　(D)加工兩天後換水

129.自動磨邊機水箱供給循環水換水時，（　），倒掉廢水，並清洗水箱內和過濾網上的粉垢。　(A)請先清洗工作臺，再取出水箱　(B)請先停機，再取出水箱　(C)請先拔掉電源插頭，再取出水箱　(D)請先關水閥，再取出水箱

130.自動磨邊機清潔噴水口的原因是：噴水口一旦堵塞，水量減少或無水（　）。　(A)導致表面鏡片劃傷　(B)導致砂輪減速　(C)導致砂輪磨損　(D)從而導致加工能力降低甚至無法工作

131.自動磨邊機清潔磨邊機防水蓋的原因是：長時間工作，會使鏡片的切削粉塵附著在防水蓋上，如不及時清洗，切削粉塵將會固化，難以清除，（　）。　(A)從而導致加工能力降低甚至無法工作　(B)將導致鏡片光心移位　(C)將導致砂輪磨損　(D)從而影響觀察視線

132.每天用完機器後，必須立即清潔磨邊機及掃描器外殼。若放幾天後再清洗；切削粉末會固化機殼上，將難以除去。（　）。　(A)請用軟布沾中性清洗劑清潔外殼　(B)請用軟布沾酸性清洗劑清潔外殼　(C)請用軟布沾鹼性清洗劑清潔外殼　(D)請用軟布沾酒精清潔外殼

133.不符合自動磨邊機使用環境要求的是：（　）。　(A)乾燥通風　(B)無陽光直射　(C)適宜機器的合適溫度　(D)潮濕環境

134.自動磨邊機檢查吸盤密封橡膠的原因是：若有吸盤密封橡膠破損，因為積聚在裂縫裡的粉末會劃傷鏡片，同時也會造成（　）。　(A)劃傷排水管　(B)加工速度減慢　(C)堵塞噴水嘴　(D)鏡片中心及軸度偏移

135.自動磨邊機磨邊時，以下哪條不會造成水嘴不噴水或水量很少，砂輪冒火星：（　）。　(A)噴水嘴堵塞或損壞；水閥開關未打開　(B)電磁閥堵塞或壞掉或水泵壞掉　(C)進水管未連接好或堵塞；用自來水時，自來水斷水　(D)砂輪損壞

136.自動磨邊機倒邊時，鏡片下槽位置不對的原因是：（　）。　(A)鏡片未夾正或水泵損壞　(B)砂輪損壞或機器內部設置參數錯亂　(C)水嘴不噴水或機器內部設置參數錯亂　(D)機頭不平衡或機器內部設置參數錯亂

137.自動磨邊機尖邊位置跑偏的原因是：（　）。　(A)修石棒修V型槽時兩邊不均衡或鏡片未夾正　(B)電機損壞或皮帶鬆了　(C)水嘴不噴水或機頭平衡不好　(D)修石棒修V型槽時兩邊不均衡或機頭平衡不好

138.自動磨邊機磨邊加工時間過長的原因是：（　）。　(A)鏡片未夾正或皮帶鬆了　(B)電機損壞或機頭平衡不好　(C)水嘴不噴水或機頭平衡不好　(D)砂輪長時間使用後變鈍或砂輪壽命已到

139.（　）不是自動磨邊機加工後的鏡片軸位偏移的原因。　(A)機器軸度裝置出故障　(B)用帶水吸盤　(C)容易打滑的鏡片　(D)電磁閥損壞

140.（　）不可能造成自動磨邊機加工的鏡框邊顯示不平滑。　(A)掃描器探頭沒有置入鏡架槽內　(B)鏡框接頭處有錯位或縫隙，鏡架鼻托阻擋掃描針　(C)樣板邊緣上有不規則毛刺　(D)鏡架太小

141.自動磨邊機磨邊時噪音很大的原因是：（　）。　(A)鏡片安裝不正　(B)鏡框接頭處有錯位或縫隙，鏡架鼻托阻擋掃描針　(C)機器軸位裝置出故障　(D)皮帶鬆或部分斷裂；主電機有問題

142.自動磨邊機更換砂輪的步驟是：(1)首先拔下電源；(2)用大扳手來鎖定砂輪；(3)（　）；(4)小心去掉砂輪；(5)按與上相反步驟裝回砂輪。　(A)用大扳手

去掉螺母　(B)用手去掉螺母　(C)用鉗子去掉螺母　(D)用內六角扳手去掉螺母

143.自動磨邊機更換保險絲的步驟是：(1)關機，拔下電源線；(2)（　）；(3)換上同型號新保險絲，並擰好；(4)開啟電源，確認有問題否。　(A)用扳手反時針旋轉去掉保險絲蓋　(B)用內六角扳手反時針旋轉去掉保險絲蓋　(C)手反時針旋轉去掉保險絲蓋　(D)用螺絲刀反時針旋轉去掉保險絲蓋

144.progressive addition lenses、single vision lenses、bifocal lenses三個詞的正確解釋依次為：（　）。　(A)漸進鏡、單光鏡、雙光鏡　(B)漸進鏡、雙光鏡、單光鏡　(C)雙光鏡、單光鏡、漸進鏡　(D)單光鏡、漸進鏡、雙光鏡

145.「你好」的正確中文解釋為：（　）。　(A)Would you honor us with a visit　(B)Haven't seen you for a long time.　(C)How's everything with you?　(D)How do you do!

146.「您左眼看得清楚還是右眼看得清楚？」的正確英文解釋為：（　）。　(A)Do you always wear glasses?　(B)Which do you see clearer, with the right eye or with the left eye?　(C)Please keep your eyes wide open now?　(D)Please show me your reading position?

147.質量管理八項原則包括：（　）；以顧客為中心原則；全員參與原則；過程方法原則；系統管理的方法原則；基於事實的決策方法原則；與供方的互利關係原則。　(A)保持恆定原則；領導作用原則　(B)保持恆定原則；商家作用原則　(C)持續改進原則；領導作用原則　(D)持續改進原則；商家作用原則

148.（　）的含義是：組織依存於顧客，因此組織應當理解顧客當前和未來的需求，滿足顧客要求並爭取超越顧客期望。　(A)以顧客為中心原則　(B)基於事實的決策方法原則　(C)領導作用原則　(D)全員參與原則

149.（　）的作用為：使得整個組織都能理解顧客以及其他受益者的需求；能夠保證將目標直接與顧客的需求和期望相關聯；能夠改進組織滿足顧客需求；保證員工具有滿足組織的顧客所需的知識和技能。　(A)以顧客為中心原則　(B)以員工為中心原則　(C)以組織為中心原則　(D)以領導為中心原則

150.（　）的含義是：領導者確立組織統一的宗旨及方向。他們應當創造並保持員工能充分參與實現組織目標的內部環境。　(A)過程方法原則　(B)持續改

進原則　(C)領導作用原則　(D)全員參與原則

151.（　）原則的作用為：組織的未來有明確的前景；將組織未來的前景轉化為可測量的目標；通過授權和員工的參與，實現組織的目標；建立一支經充分授權、充滿激情、資訊靈通和穩定的勞動力隊伍。　(A)領導作用　(B)以顧客為中心　(C)持續改進　(D)過程方法

152.（　）原則的含義是：各級人員都是組織之本，只有他們的充分參與，才能使他們的才幹為組織帶來收益。　(A)系統管理　(B)過程方法　(C)全員參與　(D)領導作用

153.全員參與原則的作用不包括：（　）。　(A)員工能夠有效地對改進組織的方針和戰略目標做出貢獻　(B)員工承擔起對組織目標的責任　(C)積極參與有助於個人的成長和發展活動，符合組織的利益　(D)保證員工具有滿足組織的顧客所需的知識和技能

154.過程方法原則的含義是：（　）。　(A)將活動和相關的資源作為過程進行管理，可以更高效地得到期望的結果　(B)各級人員都是組織之本，只有他們的充分參與，才能使他們的才幹為組織帶來收益　(C)有效決策是建立在數據的基礎上　(D)有效決策是建立在資訊分析的基礎上

155.（　）原則的作用為：整個組織利用確定的過程，可以增強結果的預見性、更好的使用資源，縮短循環時間，降低成本。　(A)領導作用　(B)系統管理　(C)持續改進　(D)過程方法

156.系統管理原則的含義是：（　）。　(A)將相互關聯的過程作為系統加以識別、理解和管理，有助於組織提高實現目標的有效性和效率　(B)員工確立組織統一的宗旨及方向　(C)各級人員都是組織之本，只有他們的充分參與，才能使他們的才幹為組織帶來收益　(D)顧客依存於組織

157.系統管理原則的作用包括：（　）。　(A)了解過程能力有助於確立更具有挑戰性的目標　(B)對過程的有效性進行廣泛的評審，可了解問題的產生原因並適時地進行改進　(C)採用過程的方法降低成本，避免錯誤，控制偏差，縮短循環時間，增強對輸出的可預見性的方式得到運作的結果　(D)可降低人力資源管理過程的成本，能夠把這些過程與組織的需要相結合，並造就一支有能

力的勞動力隊伍

158.（　）的含義是：有效決策是建立在數據和資訊分析的基礎上。　(A)以顧客為中心原則　(B)基於事實的決策方法原則　(C)系統管理原則　(D)全員參與原則

159.（　）原則的作用為：對從員工監督、建議等來源的數據和資訊進行分析，可指導人力資源方針的制定。　(A)領導作用　(B)系統管理　(C)基於事實的決策方法　(D)過程方法

160.（　）原則的含義是：組織與供方相互依存，互利的關係可增強雙方創造價值的能力。　(A)系統管理　(B)過程方法　(C)與供方的互利關係　(D)領導作用

二、是非題（第161題～第200題。將判斷結果填入括號中。正確的填「✓」，錯誤的填「×」。每題0.5分，滿分20分）

（　）161.製造鏡架的的銅合金材料分為鋅白銅、紫銅、銅鎳鋅錫合金和青銅。

（　）162.光致變色玻璃鏡片是在無色或有色光學玻璃基礎成分中添加鹵化銀等化合物，使鏡片受到紫外線照射後分解成銀和鹵素，鏡片顏色由深變淺。

（　）163.光線自左向右傳播時，自透鏡向右度量的距離其符號為負，自透鏡向左度量的距離其符號為正；所有光線自光軸向上度量的距離其符號為正，自光軸向下度量的距離其符號為負。

（　）164.通過基底向上的三稜鏡視物，其像向上偏移。

（　）165.正視眼遠點在眼前無限遠距離處。

（　）166.正視眼看外界任何物體都要動用調節。

（　）167.漸進多焦點眼鏡的配鏡處方包括：編號驗光單，鏡片材料，鏡片尺寸，是否加膜染色，左右眼瞳距和瞳高，是否有特殊基彎要求，是否有特殊垂直三稜鏡要求。

（　）168.有一種稱為Detest的小儀器可以快速決定鏡片的大小。

（　）169.屈光參差、高度近視且無眼前部疾病不能夠配戴隱形眼鏡。

（　）170.在漸進眼鏡的驗配過程中，將標記樣片貼在鏡架襯片上，讓被檢者戴上鏡架，檢查者與被檢者相對而坐，持一筆式電筒，用單眼根據角膜反光點的

位置用筆標記在標記樣片上，再根據測量卡上的刻度線讀出瞳距數值。

（　）171. 單側瞳距的常見測量方法包括使用測量卡、瞳距儀、標記襯片三種方法。

（　）172. 檢查者與被檢者視線保持同一高度。請顧客直視，將筆式電筒置於檢查者的左眼下，閉右眼，觀察顧客右角膜反光點在已畫樣片上的垂直瞳距線上的位置，荏瞳距線上相對瞳孔中心的位置畫一橫線。重複以上步驟測量另一眼的近用瞳距。

（　）173. 使用筆式電筒測量近用瞳距、瞳高時，電筒要置於檢查者檢查眼的正下方，直射被檢查眼。

（　）174. 使用標記襯片測量瞳高後，用漸進鏡測量卡讀取數據的方法為：將標記完瞳孔反光點的鏡架置於漸進鏡測量卡上，使襯片上標記的水平線對準「0」刻度線，則鏡架下內側緣所對的刻度值即為被檢者的瞳高值。

（　）175. 一顧客配漸進多焦點眼鏡，其鏡圈高度為44mm，瞳高為25mm，鏡片光學中心需移心+3mm。

（　）176. 垂直移心量的計算值為正數時，說明不需移心。

（　）177. 無框眼鏡模板的製作方法如下：放置模板坯料；放置鏡架；固定鏡架；切割模板；加工模板邊緣；檢查模板；標注標記。

（　）178. 加工後模板的大小和形狀應與鏡圈外緣大小和形狀完全吻合。

（　）179. 使用鑽孔機加工無框眼鏡時，兩鏡片上的標記點位置要對稱；若鑽孔位置位於鏡架樁頭孔的位置中心或偏向鏡片邊緣，裝入鏡片後，鏡架易鬆動。

（　）180. 無模板磨邊機加工漸進眼鏡的步驟包括：使用定中心儀。

（　）181. 改變無框眼鏡模板形狀時，可移動模板的中心位置，並要使模板樁頭處的形狀與鏡架樁頭形狀一致，以防裝片後樁頭處有縫隙。

（　）182. 無框眼鏡的加工程序包括(1)磨平邊，(2)在平邊上使用開漕機開漕。

（　）183. 漸進多焦點眼鏡裝配時應注意檢查兩鏡片的四個隱性刻印的連線與鏡架水平基準線是否平行；裝配完成後不要擦去鏡片上的標記。

（　）184. 無框眼鏡裝配的步驟為：檢查鏡片質量與尺寸樣式；檢查鑽孔是否合格；調整眼鏡；裝配鏡架鏡片。

（　）185. 無框眼鏡裝配時，應注意螺絲長度與鏡片厚度相配合，旋螺絲釘時不可過

鬆，防止鏡片破裂。

（　）186.鑽孔機鑽孔時，用鉸刀將鏡片上的定位孔打通，速度一定要快。

（　）187.一鏡片屈光度為1.00 DS/2.00DC×120，則水平方向的屈光度為1.75D，垂直方向的屈光度為2.25D。

（　）188.配裝眼鏡鏡架的外觀質量包括無鎖接管間隙、無崩邊、焦損、翻邊、扭曲、鉗痕、鍍層脫落及擦痕等。

（　）189.當左右眼均為單純散光鏡片且軸位相同時，軸度在90°時無需考慮光學中心水平偏差，軸位在180°時無需考慮光學中心垂直互差。

（　）190.鈦材鏡架有很多特點，其中良好的可塑性是鈦材鏡架最大的特點。

（　）191.對無框眼鏡的整形，兩鏡片不在一條線，螺絲已上牢，應檢查是否鼻托處扭曲，並進行調整。

（　）192.校配好無框眼鏡後，要告訴顧客要養成雙手摘戴眼鏡的好習慣，以免使眼鏡鏡度不準。

（　）193.校配無框眼鏡時，緊固打孔鏡螺絲的工具是外六角管套。

（　）194.自動磨邊機加工樹脂片時，水箱內會產生泡沫，當氣泡特別多的時候，可直接對準氣泡噴射消泡劑10～15次，加以攪拌後效果更佳。

（　）195.自動磨邊機清潔磨邊室的原因是：長時間加工，會使夾片軸、夾頭及磨邊室內壁附著切削粉塵，若不及時清除，會劃傷鏡片，還會使導致電機損壞。

（　）196.當砂輪鈍後，加工時間變長。為恢復砂輪性能，應修整，時間約磨2000片玻璃片後。

（　）197.自動磨邊機夾片軸不轉動的原因是：轉軸電機壞了或夾片軸機構裡進粉塵過多，造成摩擦力過大。

（　）198.master Friday computer people四個詞的正確解釋依次為：教師、星期五、計算、民族。

（　）199.持續改進原則的作用為：可降低人力資源管理過程的成本，能夠把這些過程與組織的需要相結合，並造就一支有能力的勞動力隊伍。

（　）200.與供方的互利關係原則的作用為：通過供方早期的參與，可設定更具有挑戰性的目標。

模擬試卷（六）

一、選擇題（第1題～第160題。選擇一個正確的答案，將相應的字母填入題內的括號中。每題0.5分，滿分80分）

1. 鏡架上56□14-140符號指的是（　　），鼻樑尺寸14。　(A)方框法表示鏡架的規格尺寸，鏡圈尺寸56　(B)方框法表示鏡架的規格尺寸，鏡圈高度56　(C)基準線法表示鏡架的規格尺寸，鏡圈尺寸56　(D)基準線法表示鏡架的規格尺寸，鏡圈高度56

2. 鏡架上57-13-140符號指的是（　　），鼻樑尺寸13。　(A)基準線法表示鏡架的規格尺寸，鏡圈尺寸57　(B)基準線法表示鏡架的規格尺寸，鏡圈高度57　(C)方框法表示鏡架的規格尺寸，鏡圈尺寸57　(D)方框法表示鏡架的規格尺寸，鏡圈高度57

3. 製造鏡架的金屬材料分為（　　）三大類。　(A)銅鎳鋅錫合金、鋅白銅和白金　(B)銅合金、鋅白銅和包金　(C)銅合金、蒙耐爾合金和金　(D)銅合金、鎳合金和貴金屬

4. 製造鏡架的銅合金材料分為鋅白銅、（　　）。　(A)黃銅、白金和青銅　(B)洋銀、銅鎳鋅錫合金和青銅　(C)黃銅、銅鋅合金和青銅　(D)黃銅、銅鎳鋅錫合金和青銅

5. 製造鏡架的鎳合金材料有（　　）。　(A)蒙耐爾合金、鎳銅金和不銹鋼　(B)白金、高鎳合金和不銹鋼　(C)包金、高鎳合金和不銹鋼　(D)蒙耐爾合金、高鎳合金和不銹鋼

6. 國產超薄鏡片大都採用折射率1.7035，密度3.028，阿貝數（　　）的鋇火石光學玻璃材料製造。　(A)60.5　(B)58.0　(C)31.8　(D)41.6

7. 黃色有色玻璃鏡片的特點是（　　），這種鏡片的用途是可以作為夜視鏡或駕駛員陰雨、霧天配戴。　(A)均勻吸收光譜線、吸收紫外線、紅外線　(B)吸收紫外線、紅外線　(C)防熒光刺眼　(D)吸收紫外線

8. 光致變色玻璃鏡片是在無色或有色光學玻璃基礎成分中添加鹵化銀等化合

物，使鏡片受到（　　）照射後分解成銀和鹵素，鏡片顏色由淺變深。　(A)γ射線　(B)紅外線　(C)X射線　(D)紫外線

9. 平行光線經（　　）折射後將會聚於一點。　(A)凹面鏡　(B)凸面鏡　(C)凹透鏡　(D)凸透鏡

10. 平行光線經（　　）折射後其反向延長線將會聚於一點。　(A)凹面鏡　(B)凸面鏡　(C)凹透鏡　(D)凸透鏡

11. 光由n=1.5的玻璃入射空氣，當入射角為19.47°時，則折射角為（　　）。 (A)19.47°　(B)30°　(C)60°　(D)15.47°

12. 像方焦距為2m的薄透鏡，物在透鏡前1m處，像在（　　）處。　(A)透鏡前2m　(B)透鏡後2m　(C)透鏡前0.67m　(D)透鏡後0.67m

13. 正透鏡沿豎直方向平移，像（　　）。　(A)沿水平方向逆動　(B)沿水平方向順動　(C)沿豎直方向順動　(D)沿豎直方向逆動

14. 負透鏡沿豎直方向平移，像（　　）。　(A)沿水平方向逆動　(B)沿水平方向順動　(C)沿豎直方向順動　(D)沿豎直方向逆動

15. 凹柱面透鏡沿垂軸的方向平移，像（　　）。　(A)沿垂軸的方向逆動　(B)沿垂軸的方向順動　(C)沿垂軸的方向不動　(D)沿軸的方向順動

16. 當透鏡旋轉時，若十字光標的像不產生剪動，該透鏡不是（　　）。　(A)負透鏡　(B)正透鏡　(C)平光鏡　(D)柱面透鏡

17. 圖中斜線為左眼散光軸向，二線夾角為60°，TABO法表示的該眼散光軸向是（　　）。

    (A)30°　(B)60°　(C)150°　(D)120°

18. 柱鏡屈光度為+3.00D，與軸成60度角方向屈光力為（　　）。　(A)1.25D　(B)3.25D　(C)2.25D　(D)2.75D

19. +3.00DS/+1.50DC×90；−1.00DS/−1.50DC×180；+2.00DS/−1.50DC×90三鏡疊合總效果為（　　）。　(A)+2.50DS/+1.50DC×90　(B)+2.50DS/−1.50DC×90　(C)+2.50DS/−1.50DC×180　(D)+2.50DS/+1.50DC×180

20. 一薄透鏡前後兩面光焦度分別為+6.00D；1.25D，則該透鏡的總光焦度為（　　）。　(A)+6.00D　(B)−1.25D　(C)+1.25D　(D)+4.75D

21. 單折射球面鏡片，前後兩面n1=1；n2=1.6，屈光度為2.00D，球面曲率半徑為
（　　）。　　(A)1.50m　(B)1.00m　(C)2.00m　(D)0.30m

22. 通過基底向右的三稜鏡視物。其像會（　　）。　　(A)向左偏移　(B)向右偏移
(C)向上偏移　(D)向下偏移

23. 3△基底向左眼鼻側的三稜鏡，如用360°底向標示法可表示為（　　）。
(A)3△B90°　(B)3△B0°　(C)3△B180°　(D)3△B270°

24. 右眼三稜鏡度為3△B45°也可表示為（　　）。　　(A)2.12△B0°聯合2.12△
B90°　(B)3△B0°聯合3△B90°　(C)1△B0°聯合2△B90°　(D)4△B0°
聯合4△B90°

25. （　　）可視為由底相對的大小不同的三稜鏡單向排列組成。　　(A)正球面透鏡
(B)負球面透鏡　(C)負柱面透鏡　(D)正柱面透鏡

26. 頂相對的大小不同的三稜鏡旋轉組成（　　）。　　(A)正柱面透鏡　(B)負柱面透
鏡　(C)正球面透鏡　(D)負球面透鏡

27. 角膜的折射率（　　），光透射比大於97%，占眼的總屈光力的70%～75%，約
為40.00D～45.00D，是眼的主要屈光介質之一。　　(A)隨外界溫度變化（約為
1.376～1.486）　(B)晝夜不同（約為1.376～1.486）　(C)恆定（約為1.376）
(D)恆定（約為1.976）

28. 在重量、抗衝擊性上，玻璃鏡片與相比CR-39鏡片的缺點是（　　）。　　(A)重
量輕，抗衝擊性差　(B)重量重，抗衝擊性強　(C)重量重，抗衝擊性差　(D)
重量輕，抗衝擊性強

29. 軸性遠視眼軸每增長1mm，約有（　　）。　　(A)+3.0D屈折力之增加，即+3.0D
遠視　(B)+4.0D屈折力之增加，即−4.0D近視　(C)+4.0D屈折力之增加，即
+4.0D遠視　(D)+3.0D屈折力之增加，即−3.0D近視

30. 漸進多焦點眼鏡的配鏡處方包括：編號驗光單，（　　），鏡片尺寸，是否加
膜染色，左右眼瞳距和瞳高，是否有特殊基彎要求，是否有特殊垂直三稜鏡
要求。　　(A)漸進鏡片的中心厚度　(B)漸進鏡片厚度　(C)漸進鏡片種類　(D)
漸進鏡片的生產廠家

31. 有一種稱為Detest的小儀器可以快速決定（　　）。　　(A)鏡片的大小　(B)鏡片

的厚度　(C)鏡片的重量　(D)鏡片的材料

32. 樹脂打孔漸進鏡片開孔處的邊厚應不小於（　）。　(A)0.8～1.2mm　(B)0.8～1.5mm　(C)1.0～1.5mm　(D)1.5～2.0mm

33. 漸進眼鏡下加光度不一致的因素是（　）。　(A)遠用雙眼視力不平衡　(B)有散光　(C)調節力差　(D)輻輳功能不足

34. （　）是漸進眼鏡的適應症。　(A)早期白內障　(B)平衡功能不良的人　(C)內耳功能障礙的人　(D)需要做一定的近距離工作，又期望鏡片美觀的人

35. （　）漸進鏡片的邊厚應不小於2.0～2.5mm。　(A)樹脂拉絲　(B)玻璃拉絲　(C)水晶拉絲　(D)變色拉絲

36. 顧客一眼配漸進鏡片，另一眼配單光鏡片時（　）應必須注意。　(A)散光鏡片軸向　(B)垂直方向三稜鏡度差異　(C)水平方向三稜鏡度差異　(D)雙眼柱鏡片屈光度互差

37. 雙光眼鏡的缺點是（　）。　(A)視野小　(B)鏡片厚　(C)有明顯的分割線　(D)視野小且有明顯分割線

38. 首次在國際視光學大會上推出漸進多焦點鏡片的人是（　）。　(A)豪雅　(B)梅特納茲　(C)依視路　(D)弗蘭克林

39. 近視眼戴隱形眼鏡後所見的物像比戴框架眼鏡所見的物像（　），遠視眼戴隱形眼鏡後所見的物像比戴框架眼鏡所見的物像（　）。　(A)小；大　(B)大；小　(C)小；小　(D)大；大

40. 角膜接觸鏡與框架眼鏡的放大倍率差異說法中正確的是（　）。　(A)近視配戴者稱戴角膜接觸鏡所見的物像較戴框架眼鏡大　(B)近視配戴者稱戴角膜接觸鏡所見的物像較戴框架眼鏡小　(C)遠視配戴者稱戴角膜接觸鏡所見的物像較戴框架眼鏡小　(D)近視配戴者稱戴角膜接觸鏡所見的物像較戴框架眼鏡大，近視配戴者稱戴角膜接觸鏡所見的物像較戴框架眼鏡小，遠視配戴者稱戴角膜接觸鏡所見的物像較戴框架眼鏡小

41. 角膜接觸鏡與框架眼鏡近視調節差異說法中，正確的是（　）。　(A)近視眼戴角膜接觸鏡比戴框架眼鏡視近時付出的調節多　(B)遠視眼戴角膜接觸鏡比戴框架眼鏡視近時付出的調節多　(C)近視眼戴角膜接觸鏡比戴框架眼鏡視近

時付出的調節多，遠視眼戴角膜接觸鏡比戴框架眼鏡視近時付出的調節多 (D)遠視眼戴角膜接觸鏡比戴框架眼鏡視近時付出的調節少

42. 關於角膜接觸鏡與框架眼鏡在視野差異的說法正確的是（ ）。 (A)框架眼鏡的視野被限制在鏡片的邊緣範圍之內，當視線指向鏡片範圍以外時，不能獲得良好的矯正視力 (B)正透鏡框架眼鏡有環形盲區 (C)負透鏡框架眼鏡有環形復像區 (D)框架眼鏡的視野被限制在鏡片的邊緣範圍之內，當視線指向鏡片範圍以外時，不能獲得良好的矯正視力，正透鏡框架眼鏡有環形盲區，負透鏡框架眼鏡有環形復像區

43. （ ）是角膜接觸鏡與框架眼鏡的影像差的錯誤說法。 (A)框架眼鏡與角膜接觸鏡的像差效果幾乎一致 (B)透過凹透鏡框架眼鏡所看到的像呈鈍角狀變形 (C)透過凸透鏡框架眼鏡所看到的像呈銳角狀變形 (D)角膜接觸鏡幾乎不產生折射像差

44. （ ）材料是無框眼鏡鏡片的首選材料。 (A)PMMA (B)CR–39 (C)PC (D)水晶

45. 小瞳距的顧客應注意，不要選擇（ ）。 (A)大鼻樑架的元框鏡架 (B)角膜接觸鏡 (C)水晶材料眼鏡 (D)PC材料眼鏡

46. 戴框架試片適應（ ）後，雙眼分別改用相同度數的角膜接觸鏡，進行片上驗光時，須進行霧視放鬆調節張力。 (A)1分鐘 (B)2分鐘 (C)5分鐘 (D)15分鐘

47. 使用瞳距尺測量單側瞳距時，檢查者與被檢者視線的高度應該一樣，根據（ ）測讀單眼瞳距。 (A)角膜內緣位置 (B)角膜外緣位置 (C)角膜反光點 (D)角膜中心高度

48. 在漸進眼鏡的驗配過程中，將標記樣片貼在鏡架襯片上，讓被檢者戴上（ ），檢查者與被檢者相對而坐，持一筆式電筒，用單眼根據角膜反光點的位置用筆標記在標記樣片上，再根據測量卡上的刻度線讀出瞳距數值。 (A)選擇好的鏡架 (B)調整好的鏡架 (C)塑料鏡架 (D)金屬鏡架

49. （ ）的常見測量方法包括使用瞳距尺、瞳距儀、標記襯片三種方法。 (A)瞳高 (B)瞳孔大小 (C)近用瞳距 (D)單側瞳距

50. 使用標記襯片測量瞳距、瞳高時，鏡架應先作調整。注意鏡面的（ ）為 10°～14°，鏡眼距離為12～14mm左右。 (A)斜角 (B)前角 (C)鏡面角 (D)傾斜角

51. 使用瞳距儀時一定要緊貼被檢者的前額和鼻樑處，以（ ）。 (A)減小瞳距 誤差 (B)減小三稜鏡度誤差 (C)減小瞳高誤差 (D)減小頂焦度誤差

52. 檢查者與被檢者視線保持同一高度，請顧客直視，將筆式電筒置於檢查者的 左眼下，閉右眼，觀察顧客右角膜反光點在已畫樣片上的垂直瞳距線上的位 置，在瞳距線上相對（ ）的位置畫一橫線。重複以上步驟測量另一眼的配 鏡高度。 (A)近用瞳距 (B)雙眼近用瞳距 (C)瞳孔外緣 (D)瞳孔中心

53. 瞳高常見測量方法包括使用（ ）和瞳高測量儀兩種方法。 (A)測量卡 (B) 標記襯片 (C)電腦驗光儀 (D)焦度計

54. 使用標記襯片測量瞳高後，用漸進鏡測量卡讀取數據的方法為：將標記完瞳 孔反光點的鏡架置於漸進鏡測量卡上，使襯片上標記的（ ）對準「0」刻度 線，則鏡架下內側緣所對的刻度值即為被檢者的瞳高值。 (A)水平中心線 (B)垂直中心線 (C)水平線 (D)垂直線

55. 確定漸進多焦點鏡片遠用配戴中心移心量的方法是：測量鏡架幾何中心水平 距；計算水平移心量；測量鏡圈（ ）；計算垂直移心量；根據計算結果確 定移心量。 (A)最大直徑 (B)最小直徑 (C)寬度 (D)高度

56. 鏡架幾何中心水平距為68mm，單側瞳距為29mm，則水平移心量為（ ） mm。 (A)5 (B)-5 (C)4 (D)-4

57. 一顧客配漸進多焦點眼鏡，其鏡圈高度為42mm，瞳高為24mm，鏡片光學中 心需移心（ ）。 (A)-3mm (B)+3nm (C)-2mm (D)+2mm

58. 測量漸進多焦點眼鏡移心量時應注意：正確測量鏡架幾何中心水平距；使用 中心型模板；使用（ ）時需校驗移心量的計算數值等。 (A)瞳距儀 (B)掃 描儀 (C)應力儀 (D)定中心儀

59. 使用（ ）確定漸進鏡移心量的方法是：掃描鏡架或襯片後，按鏡片定中心 鍵，並選擇漸進鏡，然後輸入瞳距和瞳高。 (A)定中心儀 (B)掃描儀 (C) 電腦掃描全自動磨邊機 (D)半自動磨邊機

60. 測量鏡架幾何中心水平距的方法是：一手拿鏡圈，另一手拿瞳距尺；將瞳距尺水平放置在鏡圈水平中心線上；瞳距尺的「0」刻度對準右眼鏡圈鼻側的內緣，左眼鏡圈（　　）所對的刻度值即為鏡架幾何中心水平距。　(A)鼻側的內緣　(B)鼻側的外緣　(C)顳側的內緣　(D)顳側的外緣

61. 測量（　　）的方法是：將瞳距尺垂直放置在鏡圈或模板上；瞳距尺的「0」刻度對準模板上緣最高處；模板下緣最低處所對的刻度值即是。　(A)鏡圈中心高度　(B)鏡圈高度　(C)鏡圈水平距離　(D)鏡圈中心水平距離

62. 鏡腿內側標有50－16－135標記，其鏡架幾何中心水平距為（　　）公釐。
(A)66　(B)41　(C)58　(D)33

63. 有框眼鏡模板的製作方法如下：放置模板坯料；放置鏡架；（　　）；切割模板；加工模板邊緣；檢查模板；標注標記。　(A)標注顳側標記　(B)標注鼻側標記　(C)固定撐片　(D)固定鏡架

64. 將鏡架放在製模機上，同時兩鏡圈上緣頂住水平擋板，固定鼻樑、椿頭、用兩夾固定鏡圈下緣（　　）固定。　(A)兩點　(B)三點　(C)四點　(D)五點

65. 使用（　　）測量鏡架幾何中心水平距時，一定要以鏡圈水平中心線為基準。
(A)頂焦度計　(B)定中心儀　(C)瞳距尺　(D)瞳距儀

66. 使用模板機製作模板時鏡架應兩鏡腿向上放置於鏡架工作座上，鏡架上下邊框所處的刻度值相同，但左右邊框所處的刻度值不同，此時（　　）。　(A)鏡架中心位於模板中心下側　(B)鏡架中心位於模板中心上側　(C)鏡架中心與模板中心一致　(D)鏡架高度與模板高度一致

67. 模板切割完畢後，模板邊緣要用（　　）。　(A)銼刀進行拋光　(B)銼刀進行倒角　(C)砂輪進行拋光　(D)砂輪進行倒角

68. （　　）的大小和形狀，應與鏡圈內緣大小和形狀完全吻合。　(A)鏡圈顳側緣　(B)鏡圈鼻側緣　(C)加工後模板　(D)模板坯料

69. 使模板製作完畢後，應在模板上標注（　　）。　(A)光學中心　(B)幾何中心　(C)鼻側和上側　(D)鼻側或上側

70. 使用電腦掃描全自動磨邊機加工鏡片時，要輸入單邊瞳距與瞳高，將鏡片光心或配鏡中心對準加工中心，使鏡片水平基準線與鏡架水平基準線（　　）。

(A)保持平行　(B)保持垂直　(C)重合　(D)相交

71. 用電腦掃描全自動磨邊機製作漸進眼鏡的步驟：鏡架類型的選擇，輸入遠用單眼瞳距和瞳高，（　），鏡片材料的選擇，尖邊種類的選擇。　(A)拋光材料的選擇　(B)磨邊速度的選擇　(C)鏡片厚度的選擇　(D)壓力的選擇

72. 鏡片的光學中心或配鏡十字中心要對準掃描儀上的移心位置，（　）保持與鏡架水平基準線平行，且上下不能顛倒。　(A)鏡片散光軸向　(B)鏡片水平基準線　(C)鏡片幾何中心水平線　(D)漸進鏡片遠用光學水平線

73. 使用（　）加工無框眼鏡的方法是：在鏡片上標出孔位；在標記點偏內處鑽出定位孔；矯正鑽孔位置角度；打通定位孔；擴孔；裝配鏡片。　(A)銼刀　(B)鑽孔機　(C)磨邊機　(D)製模機

74. 使用鑽孔機加工無框眼鏡時，兩鏡片上的標記點位置要對稱；若鑽孔位置位於鏡架樁頭的孔的位置的（　）或偏向鏡片邊緣，裝入鏡片後，鏡架易鬆動。　(A)中心　(B)邊緣　(C)上側　(D)下側

75. 使用模板磨邊機加工漸進鏡片的磨邊步驟不包括：（　）。　(A)漸進鏡片的十字標記對準瞳孔中心　(B)使用定中心儀　(C)安裝吸盤　(D)掃描鏡架或襯片

76. 加工漸進多焦點眼鏡注意移心時要保持鏡片的隱性刻印的連線與模板的水平中心線平行，還要注意模板與鏡片的（　）同向。　(A)鼻側或上側　(B)鼻側和上側　(C)鼻側和下側　(D)上側和顳側

77. 製作無框眼鏡的模板時，等高線與水平基準線必須相互（　）。　(A)重合　(B)平行　(C)垂直　(D)交叉

78. 加工無框眼鏡時，（　）。　(A)兩鏡片鑽孔方向要對稱，加工基準線要成一直線　(B)兩鏡片鑽孔方向要對稱，加工基準線要水平成一直線　(C)兩鏡片鑽孔位置要對稱，加工基準線要成一直線　(D)兩鏡片鑽孔位置要對稱，加工基準線要水平成一直線

79. 一般鏡片開漕（　）選擇在深度調節鈕上刻字（　）的範圍內。　(A)深度、4～7　(B)寬度、4～7　(C)深度、2～5　(D)寬度、2～7

80. 塑料鏡架裝配漸進多焦點鏡片時，注意鏡片上隱性刻印的連線與鏡架水平基準線保持平行。加熱鏡架先裝鏡片（　），再將鏡片外露尖邊逐漸推入鏡圈

槽內，之後整理鏡架。　(A)鼻側尖邊　(B)顳側尖邊　(C)上半部分尖邊　(D)下半部分尖邊

81. （　）裝配漸進多焦點鏡片時，先鬆開鎖緊塊螺絲，將鏡片裝入鏡圈槽內，注意鏡片隱性刻印的連線與鏡架水平基準線保持平行；旋緊螺絲；檢查鏡片的裝配情況；最後整理鏡架。　(A)半框鏡架　(B)無框鏡架　(C)塑料鏡架　(D)金屬鏡架

82. 半框眼鏡裝配漸進多焦點鏡片的順序不包括：（　）。　(A)裝上尼龍絲　(B)將鏡片上緣放入鏡架的溝槽　(C)將尼龍絲嵌入鏡片的U型槽　(D)卸下鏡架鎖緊塊螺絲

83. 無框眼鏡（　）漸進多焦點鏡片的方法是：檢查鏡片的磨邊質量與尺寸式樣，檢查鏡片上的鑽孔與鏡架上的螺孔在靠近鏡片中心處是否內切，螺絲穿入後是否起到銷子的作用；裝配鏡片；檢查兩鏡片的四個隱性刻印的連線與鏡架水平基準線是否平行；整理眼鏡。　(A)裝配　(B)磨邊　(C)整形　(D)檢測

84. 塑料鏡架裝配漸進多焦點眼鏡時應注意：鏡架加熱要均勻防止鏡架（　）；加熱時不要加熱鏡片；檢查兩鏡片的四個隱性刻印的連線與鏡架水平基準線是否平行。　(A)硬化　(B)鍍層脫落　(C)軟化　(D)變形

85. 漸進多焦點眼鏡裝配時應注意檢查兩鏡片的四個隱性刻印的連線與鏡架水平基準線是否（　）；裝配完成後不要擦去鏡片上的標記。　(A)成135°夾角　(B)成45°夾角　(C)平行　(D)垂直

86. 選鏡架的總原則是：（　）的統一。　(A)鏡架的大小與瞳距　(B)實際應用與美容　(C)鏡框的大小與臉型　(D)鏡架的顏色與膚色

87. 鑽孔機在將鏡片鑽通的瞬間用力不要過大，防止（　）。　(A)鏡片破裂　(B)鏡片劃痕　(C)絞刀損壞　(D)絞刀斷裂

88. 應力儀可用來檢測鏡片在鏡架中所受的（　）是否均勻。　(A)拉力　(B)壓力　(C)應力　(D)彈力

89. 商標是（　）鏡片上的永久性標記。　(A)漸進　(B)老花　(C)雙光　(D)散光

90. 漸進鏡片上的臨時性標記是（　）。　(A)商標　(B)配鏡十字　(C)隱形小刻印　(D)下加光度

91. 在漸進鏡片的加工過程中，為了（　），在後曲面的研彎過程中加上底向下的三稜鏡。　(A)鏡片減薄　(B)鏡片減小三稜鏡度　(C)鏡片屈光度平衡　(D)漸進面設計需要

92. 在漸進鏡片中（　）。　(A)下加光度位於顳側隱形小刻印下方　(B)下加光度位於鼻側隱形小刻印上方　(C)遠用參考圈位於顳側隱形小刻印上方　(D)遠用參考圈位於鼻側隱形小刻印下方

93. （　）在漸進鏡片上位於鼻側隱形小刻印下方。　(A)近用參考圈　(B)三稜鏡參考點　(C)品牌商標　(D)下加光度

94. 如果被檢測漸進鏡片上的標記被擦去了，需重新標記，首先要辨別品牌商標（　）。　(A)測量近用度數　(B)測量遠用度數　(C)然後選用相應廠商的測量卡　(D)確定鼻側方向

95. 漸進眼鏡雙眼垂直稜鏡度互差符合要求的是（　）。　(A)大於2.0稜鏡度　(B)等於1.0稜鏡度　(C)小於1.5稜鏡度　(D)小於0.5稜鏡度

96. 一鏡片屈光度為$-3.00DS/-1.00DC\times60$，則水平方向的屈光度為（　），垂直方向的屈光度為（　）。　(A)$-3.75D$：$-3.25D$　(B)$-3.25D$：$-3.75D$　(C)$-3.50D$：$-3.50D$　(D)$-3.37D$：$-3.63D$

97. 以（　）為水平基準線，來測定眼鏡的（　）。　(A)鏡圈的兩下緣的切線、光學中心垂直互差　(B)樁關聯線、光學中心水平互差　(C)鼻樑兩焊點連線、光學中心高度互差　(D)兩鉸鏈中點連線、光學中心水平偏差

98. 配裝眼鏡鏡架的外觀質量檢測不包括（　）。　(A)表面粗糙度　(B)折射率　(C)焊點質量　(D)表面疵病

99. （　）的整形要求包括左右兩鏡面應保持相對平整、托葉對稱、鏡腿外張角對稱、平整、鏡架無扭曲現象。　(A)鏡圈　(B)鏡身　(C)鏡腿　(D)配裝眼鏡

100. 無框眼鏡裝配後（　）之間應不鬆動、無明顯縫隙，通過目視檢查。　(A)鏡片和螺絲孔　(B)鏡片和鼻孔　(C)鏡圈和定片扣　(D)鏡片和定片扣

101. 無框眼鏡不應存在因螺絲旋得過緊而引起的嚴重應力，用（　）檢查。　(A)頂焦度計　(B)曲率計　(C)偏光儀　(D)偏光應力儀

102. （　）並左右對稱是左右兩鏡腿的外張角的國標要求。　(A)$85°\sim100°$

(B)90°～100°　　(C)90°～105°　　(D)80°～95°

103.無框眼鏡的鏡片邊緣應光滑，通過（　）檢查。　(A)應力儀　(B)曲率儀
(C)卡尺　(D)目視

104.在無框眼鏡外觀質量檢查過程中應（　）是對左右兩鏡面的要求。　(A)薄厚
一致　(B)把散光面做在外面　(C)前後彎度一致　(D)保持相對平整

105.批量生產的老視鏡應標明的項目不包括（　）。　(A)頂焦度　(B)規格尺寸
(C)鏡架光潔度　(D)光學中心

106.（　）是對無框眼鏡外觀質量檢查過程中螺絲孔的要求。　(A)中心應塗潤滑
劑　(B)中心應塗防腐劑　(C)周邊應加緊固膠水　(D)周邊應光滑無裂紋

107.對玳瑁材質鏡架整形後，最好抹上（　），防止鏡架（　）。　(A)潤滑油
變形　(B)潤滑油　乾裂　(C)龜油　翻邊　(D)龜油　乾裂

108.重量輕是（　）鏡架最大的特點。　(A)蒙耐爾　(B)白銅　(C)K金　(D)鈦材

109.無框眼鏡整形時，對於材質比較硬的打孔架一定要先卸下（　），然後再調
整。　(A)鼻托葉　(B)鼻架　(C)鏡腿　(D)鏡片

110.對無框眼鏡的（　）是：在裝配鏡片後，首先要檢查，然後調整兩鏡片在一
條線，調整外張角，而後調整傾斜角等，最後要鏡架在桌面上保持平整。
(A)研磨步驟　(B)校配步驟　(C)加工步驟　(D)整形步驟

111.對無框眼鏡的整形，兩鏡片不在一條線，螺絲已上牢，產生的原因可能是
（　）。　(A)鏡片形狀不一致　(B)托葉鬆動　(C)鼻樑處扭曲　(D)鼻托處扭曲

112.對無框鏡架進行整形，外張角不正確，原因可能是（　）。　(A)傾斜角太大
(B)傾斜角太大　(C)身腿傾斜角太小　(D)鼻樑向內或向外彎曲

113.對無框鏡架進行整形，當把眼鏡放在桌上時，鏡腿不能同時放置於桌面，需
要將（　）上的螺絲調鬆，使鏡腿移到平行的位置，再將（　）上的螺絲上
緊。　(A)鼻架、鏡片　(B)鼻架、鼻架　(C)鏡片、鼻架　(D)鏡片、鏡片

114.加大無框眼鏡身腿傾斜角時，應一手握（　）鉗住螺栓兩端固定鏡架，另一
手握（　）鉗住鏡腿垂直向下方向扭動。　(A)圓嘴鉗；鏡腿鉗　(B)無框眼
鏡調整鉗；圓嘴鉗　(C)無框眼鏡裝配鉗；鏡腿鉗　(D)鏡腿鉗；無框眼鏡裝
配鉗

115.無框眼鏡裝配鏡片後，首先要檢查整體外觀，檢查鏡片打孔的（　　），觀察鏡片外面的弧度，然後檢查兩鏡片是否在一條線等。　(A)數量　(B)位置是否合適　(C)直徑　(D)深度

116.校配無框眼鏡時，在觀察配鏡者的臉型，根據配鏡者臉型校配的其他步驟之前，應首先（　　）。　(A)檢查鏡架有無損傷　(B)檢查鼻托合適與否　(C)檢查鏡腿合適與否　(D)對新配無框眼鏡進行外觀檢查，看是否符合技術要求

117.無框眼鏡校配好以後，要注意檢查（　　）。　(A)鼻托是否合適　(B)鏡腿是否合適　(C)傾斜角是否合適　(D)兩鏡片是否鬆動

118.校配無框眼鏡時，應首先對新配無框眼鏡進行外觀檢查，然後再觀察配鏡者的臉型，然後讓顧客試戴，如發現不合適，根據配鏡者臉型進行校配，在調整鼻托之前，要先（　　）。　(A)檢查鏡片鏡度、軸向等　(B)調整鏡腿長短　(C)調整鏡腿腳套　(D)調整兩鏡腿的寬窄

119.校配無框眼鏡時，讓顧客試戴後，兩鏡腿的寬窄合適，但戴鏡時，左右鏡眼距不同，則可能是（　　）。　(A)顧客鼻樑較高　(B)顧客鼻樑較低　(C)顧客耳部高低不同　(D)顧客臉部不對稱

120.校配無框眼鏡時，顧客的鼻樑寬窄合適，但發現顧客鼻樑較高，會造成鏡架位置偏高，應調整（　　），直至合適。　(A)將鼻托向下拉，並且加大鼻托間距　(B)將鼻托向上拉，並且減小鼻托間距　(C)將鼻托向下拉，鼻托間距不動　(D)將鼻托向上拉，鼻托間距不動

121.校配無框眼鏡時，顧客的眼睛與耳朵距離較長，會造成鏡架鏡腿彎點長（　　），應調整（　　），直至合適。　(A)過短將鏡腿彎點長增大　(B)過長將鏡腿彎點長減小　(C)過長將鏡腿彎點長增大　(D)過短將鏡腿彎點長減小

122.校配無框眼鏡時，顧客的左耳較右耳低，會造成鏡架（　　），應調整（　　），直至合適。　(A)左高右低使鏡架左側身腿傾斜角大於右側身腿傾斜角　(B)左高右低使鏡架左側身腿傾斜角小於右側身腿傾斜角　(C)右高左低使鏡架左側身腿傾斜角大於右側身腿傾斜角　(D)右高左低使鏡架左側身腿傾斜角小於右側身腿傾斜角

123.校配好無框眼鏡後，還應使顧客注意，摘戴眼鏡時要（　　），避免鏡片破

裂。　(A)單手摘戴　(B)雙手摘戴　(C)憑個人習慣　(D)以右手為主

124. 校配好無框眼鏡後，要告訴顧客擦洗無框眼鏡時，要注意（　），以防（　）。　(A)用手捏眼鏡框，不要捏鏡片邊；螺絲鬆動　(B)用手捏鏡片邊，不要捏眼鏡框；螺絲鬆動　(C)用手捏鏡腿，不要捏鏡片邊；擦傷鏡片　(D)用手捏鼻架，不要捏眼鏡框；擦傷鏡片

125. 校配（　）時，固定鏡片的螺絲鬆動，要使用（　）緊固。　(A)無框眼鏡、裝配鉗　(B)半框眼鏡、十字螺絲刀　(C)半框眼鏡、一字螺絲刀　(D)無框眼鏡、外六角管套

126. 自動磨邊機使用循環水時，（　）。因為髒水會劃傷鏡片、堵塞水管、電磁閥和噴水嘴。水箱裡的聚集物也有可能損傷泵葉。　(A)加工50片後換水　(B)加工100片後換水　(C)一天內最好多換幾次水　(D)加工兩天後換水

127. 自動磨邊機水箱供給循環水換水時，（　），倒掉廢水，並清洗水箱內和過濾網上的粉垢。　(A)請先清洗工作臺，再取出水箱　(B)請先停機，再取出水箱　(C)請先拔掉電源插頭，再取出水箱　(D)請先關水閥，再取出水箱

128. 自動磨邊機加工樹脂片時，水箱內會產生泡沫，當氣泡特別多的時候，（　），加以攪拌後效果更佳。　(A)可直接對準氣泡噴射消泡劑10～15次　(B)可直接對準氣泡噴射清潔劑2～3次　(C)可直接對準氣泡噴射清潔劑10～15次　(D)可直接對準氣泡噴射消泡劑2～3次

129. 自動磨邊機清潔噴水口的原因是：噴水口一旦堵塞，水量減少或無水（　）。　(A)導致表面鏡片劃傷　(B)導致砂輪減速　(C)導致砂輪磨損　(D)從而導致加工能力降低甚至無法工作

130. 自動磨邊機清潔磨邊機防水蓋的原因是：長時間工作，會使鏡片的切削粉塵附著在防水蓋上，如不及時清洗，切削粉塵將會固化，難以清除，（　）。　(A)從而導致加工能力降低甚至無法工作　(B)將導致鏡片光心移位　(C)將導致砂輪磨損　(D)從而影響觀察視線

131. 自動磨邊機清潔磨邊室的原因是：長時間加工，會使夾片軸、夾頭及磨邊室內壁附著切削粉塵，若不及時清除，（　）。　(A)會導致鏡片損壞　(B)會影響觀察視線　(C)會導致水管堵塞　(D)會劃傷鏡片，還會使夾片軸密封圈

磨損導致機頭進水

132. 當砂輪鈍後，加工時間變長。為恢復砂輪性能，應修整，時間約磨（　）。
(A)800片PC片後　(B)2000片PC片後　(C)2000片玻璃片後　(D)1000片玻璃片後

133. 自動磨邊機檢查吸盤密封橡膠的原因是：若有吸盤密封橡膠破損，因為積聚在裂縫裡的粉末會劃傷鏡片，同時也會造成（　）。　(A)劃傷排水管　(B)加工速度減慢　(C)堵塞噴水嘴　(D)鏡片中心及軸位偏移

134. 自動磨邊機磨邊時，以下哪條不會造成水嘴不噴水或水量很少，砂輪冒火星：（　）。　(A)噴水嘴堵塞或損壞；水閥開關未打開　(B)電磁閥堵塞或壞掉或水泵壞掉　(C)進水管未連接好或堵塞；用自來水時，自來水斷水　(D)砂輪損壞

135. 自動磨邊機尖邊位置跑偏是由於（　）。　(A)修石棒修V型槽時兩邊不均衡或鏡片未夾正　(B)電機損壞或皮帶鬆了　(C)水嘴不噴水或機頭平衡不好　(D)修石棒修V型槽時兩邊不均衡或機頭平衡不好

136. （　）不是自動磨邊機加工後的鏡片軸位偏移的原因。　(A)機器軸位裝置出故障　(B)用帶水吸盤　(C)容易打滑的鏡片　(D)電磁閥損壞

137. （　）不可能造成自動磨邊機加工的鏡框邊顯示不平滑。　(A)掃描器探頭沒有置入鏡架槽內　(B)鏡框接頭處有錯位或縫隙，鏡架鼻托阻擋掃描針　(C)樣板邊緣上有不規則毛刺　(D)鏡架太小

138. 自動磨邊機磨邊時噪音很大的原因是（　）。　(A)鏡片安裝不正　(B)鏡框接頭處有錯位或縫隙，鏡架鼻托阻擋掃描針　(C)機器軸位裝置出故障　(D)皮帶鬆或部分斷裂；主電機有問題

139. 自動磨邊機更換砂輪的步驟是：(1)首先拔下電源；(2)用大扳手來鎖定砂輪；(3)（　）(4)小心去掉砂輪；(5)按與上相反步驟裝回砂輪。　(A)用大扳手去掉螺母　(B)用手去掉螺母　(C)用鉗子去掉螺母　(D)用內六角扳手去掉螺母

140. 自動磨邊機更換保險絲的步驟是：(1)關機，拔下電源線；(2)（　）；(3)換上同型號新保險絲，並擰好；(4)開啟電源，確認有問題否。　(A)用扳手反時針旋轉去掉保險絲蓋　(B)用內六角扳手反時針旋轉去掉保險絲蓋　(C)手反

時針旋轉去掉保險絲蓋 (D)用螺絲刀反時針旋轉去掉保險絲蓋

141. progressive addition lenses、single vision lenses、bifocal lenses三個詞的正確解釋依次為：（ ）。 (A)漸進鏡、單光鏡、雙光鏡 (B)漸進鏡、雙光鏡、單光鏡 (C)雙光鏡、單光鏡、漸進鏡 (D)單光鏡、漸進鏡、雙光鏡

142. 「你好」的正確中文解釋為：（ ）。 (A)Would you honor us with a visit (B)Haven't seen you for a long time. (C)How's everything with you? (D)How do you do!

143. 「您配新眼鏡的目的是什麼？」的正確英文解釋為：（ ）。 (A)Do you have anyone wearing glasses in your family? (B)Do you always wear glasses? (C)Please show me your reading position? (D)Why do you want new glasses?

144. 「您左眼看得清楚還是右眼看得清楚？」的正確英文解釋為：（ ）。 (A)Do you always wear glasses? (B)Which do you see clearer, with the with the left eye? (C)Please keep your eyes wide open now? (D)Please show me your reading position?

145. 質量管理八項原則包括：（ ）；以顧客為中心原則；全員參與原則；過程方法原則；系統管理的方法原則；基於事實的決策方法原則；與供方的互利關係原則。 (A)保持恆定原則；領導作用原則 (B)保持恆定原則；商家作用原則 (C)持續改進原則；領導作用原則 (D)持續改進原則；商家作用原則

146. （ ）的含義是：組織依存於顧客，因此組織應當理解顧客當前和未來的需求，滿足顧客要求並爭取超越顧客期望。 (A)以顧客為中心原則 (B)基於事實的決策方法原則 (C)領導作用原則 (D)全員參與原則

147. （ ）的作用為：使得整個組織都能理解顧客以及其他受益者的需求；能夠保證將目標直接與顧客的需求和期望相關聯；能夠改進組織滿足顧客需求；保證員工具有滿足組織的顧客所需的知識和技能。 (A)以顧客為中心原則 (B)以員工為中心原則 (C)以組織為中心原則 (D)以領導為中心原則

148. （ ）的含義是：領導者確立組織統一的宗旨及方向。他們應當創造並保持員工能充分參與實現組織目標的內部環境。 (A)過程方法原則 (B)持續改進原則 (C)領導作用原則 (D)全員參與原則

149.（　）原則的作用為：組織的未來有明確的前景；將組織未來的前景轉化為可測量的目標；通過授權和員工的參與，實現組織的目標；建立一支經充分授權、充滿激情、資訊靈通和穩定的勞動力隊伍。　(A)領導作用　(B)以顧客為中心　(C)持續改進　(D)過程方法

150.全員參與原則的作用不包括：（　）。　(A)員工能夠有效地對改進組織的方針和戰略目標做出貢獻　(B)員工承擔起對組織目標的責任　(C)積極參與有助於個人的成長和發展活動，符合組織的利益　(D)保證員工具有滿足組織的顧客所需的知識和技能

151.過程方法原則的含義是：（　）。　(A)將活動和相關的資源作為過程進行管理，可以更高效地得到期望的結果　(B)各級人員都是組織之本，只有他們的充分參與，才能使他們的才幹為組織帶來收益　(C)有效決策是建立在數據的基礎上　(D)有效決策是建立在資訊分析的基礎上

152.（　）原則的作用為：整個組織利用確定的過程，可以增強結果的預見性、更好的使用資源，縮短循環時間，降低成本。　(A)領導作用　(B)系統管理　(C)持續改進　(D)過程方法

153.系統管理原則的含義是：（　）。　(A)將相互關聯的過程作為系統加以識別、理解和管理，有助於組織提高實現目標的有效性和效率　(B)員工確立組織統一的宗旨及方向　(C)各級人員都是組織之本，只有他們的充分參與，才能使他們的才幹為組織帶來收益　(D)顧客依存於組織

154.系統管理原則的作用包括：（　）。　(A)了解過程能力有助於確立更具有挑戰性的目標　(B)對過程的有效性進行廣泛的評審，可了解問題的產生原因並適時地進行改進　(C)採用過程的方法降低成本，避免錯誤，控制偏差，縮短循環時間，增強對輸出的可預見性的方式得到運作的結果　(D)可降低人力資源管理過程的成本，能夠把這些過程與組織的需要相結合，並造就一支有能力的勞動力隊伍

155.（　）的含義是：持續改進總體業績是組織的永恆目標。　(A)過程方法原則　(B)持續改進原則　(C)系統管理原則　(D)全員參與原則

156.持續改進系統管理原則的作用包括（　）。　(A)了解過程能力有助於確立更

具有挑戰性的目標　(B)對過程的持續改進涉及組織的員工的參與　(C)對過程的有效性進行廣泛的評審，可了解問題的產生原因並適時地進行改進　(D)可降低人力資源管理過程的成本，能夠把這些過程與組織的需要相結合，並造就一支有能力的勞動力隊伍

157. (　　) 的含義是：有效決策是建立在數據和資訊分析的基礎上。　(A)以顧客為中心原則　(B)基於事實的決策方法原則　(C)系統管理原則　(D)全員參與原則

158. (　　) 原則的作用為：對從員工監督、建議等來源的數據和資訊進行分析，可指導人力資源方針的制定。　(A)領導作用　(B)系統管理　(C)基於事實的決策方法　(D)過程方法

159. (　　) 原則的含義是：組織與供方相互依存，互利的關係可增強雙方創造價值的能力。　(A)系統管理　(B)過程方法　(C)與供方的互利關係　(D)領導作用

160. 與供方的互利關係原則的作用包括：(　　)。　(A)員工能夠有效地對改進組織的方針和戰略目標做出貢獻　(B)通過供方早期的參與，可設定更具有挑戰性的目標　(C)積極參與有助於個人的成長和發展活動，符合組織的利益　(D)保證員工具有滿足組織的顧客所需的知識和技能

二、是非題（第161題～第200題。將判斷結果填入括號中。正確的填「✓」，錯誤的填「✕」。每題0.5分，滿分20分）

(　　) 161. 光線自左向右傳播時，自透鏡向右度量的距離其符號為負，自透鏡向左度量的距離其符號為正；所有光線自光軸向上度量的距離其符號為正，自光軸向下度量的距離其符號為負。

(　　) 162. 凸透鏡按截面可分為深新月凸透鏡、淺新月凸透鏡、平凸透鏡三大類。

(　　) 163. 凹透鏡按截面可分為深新月凹透鏡、淺新月凹透鏡、平凹透鏡三大類。

(　　) 164. 光發生反射時，若入射角為60°，則反射角為30°。

(　　) 165. 一束平行光入射三稜鏡工作面後，出射光為向基底方向偏折的平行光。

(　　) 166. 兩個三稜鏡分別為3△B0°和3△B90°疊加效果為4.24△B135°。

(　　) 167. 角膜占眼球前方1/6，透明，外表面中央約3mm左右為球形弧面，周邊曲率

半徑逐漸增大，呈非球面。橫徑大於縱徑，中央厚度約為0.5～0.7mm，邊厚約為1.1mm。

（　）168.睫狀肌的環形纖維的舒縮對晶狀體的凸度起著調節作用，當肌纖維收縮時，睫狀小帶放鬆，則晶狀體凸度加大，使眼睛看清遠目標。

（　）169.眼外肌的生理功能主要為司理眼球運動。當眼外肌的肌止點位置異常、某條肌肉發育不良或支配肌肉的神經發生麻痺時，則導致弱視。

（　）170.正視眼遠點在眼前無限遠距離處。

（　）171.正視眼看外界任何物體都要動用調節。

（　）172.用樹脂鏡片做無框漸進眼鏡時，開孔處的鏡片厚度應為1.2～2.0mm。

（　）173.屈光參差、高度近視且無眼前部疾病不能夠配戴隱形眼鏡。

（　）174.驗光結果為8.50/1.00×90，驗光鏡片至角膜前頂點距離為12mm，則該隱形眼鏡度數是9.00D。

（　）175.使用瞳距儀測量單眼瞳距時，應使用遮蓋板遮蓋單眼，再根據角膜緣位置測量數據。

（　）176.檢查者與被檢者正面對坐，視線保持同一高度，被檢者戴上調整好的鏡架。將瞳高測量儀夾在鏡架上，使瞳高測量儀對稱地處於鼻樑兩側。調節測量儀上的調節旋鈕，使黑色的水平刻度線對準瞳孔中心，鏡架下外側緣處所對的刻度數值即為瞳高。

（　）177.使用筆式電筒測量近用瞳距、瞳高時，電筒要置於檢查者檢查眼的正下方，直射被檢查眼。

（　）178.使用標記襯片測量單側瞳距後，將標記完瞳孔反光點的鏡架置於漸進鏡測量卡上，注意鼻樑的中心對準測量卡的中心（斜線指標的兩側對稱），然後由中央的水平刻度線讀出左右眼的單側瞳距。

（　）179.第一次操作掃描儀時，需要校驗移心量的計算值。如計算值為3mm，而加工完成後實測移心量為2.5mm，此時需將移心量改為2.5mm，才能滿足實際要求。

（　）180.水平移心量的計算值為正數時，說明不需移心。

（　）181.垂直移心量的計算值為正數時，說明不需移心。

（　）182.加工眼鏡時，移心是指固定鏡片移動模板。

（　）183.中心型模板製作後，其對稱性應滿足上下、左右對稱。

（　）184.無模板磨邊機加工漸進眼鏡的步驟包括：使用定中心儀。

（　）185.改變無框眼鏡模板形狀時，可移動模板的中心位置，並要使模板椿頭處的形狀與鏡架椿頭形狀一致，以防裝片後椿頭處有縫隙。

（　）186.加工無框眼鏡時，兩鏡片加工基準線不能水平成一直線、開漕位置不良都會使鏡片的散光軸發生變化。

（　）187.使用開漕機的正確步驟是：夾緊鏡片；確定開漕位置；選擇開漕深度；確定導輪定位方式；加工鏡片溝槽。

（　）188.無框眼鏡的加工程序包括(1)磨平邊，(2)在平邊上使用開漕機開漕。

（　）189.半框眼鏡加工時，以鏡片邊緣厚度（以最厚處為基準），確定開漕的位置，調整兩導輪的距離。

（　）190.無框眼鏡裝配的步驟為：檢查鏡片質量與尺寸樣式；檢查鑽孔是否合格；調整眼鏡；裝配鏡架鏡片。

（　）191.無框眼鏡裝配時，應注意螺絲長度與鏡片厚度相配合，旋螺絲釘時不可過鬆，防止鏡片破裂。

（　）192.無框眼鏡鏡片上的鑽孔與鏡架上的螺孔在靠近鏡片椿共（外側）處內切，而且螺絲穿入後要起到銷子的作用。

（　）193.當左右眼均為單純散光鏡片且軸位相同時，軸位在90°時無需考慮光學中心水平偏差，軸位在180°時無需考慮光學中心垂直互差。

（　）194.變色眼鏡鏡片的基色應基本一致。

（　）195.特殊材料的鏡架整形時，必須使用專用工具，K金架、鈦材架在使用鉗子校正時，應墊一塊布，以防造成鏡架斷裂。

（　）196.每天用完機器後，必須立即清潔磨邊機及掃描器外殼。若放幾天後再清洗，切削粉末會固化機殼上，日後將難以除去。請用帆布沾酸性清洗劑清潔外殼。

（　）197.自動磨邊機使用的環境要求是：保證儀器在高溫和乾淨清潔的環境中使用，同時避免陽光直射，且乾燥通風。

（　）198.自動磨邊機倒邊時，鏡片下槽位置不對的原因是：機頭不平衡或機器內部設置參數錯亂。

（　）199.自動磨邊機磨邊加工時間過長的原因是：砂輪長時間使用後變鈍或砂輪壽命已到。

（　）200.自動磨邊機夾片軸不轉動的原因是：轉軸電機壞了或夾片軸機構裡進粉塵過多，造成摩擦力過大。

模擬試卷（七）

一、選擇題（第1題～第160題。選擇一個正確的答案，將相應的字母填入題內的括號中。每題0.5分，滿分80分）

1. 鏡架上56□14-140符號指的是（　　），鼻樑尺寸14。　(A)方框法表示鏡架的規格尺寸，鏡圈尺寸56　(B)方框法表示鏡架的規格尺寸，鏡圈高度56　(C)基準線法表示鏡架的規格尺寸，鏡圈尺寸56　(D)基準線法表示鏡架的規格尺寸，鏡圈高度56

2. 鏡架上57-13-140符號指的是（　　），鼻樑尺寸13。　(A)基準線法表示鏡架的規格尺寸，鏡圈尺寸57　(B)基準線法表示鏡架的規格尺寸，鏡圈高度57　(C)方框法表示鏡架的規格尺寸，鏡圈尺寸57　(D)方框法表示鏡架的規格尺寸，鏡圈高度57

3. 製造鏡架的的銅合金材料分為鋅白銅、（　　）。　(A)黃銅、白金和青銅　(B)洋銀、銅鎳鋅錫合金和青銅　(C)黃銅、銅鋅合金和青銅　(D)黃銅、銅鎳鋅錫合金和青銅

4. 國產超薄鏡片大都採用折射率1.7035，密度3.028，阿貝數（　　）的鋇火石光學玻璃材料製造。　(A)60.5　(B)58.0　(C)31.8　(D)41.6

5. 黃色有色玻璃鏡片的特點是（　　），用途是司作夜視鏡或駕駛員陰雨、霧天配戴。　(A)均勻吸收光譜線、吸收紫外線、紅外線　(B)吸收紫外線、紅外線　(C)防熒光刺眼　(D)吸收紫外線

6. 光致變色玻璃鏡片是在無色或有色光學玻璃基礎成分中添加鹵化銀等化合物，使鏡片受到（　　）照射後分解成銀和鹵素，鏡片顏色由淺變深。　(A)γ射線　(B)紅外線　(C)X射線　(D)紫外線

7. 所有物高自光軸往下測量的距離其符號為（　　）。　(A)任意　(B)個人習慣　(C)負　(D)正

8. 凸透鏡可使平行光線成為（　　）。　(A)發散光束　(B)會聚光束　(C)像散光束　(D)平行光束

9. 按截面的不同將凸透鏡進行分類，不包括（　　）。　(A)非對稱凸面鏡　(B)平凸透鏡　(C)雙凸透鏡　(D)新月凸透鏡

10. 凹透鏡可使平行光線成為（　　）。　(A)發散光束　(B)會聚光束　(C)像散光束　(D)平行光束

11. 光發生反射時，如果入射角為30°，則反射角為（　　）。　(A)90°　(B)60°　(C)45°　(D)30。

12. 光由n=1.5的玻璃入射空氣。當入射角為19.47°時，則折射角為（　　）。　(A)19.47°　(B)30°　(C)60°　(D)15.47°

13. 像方焦距為2m的薄透鏡，物在透鏡前1m處，像在（　　）。　(A)透鏡前1m　(B)透鏡後1m　(C)透鏡後2m　(D)透鏡前2m

14. 正透鏡沿豎直方向平移，像（　　）。　(A)沿水平方向逆動　(B)沿水平方向順動　(C)沿豎直方向順動　(D)沿豎直方向逆動

15. 負透鏡沿豎直方向平移，像（　　）。　(A)沿水平方向逆動　(B)沿水平方向順動　(C)沿豎直方向順動　(D)沿豎直方向逆動

16. 圖中斜線為右眼散光軸向，二線夾角為30°，TABO法表示的該眼散光軸向是（　　）。

(A)30°　(B)60°　(C)150°　(D)120°。

17. 柱鏡片屈光度為+3.00D，與軸成60度角方向屈光力為（　　）。　(A)1.25D　(B)3.25D　(C)2.25D　(D)2.75D

18. +3.00DS/+1.50DC×90；−1.00DS/−1.50DC×180；+2.00DS/−1.50DC×90三鏡疊合總效果為（　　）。　(A)+2.50DS/+1.50DC×90　(B)+2.50DS/−1.50DC×90　(C)+2.50DS/−1.50DC×180　(D)+2.50DS/+1.50DC×18C

19. 一薄透鏡前後兩面光焦度分別為+6.000；1.25D，則該透鏡的總光焦度為（　　）。　(A)+6.00D　(B)−1.25D　(C)+1.25D　(D)+4.75D

20. 單折射球面鏡片，前後兩面nl=1；n2=1.6，屈光度為2.00D，球面曲率半徑為（　　）。　(A)1.50m　(B)1.00m　(C)2.00m　(D)0.30m

21. 通過基底向右的三稜鏡視物，其像會（　　）。　(A)向左偏移　(B)向右偏移　(C)向上偏移　(D)向下偏移

22. 3△基底向左眼鼻側的三稜鏡，用360°底向標示法可表示為（　）。 (A)3△B90° (B)3△B0° (C)3△B180° (D)3△B270°

23. 左眼稜鏡度為4⊿B60°也可表示為（　）。 (A)1△B0°聯合3.4690° (B)2△B0°聯合3.4690° (C)3△B0°聯合3.4690° (D)4△B0°聯合3.4690°

24. 兩個三稜鏡分別為2△B270°和3△B360°疊加效果為（　）。 (A)3.61△B56.31° (B)3.61△B123.69° (C)3.61△B236.31° (D)3.61△B326.31°

25. 頂相對的大小不同的三稜鏡旋轉組成（　）。 (A)正柱面透鏡 (B)負柱面透鏡 (C)正球面透鏡 (D)負球面透鏡

26. 角膜的折射率（　），光透射比大於97%，占眼的總屈光力的70%～75%，約為40.00D～45.00D，是眼的主要屈光介質之一。 (A)隨外界溫度變化（約為1.376～1.486） (B)晝夜不同（約為1.376～1.486） (C)恆定（約為1.376） (D)恆定（約為1.976）

27. 眼外肌的生理功能主要為司理眼球運動。當眼外肌的肌止點位置異常、某條肌肉發育不良或（　），則導致斜視。 (A)晶狀體混濁時 (B)角膜發生軟化時 (C)支配肌肉的神經發生麻痺時 (D)角膜發生炎症時

28. 在重量、抗衝擊性上，玻璃鏡片與相比CR39鏡片的缺點是（　）。 (A)重量輕，抗衝擊性差 (B)重量重，抗衝擊性強 (C)重量重，抗衝擊性差 (D)重量輕，抗衝擊性強

29. 正視眼遠點在（　）。 (A)眼前5公尺處 (B)眼前有限遠距離 (C)眼前6公尺處 (D)眼前無限遠距離

30. （　）看外界任何物體都要動用調節。 (A)斜視 (B)正視眼 (C)遠視眼 (D)近視眼

31. 漸進多焦點眼鏡的配鏡處方包括：編號驗光單，（　），鏡片尺寸，是否加膜染色，左右眼瞳距和瞳高，是否有特殊基彎要求，是否有特殊垂直稜鏡要求。 (A)漸進鏡片的中心厚度 (B)漸進鏡片厚度 (C)漸進鏡片種類 (D)漸進鏡片的生產廠家

32. 有一種稱為Detest的小儀器可以快速決定（　）。 (A)鏡片的大小 (B)鏡片

的厚度 (C)鏡片的重量 (D)鏡片的材料

33. 樹脂打孔漸進多焦點鏡片開孔處的邊厚應不小於（　　）。 (A)0.8～1.2mm (B)0.8～1.5mm (C)1.0～1.5mm (D)1.5～2.0mm

34. 漸進眼鏡下加光度不一致的因素是（　　）。 (A)遠用雙眼視力不平衡 (B)有散光 (C)調節力差 (D)輻射功能不足

35. 用樹脂鏡片做無框漸進眼鏡時，開孔處的鏡片厚度應為（　　）。 (A)1.0～2.0mm (B)0.8～1.2mm (C)1.2～2.0mm (D)1.5～2.0mm

36. 漸進眼鏡的適應症是（　　）。 (A)需要做一定的近距離工作，又期望鏡片美觀的人 (B)暈車暈船的人 (C)平衡功能不良的人 (D)青光眼患者

37. 邊緣厚度在（　　）以上的可以用來製作樹脂拉絲漸進眼鏡。 (A)2.0～2.5mm (B)0.8～1.2mm (C)1.5～2.0mm (D)1.0～1.5mm

38. 如果顧客一眼配漸進鏡片，另一眼想配一片單光鏡片，則在配鏡必須注意（　　）。 (A)厚度一致 (B)頂焦度一致 (C)水平方向三稜鏡度差異 (D)垂直方向三稜鏡度差異

39. 有明顯的分割線且對於中高度以上的加光，會感到缺少中間視力是（　　）的缺點。 (A)單光眼鏡 (B)球柱鏡 (C)漸進鏡 (D)雙光眼鏡

40. 首次在國際視光學大會上推出（　　）的人是梅特納茲。 (A)雙光鏡片 (B)漸進多焦點鏡片 (C)克斯鏡片 (D)克賽鏡片

41. 驗光結果為−8.50/−1.00×90，驗光鏡片至角膜前頂點距離為12mm，則該隱形眼鏡度數是（　　）。 (A)−9.00D (B)−8.75D (C)−7.50D (D)−8.00D

42. （　　）戴隱形眼鏡後所見的物像比戴框架眼鏡所見的物像小。 (A)遠視眼 (B)近視眼 (C)散光眼 (D)老視眼

43. 角膜接觸鏡與框架眼鏡的（　　）使遠視配戴者稱戴角膜接觸鏡所見的物像較戴框架眼鏡小。 (A)放大倍率 (B)視野 (C)視角 (D)調節力

44. 角膜接觸鏡與框架眼鏡近視調節差異說法中，正確的是（　　）。 (A)近視眼戴角膜接觸鏡比戴框架眼鏡視近時付出的調節多 (B)近視眼戴角膜接觸鏡比戴框架眼鏡視近時付出的調節少 (C)遠視眼戴角膜接觸鏡比戴框架眼鏡視近時付出的調節少 (D)戴角膜接觸鏡與戴框架眼鏡視近時付出的調節一樣多

45. 關於角膜接觸鏡與框架眼鏡的視野差異的說法中，正確的是（　　）。　(A)框架眼鏡的視野被限制在鏡片的邊緣範圍之內，當視線指向鏡片範圍以外時，不能獲得良好的矯正視力　(B)角膜接觸鏡的光驅覆蓋配戴眼的整個瞳孔區，可始終保持眼的正常生理視野範圍　(C)框架眼鏡的視野被限制在鏡片的邊緣範圍之內，當視線指向鏡片範圍以外時，不能獲得良好的矯正視力，角膜接觸鏡的光驅覆蓋配戴眼的整個瞳孔區，可始終保持眼的正常生理視野範圍，正透鏡框架眼鏡有環形盲區　(D)正透鏡框架眼鏡有環形盲區

46. 角膜接觸鏡與框架眼鏡在影像差說法中，正確的是（　　）。　(A)角膜接觸鏡幾乎不產生折射像差　(B)透過凹透鏡框架眼鏡所看到的像呈鈍角狀變形　(C)角膜接觸鏡幾乎不產生折射像差，透過凹透鏡框架眼鏡所看到的像呈鈍角狀變形，透過凸透鏡框架眼鏡所看到的像呈銳角狀變形　(D)透過凸透鏡框架眼鏡所看到的像呈銳角狀變形

47. 不適合用作無框眼鏡鏡片材料的是（　　）材料。　(A)PMMA和OR－39　(B)CR－39和PC　(C)PMMA和PC　(D)水晶和玻璃

48. （　　）不適合小瞳距的配鏡顧客。　(A)板材鏡架　(B)金屬鏡架　(C)玳瑁鏡架　(D)大鼻樑架的無框鏡架

49. 戴框架試片適應15分鐘後，雙眼分別改用相同度數的角膜接觸鏡，進行片上驗光時，須（　　）。　(A)進行霧視放鬆調節張力　(B)再適應15分鐘　(C)閉目休息15分鐘　(D)在5分鐘內結束驗光過程

50. 使用瞳距尺測量單側瞳距時，檢查者與被檢者視線的高度應該一樣，根據（　　）測讀單眼瞳距。　(A)角膜內緣位置　(B)角膜外緣位置　(C)角膜反光點　(D)角膜中心高度

51. 使用標記襯片測量瞳距、瞳高時，鏡架應先作調整。注意鏡面的（　　）為10°～14°，鏡眼距離為12～14mm左右。　(A)斜角　(B)前角　(C)鏡面角　(D)傾斜角

52. 檢查者與被檢者正面對坐，（　　），被檢者戴上調整好的鏡架。將瞳高測量儀夾在鏡架上，使瞳高測量儀對稱地處於鼻樑兩側。調節測量儀上的調節旋鈕，使黑色的水平刻度線對準瞳孔中，鏡架下內側緣處所對的刻度數值即為

瞳高。　(A)視線保持同一高度　(B)視線平行　(C)檢者視線高於被檢者　(D)被檢者視線高於檢者

53. 檢查者與被檢者視線保持同一高度，請顧客直視，將筆式電筒置於檢查者的左眼下，閉右眼，觀察顧客右角膜反光點在已畫樣片上的垂直瞳距線上的位置，在瞳距線上相對（　　）的位置畫一橫線。重複以上步驟測量另一眼的配鏡高度。　(A)近用瞳距　(B)雙眼近用瞳距　(C)瞳孔外緣　(D)瞳孔中心

54. 瞳高的常見測量方法包括使用（　　）和瞳高測量儀兩種方法。　(A)測量卡　(B)標記襯片　(C)電腦驗光儀　(D)焦度計

55. 使用筆式電筒測量瞳距、瞳高時，電筒要置於（　　），直射被檢查眼。　(A)檢查者眼睛的正下方　(B)檢查者鼻樑處　(C)檢查者眼前一定距離　(D)檢查者顳側

56. 使用標記襯片測量單側瞳距後，將標記完瞳孔反光點的鏡架置於漸進鏡測量卡上，注意鼻樑的中心對準測量卡的中心（斜線指標的兩側對稱），然後由中央的（　　）讀出左右眼的單側瞳距。　(A)隱性刻印連線　(B)十字標記連線　(C)水平刻度線　(D)垂直刻度線

57. 確定漸進多焦點鏡片遠用配戴中心移心量的方法是：測量鏡架幾何中心水平距；計算水平移心量；測量鏡圈（　　）；計算垂直移心量；根據計算結果確定移心量。　(A)最大直徑　(B)最小直徑　(C)寬度　(D)高度

58. 鏡架幾何中心水平距為68mm，單側瞳距為29mm，則水平移心量為（　　）mm。　(A)5　(B)–5　(C)4　(D)–4

59. 一顧客配漸進多焦點眼鏡，其鏡圈高度為42mm，瞳高為24mm，鏡片光學中心需移心（　　）。　(A)–3mm　(B)+3mm　(C)–2mm　(D)+2mm

60. 測量漸進多焦點眼鏡移心量時應注意：正確測量鏡架幾何中心水平距；使用中心型模板；使用（　　）時需校對移心量的計算數值等。　(A)瞳距儀　(B)掃描儀　(C)應力儀　(D)定中心儀

61. 第一次操作掃描儀時需要校驗移心量的計算值。如計算值為4mm，而加工完成後實測移心量為3.5mm，此時需將移心量改為（　　）mm才能滿足實際要求。　(A)3　(B)3.5　(C)4　(D)4.5

62. 使用（　）確定漸進鏡移心量的方法是：掃描鏡架或襯片後，按鏡片定中心鍵，並選擇漸進鏡，然後輸入瞳距和瞳高。　(A)定中心儀　(B)掃描儀　(C)電腦掃描全自動磨邊機　(D)半自動磨邊機

63. 測量鏡架幾何中心水平距的方法是：一手拿鏡圈，另一手拿瞳距尺；將瞳距尺水平放置在鏡圈水平中心線上；瞳距尺的「0」刻度對準右眼鏡圈鼻側的內緣，左眼鏡圈（　）所對的刻度值即為鏡架幾何中心水平距。　(A)鼻側的內緣　(B)鼻側的外緣　(C)顳側的內緣　(D)顳側的外緣

64. （　）的計算結果為負數時，說明需向上側移心。　(A)水平移心量　(B)垂直移心量　(C)移心量　(D)移心

65. 鏡腿內側標有50-1-135標記，其鏡架幾何中心水平距為（　）公釐。　(A)66　(B)41　(C)58　(D)33

66. 加工眼鏡時，（　）是指固定模板移動鏡片。　(A)光學中心水平偏差　(B)光學中心垂直互差　(C)移心　(D)移心量

67. 有框眼鏡模板的製作方法如下：放置模板坯料；放置鏡架；（　）；切割模板；加工模板邊緣；檢查模板；標注標記。　(A)標注顳側標記　(B)標注鼻側標記　(C)固定撐片　(D)固定鏡架

68. 使用（　）測量鏡架幾何中心水平距時，一定要以鏡圈水平中心線為基準。　(A)頂焦度計　(B)定中心儀　(C)瞳距尺　(D)瞳距儀

69. （　）製作後，其對稱性應滿足上下、左右對稱。　(A)鏡圈　(B)鏡架　(C)中心型模板　(D)偏心型模板

70. 使模板製作完畢後，應在模板上標注（　）。　(A)光學中心　(B)幾何中心　(C)鼻側和上側　(D)鼻側或上側

71. 使用電腦掃描全自動磨邊機加工鏡片時，要輸入單邊瞳距與瞳高，將鏡片光心或配鏡中心對準加工中心，使鏡片水平基準線與鏡架水平基準線（　）。　(A)保持平行　(B)保持垂直　(C)重合　(D)相交

72. 用電腦掃描全自動磨邊機製作漸進眼鏡的步驟：鏡架類型的選擇，輸入遠用單眼瞳距和瞳高，（　），鏡片材料的選擇，尖邊種類的選擇。　(A)拋光材料的選擇　(B)磨邊速度的選擇　(C)鏡片厚度的選擇　(D)壓力的選擇

73. 鏡片的光學中心或配鏡十字中心要對準掃描儀上的移心位置，（　）保持與鏡架水平基準線平行，且上下不能顛倒。 (A)鏡片散光軸向 (B)鏡片水平基準線 (C)鏡片幾何中心水平線 (D)漸進鏡片選用光學水平線

74. 使用（　）加工無框眼鏡的方法是：在鏡片上標出孔位；在標記點偏內處鑽出定位孔；矯正鑽孔位置角度；打通定位孔；擴孔；裝配鏡片。 (A)銼刀 (B)鑽孔機 (C)磨邊機 (D)製模機

75. 使用鑽孔機加工無框眼鏡時，兩個鏡片上標記點的位置要對稱；若鑽孔位置位於鏡架樁頭的孔的位置的（　）或偏向鏡片邊緣，裝入鏡片後，鏡架易鬆動。 (A)中心 (B)邊緣 (C)上側 (D)下側

76. 使用模板磨邊機加工漸進鏡片的磨邊步驟不包括：（　）。 (A)漸進鏡片的十字標記對準瞳孔中心 (B)使用定中心儀 (C)安裝吸盤 (D)掃描鏡架或襯片

77. 無模板磨邊機加工漸進眼鏡的步驟不包括：（　）。 (A)輸入瞳高、選擇斜邊類型 (B)輸入瞳距、選擇斜邊類型 (C)輸入瞳高、輸入瞳距 (D)選擇斜邊類型、固定模板

78. 加工漸進多焦點眼鏡注意移心時要保持鏡片的隱性刻印的連線與模板的水平中心線平行，還要注意模板與鏡片的（　）同向。 (A)鼻側或上側 (B)鼻側和上側 (C)鼻側和下側 (D)上側和顳側

79. 製作無框眼鏡的模板時，等高線與水平基準線必須相互（　）。 (A)重合 (B)平行 (C)垂直 (D)交叉。

80. 改變無框眼鏡模板形狀時，（　），並要使模板樁頭處的形狀與鏡架樁頭形狀一致，以防裝片後樁頭處有縫隙。 (A)不可移動模板的等高線 (B)可移動模板的中心位置 (C)不可移動模板的中心位置 (D)可移動模板的光心位置

81. 加工無框眼鏡時，（　）。 (A)兩鏡片鑽孔方向要對稱，加工基準線要成一直線 (B)兩鏡片鑽孔方向要對稱，加工基準線要水平成一直線 (C)兩鏡片鑽孔位置要對稱，加工基準線要成一直線 (D)兩鏡片鑽孔位置要對稱，加工基準線要水平成一直線

82. 加工無框眼鏡時，兩鏡片加工基準線不能水平成一直線、鑽孔位置不良都會使鏡片（　）的發生變化。 (A)透光率 (B)折射率 (C)散光度數 (D)散光軸

83. 半框眼鏡加工時，以鏡片邊緣厚度（以最薄處為基準），確定開漕的位置，調整（　　）的距離。　(A)左導輪調節鈕　(B)右導輪調節鈕　(C)兩砂輪　(D)兩導輪

84. 一般鏡片開漕（　　）選擇在深度調節鈕上刻字（　　）的範圍內。　(A)深度、4～7　(B)寬度、4～7　(C)深度、2～5　(D)寬度、2～7

85. 半框眼鏡裝配漸進多焦點鏡片的順序不包括：（　　）。　(A)裝上尼龍絲　(B)將鏡片上緣放入鏡架的溝槽　(C)將尼龍絲嵌入鏡片的U型槽　(D)卸下鏡架鎖緊塊螺絲

86. 無框眼鏡（　　）漸進多焦點鏡片的方法是：檢查鏡片的磨邊質量與尺寸式樣，檢查鏡片上的鑽孔與鏡架上的螺孔在靠近鏡片中心處是否內切，螺絲穿入後是否起到銷子的作用；裝配鏡片；檢查兩鏡片的四個隱性刻印的連線與鏡架水平基準線是否平行；整理眼鏡。　(A)裝配　(B)磨邊　(C)整形　(D)檢測

87. 漸進多焦點眼鏡裝配時應注意檢查兩鏡片的四個隱性刻印的連線與鏡架水平基準線是否（　　）；裝配完成後不要擦去鏡片上的標記。　(A)成135°夾角　(B)成45°夾角　(C)平行　(D)垂直

88. 選鏡架的總原則是：（　　）的統一。　(A)鏡架的大小與瞳距　(B)實際應用與美容　(C)鏡框的大小與臉型　(D)鏡架的顏色與膚色

89. 鑽孔機在將鏡片鑽通的瞬間用力不要過大，防止（　　）。　(A)鏡片破裂　(B)鏡片劃痕　(C)絞刀損壞　(D)絞刀斷裂

90. 無框眼鏡鏡片上的鑽孔與鏡架上的螺孔在靠近鏡片中心（內側）處（　　），而且螺絲穿入後要起到銷子的作用。　(A)內切　(B)外切　(C)重合　(D)相交

91. 應力儀可用來檢測鏡片在鏡架中所受的（　　）是否均勻。　(A)拉力　(B)壓力　(C)應力　(D)彈力

92. 商標是（　　）鏡片上的永久性標記。　(A)漸進　(B)老花　(C)雙光　(D)散光

93. 漸進鏡片上的臨時性標記是（　　）。　(A)商標　(B)配鏡十字　(C)隱形小刻印　(D)下加光度

94. 在（　　）的加工過程中，為了鏡片減薄在後曲面的研彎過程中會加上底向下的稜鏡。　(A)漸進鏡片　(B)雙光鏡片　(C)樹脂鏡片　(D)水晶鏡片

95. 在漸進鏡片中（　　）。　(A)下加光度位於顳側隱形小刻印下方　(B)下加光度位於鼻側隱形小刻印上方　(C)遠用參考圈位於顳側隱形小刻印上方　(D)遠用參考圈位於鼻側隱形小刻印下方

96. 品牌商標在漸進鏡片上位於（　　）。　(A)顳側隱形小刻印上方　(B)顳側隱形小刻印下方　(C)鼻側隱形小刻印上方　(D)鼻側隱形小刻印下方

97. 如果被檢測漸進鏡片上的標記被擦去了，需重新標記，首先要辨別品牌商標（　　）。　(A)測量近用度數　(B)測量遠用度數　(C)然後選用相應廠商的測量卡　(D)確定鼻側方向

98. 漸進眼鏡雙眼垂直（　　）互差不允許超過0.5稜鏡度。　(A)光心高度　(B)頂焦度　(C)稜鏡度　(D)屈光度

99. 一鏡片屈光度為3.00DS/1.00DC×60，則水平方向的屈光度為（　　），垂直方向的屈光度為（　　）。　(A)3.75D；3.25D　(B)3.25D；3.75D　(C)3.50D；3.50D　(D)3.37D；3.63D

100. 以（　　）為水平基準線，來測定眼鏡的（　　）。　(A)鏡圈的兩下緣的切線、光學中心垂直互差　(B)樁頭連線、光學中心水平互差　(C)鼻樑兩焊點連線、光學中心高度互差　(D)兩鉸鏈中點連線、光學中心水平偏差

101. 配裝眼鏡鏡架的外觀質量檢測不包括（　　）。　(A)表面粗糙度　(B)折射率　(C)焊點質量　(D)表面疵病

102. （　　）的整形要求包括左右兩鏡面應保持相對平整、托葉對稱、鏡腿外張角對稱、平整、鏡架無扭曲現象。　(A)鏡圈　(B)鏡身　(C)鏡腿　(D)配裝眼鏡

103. 有色眼鏡鏡片的（　　）應基本一致，通過（　　）檢查。　(A)色澤；色譜儀　(B)基色；目視　(C)色澤；目視　(D)基色；色譜儀

104. 無框眼鏡不應存在因螺絲旋得過緊而引起的嚴重應力，用（　　）檢查。　(A)頂焦度計　(B)曲率計　(C)偏光儀　(D)偏光應力儀

105. （　　）並左右對稱是左右兩鏡腿的外張角的國標要求。　(A)85°～100°　(B)90°～100°　(C)90°～105°　(D)80°～95°

106. 無框眼鏡的鏡片邊緣應光滑，通過（　　）檢查。　(A)應力儀　(B)曲率儀　(C)卡尺　(D)目視

107.無框眼鏡（　　）應保持相對平整。　（A)左右兩鏡面　(B)打孔位置　(C)左右兩鏡腿　(D)鼻托

108.（　　）是對無框眼鏡外觀質量檢查過程中螺絲孔的要求。　(A)中心應塗潤滑劑　(B)中心應塗防腐劑　(C)周邊應加緊固膠水　(D)周邊應光滑無裂紋

109.對玳瑁材質鏡架整形後，最好抹上（　　），防止鏡架（　　）。　(A)潤滑油　變形　(B)潤滑油　乾裂　(C)龜油　翻邊　(D)龜油　乾裂

110.重量輕是（　　）鏡架最大的特點。　(A)蒙耐爾　(B)白銅　(C)K金　(D)鈦材

111.K金架、鈦材架在使用鉗子校正時，應墊一塊布，以防（　　）。　(A)鉗傷金屬或鍍層　(B)造成鏡架焦損　(C)造成鏡架變形　(D)造成鏡架斷裂

112.無框眼鏡整形時，對於材質比較硬的打孔架一定要先卸下（　　），然後再調整。　(A)鼻托葉　(B)鼻架　(C)鏡腿　(D)鏡片

113.對無框眼鏡的（　　）是：在裝配鏡片後，首先要檢查，然後調整兩鏡片在一條線，調整外張角，而後調整傾斜角等，最後要鏡架在桌面上保持平整。　(A)研磨步驟　(B)校配步驟　(C)加工步驟　(D)調整步驟

114.對無框眼鏡的整形，兩鏡片不在一條線，螺絲已上牢，產生的原因可能是（　　）。　(A)鏡片形狀不一致　(B)托葉鬆動　(C)鼻樑處扭曲　(D)鼻托處扭曲

115.對無框鏡架進行整形，外張角不正確，原因可能是（　　）。　(A)傾斜角太大　(B)傾斜角太小　(C)身腿傾斜角太小　(D)鼻樑向內或向外彎曲

116.對無框鏡架進行整形，當把眼鏡放在桌上時，鏡腿不能同時放置於桌面，需要將（　　）上的螺絲調鬆，使鏡腿移到平行的位置，再將（　　）上的螺絲上緊。　(A)鼻架、鏡片　(B)鼻架、鼻架　(C)鏡片、鼻架　(D)鏡片、鏡片

117.加大無框眼鏡身腿傾斜角時，應一手握（　　）鉗住螺栓兩端固定鏡架，另一手握（　　）鉗住鏡腿垂直向下方向扭動。　(A)圓嘴鉗；鏡腿錨　(B)無框眼鏡調整鉗；圓嘴鉗　(C)無框眼鏡裝配鉗；鏡腿錨　(D)鏡腿錨；無框眼鏡裝配鉗

118.無框眼鏡裝配鏡片後，首先要檢查整體外觀，檢查鏡片打孔的（　　），觀察鏡片外面的弧度，然後檢查兩鏡片是否在一條線等。　(A)數量　(B)位置是否合適　(C)直徑　(D)深度

119.校配無框眼鏡時。在觀察配鏡者的臉型，根據配鏡者臉型校配的其他步驟之前，應首先（　）。　(A)檢查鏡架有無損傷　(B)檢查鼻托合適與否　(C)檢查鏡腿合適與否　(D)對新配無框眼鏡進行外觀檢查，看是否符合技術要求

120.無框眼鏡校配好以後，要注意檢查（　）。　(A)鼻托是否合適　(B)鏡腿是否合適　(C)傾斜角是否合適　(D)兩鏡片是否鬆動

121.校配無框眼鏡時，應首先對新配無框眼鏡進行外觀檢查，然後再觀察配鏡者的臉型，然後讓顧客試戴，如發現不合適，根據配鏡者臉型進行校配，在調整鼻托之前，要先（　）。　(A)檢查鏡片鏡度、軸向等　(B)調整鏡腿長短　(C)調整鏡腿腳套　(D)調整兩鏡腿的寬窄

122.校配無框眼鏡時，讓顧客試戴後，兩鏡腿的寬窄合適，但戴鏡時，左右鏡眼距不同，則可能是（　）。　(A)顧客鼻樑較高　(B)顧客鼻樑較低　(C)顧客耳部高低不同　(D)顧客臉部不對稱

123.校配無框眼鏡時，顧客的眼睛與耳朵距離較長，會造成鏡架鏡腿彎點長（　），應調整（　），直至合適。　(A)過短　將鏡腿彎點長增大　(B)過長　將鏡腿彎點長減小　(C)過長　將鏡腿彎點長增大　(D)過短　將鏡腿彎點長減小

124.校配好無框眼鏡後，還應使顧客注意，摘戴眼鏡時要（　），避免鏡片破裂。　(A)單手摘戴　(B)雙手摘戴　(C)憑個人習慣　(D)以右手為主

125.校配好無框眼鏡後，要告訴顧客擦洗無框眼鏡時，要注意（　），以防（　）。　(A)用手捏眼鏡框，不要捏鏡片邊；螺絲鬆動　(B)用手捏鏡片邊，不要捏眼鏡框；螺絲鬆動　(C)用手捏鏡腿，不要捏鏡片邊；擦傷鏡片　(D)用手捏鼻架，不要捏眼鏡框；擦傷鏡片

126.校配（　）時，固定鏡片的螺絲鬆動，要使用（　）緊固。　(A)無框眼鏡、裝配鉗　(B)半框眼鏡、十字螺絲刀　(C)半框眼鏡、一字螺絲刀　(D)無框眼鏡、外六角管套

127.自動磨邊機使用循環水時，（　）。因為髒水會劃傷鏡片、堵塞水管、電磁閥和噴水嘴。水箱裡的聚集物也有可能損傷泵葉。　(A)加工50片後換水　(B)加工100片後換水　(C)一天內最好多換幾次水　(D)加工兩天後換水

128.自動磨邊機水箱供給循環水換水時，（　　），倒掉廢水，並清洗水箱內和過濾網上的粉垢。　(A)請先清洗工作臺，再取出水箱　(B)請先停機，再取出水箱　(C)請先拔掉電源插頭，再取出水箱　(D)請先關水閥，再取出水箱

129.自動磨邊機加工樹脂片時，水箱內會產生泡沫，當氣泡特別多的時候，（　　），加以攪拌後效果更佳。　(A)可直接對準氣泡噴射消泡劑10～15次　(B)可直接對準氣泡噴射清潔劑2~3次　(C)可直接對準氣泡噴射清潔劑10～15次　(D)可直接對準氣泡噴射消泡劑2～3次

130.自動磨邊機清潔噴水口的原因是：噴水口一旦堵塞，水量減少或無水（　　）。　(A)導致表面鏡片劃傷　(B)導致砂輪減速　(C)導致砂輪磨損　(D)從而導致加工能力降低甚至無法工作

131.自動磨邊機清潔磨邊機防水蓋的原因是：長時間工作，會使鏡片的切削粉塵附著在防水蓋上，如不及時清洗，切削粉塵將會固化，難以清除，（　　）。　(A)從而導致加工能力降低甚至無法工作　(B)將導致鏡片光心移位　(C)將導致砂輪磨損　(D)從而影響觀察視線

132.自動磨邊機清潔磨邊室的原因是：長時間加工，會使夾片軸、夾頭及磨邊室內壁附著切削粉塵，若不及時清除，（　　）。　(A)會導致鏡片損壞　(B)會影響觀察視線　(C)會導致水管堵塞　(D)會劃傷鏡片，還會使夾片軸密封圈磨損導致機頭進水

133.每天用完機器後，必須立即清潔磨邊機及掃描器外殼。若放幾天後再清洗，切削粉末會固化機殼上，將難以除去。（　　）。　(A)請用軟布沾中性清洗劑清潔外殼　(B)請用軟布沾酸性清洗劑清潔外殼　(C)請用軟布沾鹼性清洗劑清潔外殼　(D)請用軟布沾酒精清潔外殼

134.當砂輪鈍後，加工時間變長。為恢復砂輪性能，應修整，時間約磨（　　）。　(A)800片PC片後　(B)2000片PC片後　(C)2000片玻璃片後　(D)1000片玻璃片後

135.（　　）不符合自動磨邊機使用環境要求。　(A)乾燥通風　(B)無陽光直射　(C)適宜機器的合適溫度　(D)潮濕環境

136.自動磨邊機檢查吸盤密封橡膠的原因是：若有吸盤密封橡膠破損，因為積聚在裂縫裡的粉末會劃傷鏡片，同時也會造成（　　）。　(A)劃傷排水管　(B)

加工速度減慢　(C)堵塞噴水嘴　(D)鏡片中心及軸位偏移

137.自動磨邊機磨邊時，以下哪條不會造成水嘴不噴水或水量很少，砂輪冒火星：（　）。　(A)噴水嘴堵塞或損壞；水閥開關未打開　(B)電磁閥堵塞或壞掉或水泵壞掉　(C)進水管未連接好或堵塞；用自來水時，自來水斷水　(D)砂輪損壞

138.自動磨邊機倒邊時。鏡片下槽位置不對的原因是：（　）。　(A)鏡片未夾正或水泵損壞　(B)砂輪損壞或機器內部設置參數錯亂　(C)水嘴不噴水或機器內部設置參數錯亂　(D)機頭不平衡或機器內部設置參數錯亂

139.自動磨邊機尖邊位置跑偏是由於（　）。　(A)修石棒修V型槽時兩邊不均衡或鏡片未夾正　(B)電機損壞或皮帶鬆了　(C)水嘴不噴水或機頭平衡不好　(D)修石棒修V型槽時兩邊不均衡或機頭平衡不好

140.自動磨邊機磨邊加工時間過長的原因是：（　）。　(A)鏡片未夾正或皮帶鬆了　(B)電機損壞或機頭平衡不好　(C)水嘴不噴水或機頭平衡不好　(D)砂輪長時間使用後變鈍或砂輪壽命已到

141.（　）不是自動磨邊機加工後的鏡片軸位偏移的原因。　(A)機器軸位裝置出故障　(B)用帶水吸盤　(C)容易打滑的鏡片　(D)電磁閥損壞

142.自動磨邊機磨邊時噪音很大的原因是由於（　）。　(A)鏡片安裝不正　(B)鏡框接頭處有錯位或縫隙，鏡架鼻托阻擋掃描針　(C)機器軸位裝置出故障　(D)皮帶鬆或部分斷裂；主電機有問題

143.自動磨邊機更換砂輪的步驟是：(1)首先拔下電源；(2)用大扳手來鎖定砂輪；(3)（　）；(4)小心去掉砂輪；(5)按與上相反步驟裝回砂輪。　(A)用大扳手去掉螺母　(B)用手去掉螺母　(C)用鉗子去掉螺母　(D)用內六角扳手去掉螺母

144.自動磨邊機更換保險絲的步驟是：(1)關機，拔下電源線；(2)（　）；(3)換上同型號新保險絲，並擰好；(4)開啟電源，確認有問題否。　(A)用扳手反時針旋轉去掉保險絲蓋　(B)用內六角扳手反時針旋轉去掉保險絲蓋　(C)手反時針旋轉去掉保險絲蓋　(D)用螺絲刀反時針旋轉去掉保險絲蓋

145.自動磨邊機夾片軸不轉動的原因是：（　）或夾片軸機構裡進粉塵過多，造成摩擦力過大。　(A)夾片電機壞了　(B)主電機壞了　(C)砂輪壞了　(D)轉軸

電機壞了

146.master Friday load people四個詞的正確解釋依次為：（　）。　(A)教師　星期六　載重量　民族　(B)桅桿　星期日　沃土　民族　(C)良知　星期六　沃土　民族　(D)教師　星期五　載重量　民族

147.「你好」的正確中文解釋為：（　）。　(A)Would you honor us with a visit　(B)Haven't seen you for a long time.　(C)How's everything with you?　(D)How do you do!

148.「您左眼看得清楚還是右眼看得清楚？」的正確英文解釋為：（　）。　(A)Do you always wear glasses?　(B)Which do you see clearer, with the right eye or with the left eye？　(C)Please keep your eyes wide open now?　(D)Please show me uour reading position?

149.質量管理八項原則包括：（　）；以顧客為中心原則；全員參與原則；過程方法原則；系統管理的方法原則；基於事實的決策方法原則；與供方的互利關係原則。　(A)保持恆定原則；領導作用原則　(B)保持恆定原則；商家作用原則　(C)持續改進原則；領導作用原則　(C)持續改進原則；商家作用原則

150.（　）的作用為：使得整個組織都能理解顧客以及其他受益者的需求；能夠保證將目標直接與顧客的需求和期望相關聯；能夠改進組織滿足顧客需求；保證員工具有滿足組織的顧客所需的知識和技能。　(A)以顧客為中心原則　(B)以員工為中心原則　(C)以組織為中心原則　(D)以領導為中心原則

151.（　）原則的作用為：組織的未來有明確的前景；將組織未來的前景轉化為可測量的目標；通過授權和員工的參與，實現組織的目標；建立一支經充分授權、充滿激情、資訊靈通和穩定的勞動力隊伍。　(A)領導作用　(B)以顧客為中心　(C)持續改進　(D)過程方法

152.（　）原則的含義是：各級人員都是組織之本，只有他們的充分參與，才能使他們的才幹為組織帶來收益。　(A)系統管理　(B)過程方法　(C)全員參與　(D)領導作用

153.過程方法原則的含義是：（　）。　(A)將活動和相關的資源作為過程進行管理，可以更高效地得到期望的結果　(B)各級人員都是組織之本，只有他們的

充分參與，才能使他們的才幹為組織帶來收益　(C)有效決策是建立在數據的基礎上　(D)有效決策是建立在資訊分析的基礎上

154.系統管理原則的含義是：（　）。　(A)將相互關聯的過程作為系統加以識別、理解和管理，有助於組織提高實現目標的有效性和效率　(B)員工確立組織統一的宗旨及方向　(C)各級人員都是組織之本，只有他們的充分參與，才能使他們的才幹為組織帶來收益　(D)顧客依存於組織

155.系統管理原則的作用包括：（　）。　(A)了解過程能力有助於確立更具有挑戰性的目標　(B)對過程的有效性進行廣泛的評審，可了解問題的產生原因並適時地進行改進　(C)採用過程的方法降低成本，避免錯誤，控制偏差，縮短循環時間，增強對輸出的可預見性的方式得到運作的結果　(D)可降低人力資源管理過程的成本，能夠把這些過程與組織的需要相結合，並造就一支有能力的勞動力隊伍

156.（　）的含義是：持續改進總體業績是組織的永恆目標。　(A)過程方法原則　(B)持續改進原則　(C)系統管理原則　(D)全員參與原則

157.持續改進系統管理原則的作用包括（　）。　(A)了解過程能力有助於確立更具有挑戰性的目標　(B)對過程的持續改進涉及組織的員工的參與　(C)對過程的有效性進行廣泛的評審，可了解問題的產生原因並適時地進行改進　(D)可降低人力資源管理過程的成本，能夠把這些過程與組織的需要相結合，並造就一支有能力的勞動力隊伍

158.（　）的含義是：有效決策是建立在數據和資訊分析的基礎上。　(A)以顧客為中心原則　(B)基於事實的決策方法原則　(C)系統管理原則　(D)全員參與原則

159.（　）原則的作用為：對從員工監督、建議等來源的數據和資訊進行分析，可指導人力資源方針的制定。　(A)領導作用　(B)系統管理　(C)基於事實的決策方法　(D)過程方法

160.與供方的互利關係原則的作用包括：（　）。　(A)員工能夠有效地對改進組織的方針和戰略目標做出貢獻　(B)通過供方早期的參與，可設定更具有挑戰性的目標　(C)積極參與有助於個人的成長和發展活動，符合組織的利益

(D)保證員工具有滿足組織的顧客所需的知識和技能

二、是非題（第161題～第200題。將判斷結果填入括號中。正確的填「✓」，錯誤的填「✕」。每題0.5分，滿分20分）

（　）161.製造鏡架的金屬材料有銅合金、蒙耐爾合金和白金。

（　）162.製造鏡架的鎳合金材料有：蒙耐爾合金、白金和不銹鋼。

（　）163.凹透鏡按截面可分為深新月凹透鏡、淺新月凹透鏡、平凹透鏡三大類。

（　）164.負柱面透鏡沿軸的方向平移，像不動；沿垂軸的方向平移，像逆動。

（　）165.通過柱面透鏡看十字光標，當柱面透鏡旋轉對其像平動。

（　）166.一束平行光入射稜鏡工作面後，出射光為向基底方向偏折的平行光。

（　）167.底相對的大小不同的三稜鏡單向排列組成負柱面透鏡。

（　）168.角膜占眼球前方1/6，透明，外表面中央約3mm左右為球形弧面，周邊曲率半徑逐漸增大，呈非球面。橫徑大於縱徑，中央厚度約為0.5～0.7mm，邊厚約為1.1mm。

（　）169.睫狀肌的環形纖維的舒縮對晶狀體的凸度起著調節作用，當肌纖維收縮時，睫狀小帶放鬆，則晶狀體凸度加大，使眼睛看清遠目標。

（　）170.軸性遠視眼軸每短縮1mm，約有+4.00D屈折力之減弱，即+4.0D遠視。

（　）171.屈光參差、高度近視且無眼前部疾病不能夠配戴隱形眼鏡。

（　）172.在漸進眼鏡的驗配過程中，將標記樣片貼在鏡架襯片上，讓被檢者戴上鏡架，檢查者與被檢者相對而坐，持一筆式電筒，用單眼根據角膜反光點的位置用筆標記在標記樣片上，再根據測量卡上的刻度線讀出瞳距數值。

（　）173.單側瞳距的常見測量方法，包括使用測量卡、瞳距儀、標記襯片三種方法。

（　）174.使用瞳距儀測量單眼瞳距時，應使用遮蓋板遮蓋單眼，再根據角膜緣位置測量數據。

（　）175.使用瞳距儀時，一定要緊貼被檢驗者的前額和鼻樑處，以減小配鏡高

度誤差。

（　）176.使用標記襯片測量瞳高後，用漸進鏡測量卡讀取數據的方法為：將標記完瞳孔反光點的鏡架置於漸進鏡測量卡上，使襯片上標記的水平線對準「0」刻度線，則鏡架下內側緣所對的刻度值即為被檢者的瞳高值。

（　）177.測量鏡圈高度的方法是：將瞳距尺垂直放置在鏡圈或模板上；瞳距尺的「0」刻度對準模板上緣最高處；模板下緣最低處所對的刻度值即是所測值。

（　）178.水平移心量的計算值為正數時，說明不需移心。

（　）179.將鏡架放在模板機上，同時鏡圈上緣頂住水平擋板，固定鼻樑、樁頭和鏡圈下緣。

（　）180.使用模板和製作模板時鏡架應兩鏡腿向上放置於鏡架工作座上，使鏡架左右邊框所處的刻度值相同。此時鏡架中心與模板中心一致。

（　）181.模板切割完畢後，模板邊緣要用挫刀進行倒角。

（　）182.加工後模板的大小和形狀應與鏡圈外緣大小和形狀完全吻合。

（　）183.使用開漕機的正確步驟是：夾緊鏡片；確定開漕位置；選擇開漕深度；確定導輪定位方式；加工鏡片溝槽。

（　）184.無框眼鏡的加工程序包括(1)磨平邊，(2)在平邊上使用開漕機開漕。

（　）185.塑料鏡架裝配漸進多焦點鏡片時，注意鏡片上隱性刻印的連線與鏡架水平基準線保持平行。加熱鏡架先裝鏡片下半部分尖邊，再將鏡片外露尖邊逐漸推入鏡圈槽內，之後整理鏡架。

（　）186.金屬鏡架裝配漸進多焦點鏡片時，先鬆開鎖緊塊螺絲，將鏡片裝入鏡圈槽內，注意鏡片十字刻印的連線與鏡架水平基準線保持平行；旋緊螺絲；檢查鏡片的裝配情況；最後整理鏡架。

（　）187.塑料鏡架裝配漸進多焦點眼鏡時應注意：鏡架加熱要集中防止鏡架變形；加熱時不要加熱鏡片；檢查兩鏡片的四個隱性刻印的連線與鏡架水平基準線是否平行。

（　）188.無框眼鏡裝配的步驟為：檢查鏡片質量與尺寸樣式；檢查鑽孔是否合

格；調整眼鏡；裝配鏡架鏡片。

( ) 189.無框眼鏡裝配時，應注意螺絲長度與鏡片厚度相配合，旋螺絲釘時不可過鬆，防止鏡片破裂。

( ) 190.當左右眼均為單純柱鏡且軸位相同時，軸度在90°時無需考慮光學中心水平偏差，軸位在180°時無需考慮光學中心垂直互差。

( ) 191.無框眼鏡裝配後鏡片和定片扣之間應對稱；通過專用儀器檢查。

( ) 192.批量生產的老視鏡應標明鏡架材料、鏡片材料、光心距、頂焦度。

( ) 193.校配無框眼鏡時，顧客的鼻樑寬窄合適，但發現顧客鼻樑較扁平，會造成鏡架位置偏低，應調整將鼻托向下拉，直至合適。

( ) 194.校配無框眼鏡時，顧客的右耳較左耳低，會造成鏡架左高右低，應調整鏡架右側身腿傾斜角小於左側身腿傾斜角，直至合適。

( ) 195.可能造成自動磨邊機加工的鏡框邊顯示不平滑的原因包括以下各項：(1)掃描器探頭沒有置入鏡架槽內；(2)鏡框接頭處有錯位或縫隙，鏡架鼻托阻擋掃描針；(3)機器軸度裝置出故障；(4)皮帶鬆了。

( ) 196.progressive addition lenses、single vision lenses、bifocal lenses三個詞的正確解釋依次為依次為：漸進鏡、雙光鏡、單光鏡。

( ) 197.領導作用原則的含義是：組織依存於顧客，因此組織應當理解顧客當前和未來的需求，滿足顧客要求並爭取超越顧客期望。

( ) 198.全員參與原則的含義是：領導者確立組織統一的宗旨及方向。他們應當創造並保持員工能充分參與實現組織目標的內部環境。

( ) 199.持續改進原則的作用為：員工能夠有效地對改進組織的方針和戰略目標做出貢獻；員工承擔起對組織目標的責任；員工參與適當的決策活動和對過程的改進；員工對他們的工作崗位更加滿意，積極參與有助於個人的成長和發展活動，符合組織的利益。

( ) 200.過程方法原則的作用為：對過程的有效性進行廣泛的評審，可了解問題的產生原因並適時地進行改進。

模擬試卷（八）

一、選擇題（第1題～第160題。選擇一個正確的答案，將相應的字母填入題內的括號中。每題0.5分，滿分80分）

1. 鏡架上56□14-140符號指的是（ ），鼻樑尺寸14。 (A)方框法表示鏡架的規格尺寸，鏡圈尺寸56 (B)方框法表示鏡架的規格尺寸，鏡圈高度56 (C)基準線法表示鏡架的規格尺寸，鏡圈尺寸56 (D)基準線法表示鏡架的規格尺寸，鏡圈高度56

2. 製造鏡架的的銅合金材料分為鋅白銅、（ ）。 (A)黃銅、白金和青銅 (B)洋銀、銅鎳鋅錫合金和青銅 (C)黃銅、銅鋅合金和青銅 (D)黃銅、銅鎳鋅錫合金和青銅

3. 黃色有色玻璃鏡片的特點是（ ），這種鏡片的用途是可以作為夜視鏡或駕駛員陰雨、霧天配戴。 (A)均勻吸收光譜線、吸收紫外線、紅外線 (B)吸收紫外線、紅外線 (C)防焱光刺眼 (D)吸收紫外線

4. 所有物高自光軸往下度量的距離其符號為（ ）。 (A)任意 (B)個人習慣 (C)負 (D)正

5. 平行光束經凸透鏡折射後會成為（ ）。 (A)像散光束 (B)平行光束 (C)會聚光束 (D)發散光束

6. 按截面的不同將凸透鏡進行分類，不包括（ ）。 (A)非對稱凸面鏡 (B)平凸透鏡 (C)雙凸透鏡 (D)新月凸透鏡

7. 凹透鏡可使平行光線成為（ ）。 (A)發散光束 (B)會聚光束 (C)像散光束 (D)平行光束

8. 光發生反射時，如果入射角為30°，則反射角為（ ）。 (A)90° (B)60° (C)45° (D)30°

9. 光由n=1.6的玻璃，當入射角為53.13°時，則折射角為（ ）。 (A)53.13° (B)23.13° (C)60° (D)30°

10. 像方焦距為2m的薄透鏡，物在透鏡前8m處，像在透鏡後（ ）處。

(A)5.67m　(B)2.67m　(C)4.67m　(D)1.67m

11. 正透鏡沿豎直方向平移，像（　）。　(A)沿水平方向逆動　(B)沿水平方向順動　(C)沿豎直方向順動　(D)沿豎直方向逆動

12. 凹柱面透鏡沿垂軸的方向平移，像（　）。　(A)沿垂軸的方向逆動　(B)沿垂軸的方向順動　(C)沿垂軸的方向不動　(D)沿軸的方向順動

13. 當透鏡旋轉時，若十字光標的像不產生剪動，該透鏡不是（　）。　(A)負透鏡(B)正透鏡　(C)平光鏡　(D)柱面透鏡

14. 圖中斜線為左眼散光軸向，二線夾角為60°，TABO法表示的該眼散光軸向是（　）。
(A)30°　(B)60°　(C)150°　(D)120°

15. 柱鏡片屈光度為+3.00D，與軸成30度角方向屈光力為（　）。　(A)0.75D　(B)1.00D　(C)0.25D　(D)0.50D

16. +3.0DS/+1.50DC×90；−1.00DS/−1.50DC×180；+2.00DS/−1.50DC×90三鏡疊合總效果為（　）。　(A)+2.50DS/+1.50DC×90　(B)2.50DS/−1.50DC×90　(C)+2.50DS/−1.50DC×80　(D)+2.50.DS/+1.50DC×180

17. 單折射球面鏡片，前後兩面nl=t；n2=1.6，屈光度為2.00D，球面曲率半徑為（　）。　(A)1.50m　(B)1.00m　(C)2.00m　(D)0.30m

18. 一束平行光入射（　）後，出射光仍為平行光束。　(A)球柱鏡　(B)正透鏡　(C)負透鏡　(D)三稜鏡

19. 通過基底向右的三稜鏡視物，其像會（　）。　(A)向左偏移　(B)向右偏移　(C)向上偏移　(D)向下偏移

20. 3△基底向左眼鼻側的三稜鏡，用360°底向標示法可表示為（　）。　(A)3△B90°　(B)3△B0°　(C)3△B180°　(D)3△B270°

21. 右眼稜鏡度為3△B45°也可表示為（　）。　(A)2.12△B0聯合2.12△B90°　(B)3△B0°聯合3△B890°　(C)1△B0°聯合2△B90°　(D)4△B0°聯合4△B90°

22. 兩個三稜鏡分別為2△B270°和3△B360°疊加效果為（　）。　(A)3.61△B56.31°　(B)3.61△B123.69°　(C)3.61△B236.31°　(D)3.61△B236.31°

23. 頂相對的大小不同的三稜鏡旋轉組成（　　）。　(A)正柱面透鏡　(B)負柱面透鏡　(C)正球面透鏡　(D)負球面透鏡

24. 角膜占眼球前方1/6，透明，外表面中央約3mm左右為球形弧面，周邊曲率半徑逐漸增大，呈非球面。橫徑大於縱徑，（　　）。　(A)中央厚度約為0.8～1.2mm，邊厚約為0.8mn　(B)中央厚度約為1.5～1.7mm，邊厚約為1.9mm　(C)中央厚度約為0.5～0.7mm，邊厚約為1.1mm　(D)中央厚度約為0.3～0.5mm，邊厚約為0.6mm

25. （　　）是按鏡片用途分的類。　(A)矯正視力用鏡片、太陽鏡片　(B)護目鏡片、水晶鏡片　(C)雙光鏡片、水晶鏡片　(D)矯正視力用鏡片、護目鏡片

26. 睫狀肌的環形纖維的舒縮對晶狀體的凸度起著調節作用，當肌纖維收縮時，睫狀小帶放鬆，（　　）。　(A)則晶狀體凸度減小，使眼睛看清近目標　(B)則晶狀體凸度加大，使眼睛看清遠目標　(C)則晶狀體凸度減小，使眼睛看清遠目標　(D)則晶狀體凸度加大，便眼睛看清近目標

27. 在重量、抗衝擊性上玻璃鏡片與相比CR-39的鏡片的缺點是（　　）。　(A)重量輕，抗衝擊性差　(B)重量重，抗衝擊性強　(C)重量重，抗衝擊性差　(D)重量輕，抗衝擊性強

28. 正視眼遠點在（　　）。　(A)眼前5公尺處　(B)眼前有限遠距離　(C)眼前6公尺處　(D)眼前無限遠距離

29. 軸性遠視眼軸每增長1mm，約有（　　）。　(A)+3.0D屈折力之增加，即+3.0D遠視　(B)+4.0D屈折力之增加，即−4.0D近視　(C)+4.0D屈折力之增加，即+4.0D遠視　(D)+3.0D屈折力之增加，即−3.0D近視

30. 快速決定鏡片大小的儀器是（　　）。　(A)定中心儀　(B)查片儀　(C)Detest　(D)同視機

31. 樹脂打孔漸進鏡片開孔處的邊厚應不小於（　　）。　(A)0.8～1.2mm　(B)0.8～1.5mm　(C)1.0～1.5mm　(D)1.5~2.0mm

32. （　　）是漸進眼鏡下加光度不一致的因素。　(A)遠用雙眼視力不平衡　(B)有散光　(C)調節力差　(D)青光眼

33. 用樹脂鏡片做無框漸進眼鏡時，開孔處的鏡片厚度應為（　　）。　(A)1.0～

2.0mm　(B)0.8～1.2mm　(C)1.2～2.0mm　(D)1.5~2.0mm

34. 漸進眼鏡的適應症是（　）。　(A)暈車暈船的人　(B)白內障術後　(C)內耳功能障礙的人　(D)需要做一定的近距離工作，又期望鏡片美觀的人

35. （　）漸進鏡片的邊厚應不小於2.0～2.5mm。　(A)樹脂拉絲　(B)玻璃拉絲　(C)水晶拉絲　(D)變色拉絲

36. （　）是顧客一眼配漸進鏡片，另一眼配單光鏡片時，必須注意的。　(A)垂直方向三稜鏡度差異　(B)頂焦度一致　(C)水平方向三稜鏡度差異　(D)雙眼球鏡屈光度互差

37. 雙光眼鏡的缺點是（　）。　(A)視野小　(D)鏡片厚　(C)有明顯的分割線　(D)視野小且有明顯分割線

38. 首次在國際視光學大會上推出（　）的人是梅特納茲。　(A)雙光鏡片　(B)漸進多焦點鏡片　(C)克斯鏡片　(D)克賽鏡片

39. （　）戴隱形眼鏡後所見的物像比戴框架眼鏡所見的物像大，遠視眼戴隱形眼鏡後所見的物像比戴框架眼鏡所見的物像小。　(A)老花眼　(B)近視眼　(C)散光眼　(D)正視眼

40. 角膜接觸鏡與框架眼鏡的放大倍率差異說法中，錯誤的是（　）。　(A)近視配戴者稱戴角膜接觸鏡所見的物像較戴框架眼鏡大　(B)遠視配戴者稱戴角膜接觸鏡所見的物像較戴框架眼鏡小　(C)正視配戴者稱戴角膜接觸鏡所見的物像與戴框架眼鏡相同　(D)近視配戴者稱戴角膜接觸鏡所見的物像更小

41. 角膜接觸鏡與框架眼鏡近視調節差異說法中，正確的是（　）。　(A)近視眼戴角膜接觸鏡比戴框架眼鏡視近時付出的調節多　(B)近視眼戴角膜接觸鏡比戴框架眼鏡視近時付出的調節少　(C)遠視眼戴角膜接觸鏡比戴框架眼鏡視近時付出的調節少　(D)戴角膜接觸鏡與戴框架眼鏡視近時付出的調節一樣多

42. 關於角膜接觸鏡與框架眼鏡的視野差異的說法，錯誤的是（　）。　(A)框架眼鏡的視野被限制在鏡片的邊緣範圍之內，當視線指向鏡片範圍以外時，不能獲得良好的矯正視力　(B)負透鏡框架眼鏡有環形復像區　(C)正透鏡框架眼鏡有環形盲區　(D)戴框架眼鏡負透鏡對視野無變化

43. （　）是角膜接觸鏡與框架眼鏡的影像差的錯誤說法。　(A)框架眼鏡與角膜

接觸鏡的像差效果幾乎一致　(B)透過凹透鏡框架眼鏡所看到的像呈鈍角狀變形　(C)透過凸透鏡框架眼鏡所看到的像呈銳角狀變形　(D)角膜接觸鏡幾乎不產生折射像差

44. 小瞳距的顧客應注意，不要選擇（　）。　(A)大鼻樑架的無框鏡架　(B)角膜接觸鏡　(C)水晶材料眼鏡　(D)PC材料眼鏡

45. 戴框架試片適應15分鐘後，雙眼分別改用相同度數的角膜接觸鏡，進行片上驗光時，須（　）。　(A)進行霧視放鬆調節張力　(B)再適應15分鐘　(C)閉目休息15分鐘　(D)在5分鐘內結束驗光過程

46. 使用瞳距尺測量單側瞳距時，檢查者與被檢者視線的高度應該一樣，根據（　）測讀單眼瞳距。　(A)角膜內緣位置　(B)角膜外緣位置　(C)角膜反光點　(D)角膜中心高度

47. 在漸進眼鏡的驗配過程中，將標記樣片貼在鏡架襯片上，讓被檢者戴上（　），檢查者與被檢者相對而坐，持一筆式電筒，用單眼根據角膜反光點的位置用筆標記在標記樣片上，再根據測量卡上的刻度線讀出瞳距數值。(A)選擇好的鏡架　(B)調整好的鏡架　(C)塑料鏡架　(D)金屬鏡架

48. （　）的常見測量方法包括使用瞳距尺、瞳距儀、標記襯片三種方法。　(A)瞳高　(B)瞳孔大小　(C)近用瞳距　(D)單側瞳距

49. 使用標記襯片測量瞳距、瞳高時，鏡架應先作調整。注意鏡面的（　）為10°～14°，鏡眼距離為12~14mm左右。　(A)斜角　(B)前角　(C)鏡面角　(D)傾斜角

50. 3△基底向左眼鼻側的三稜鏡，用360°底向標示法可表示為（　）。　(A)3△B90°　(B)3△B0°　(C)3△B180°　(D)3△B270°

51. （　）的常見測量方法包括使用瞳高測量儀和標記襯片兩種方法。　(A)瞳距　(B)瞳高　(C)瞳孔直徑　(D)瞳孔大小

52. 使用筆式電筒測量瞳距、瞳高時，電筒要置（　），直射被檢查眼。　(A)檢查者眼睛的正下方　(B)檢查者鼻樑處　(C)檢查者眼前一定距離　(D)檢查者顳側

53. 使用標記襯片測量瞳高後，用漸進鏡測量卡讀取數據的方法為：將標記完瞳

孔反光點的鏡架置於漸進鏡測量卡上，使襯片上標記的（　）對準「0」刻度線，則鏡架下內側緣所對的刻度值即為被檢者的瞳高值。　(A)水平中心線　(B)垂直中心線　(C)水平線　(D)垂直線

54. 確定漸進多焦點鏡片遠用配戴中心移心量的方法是：測量鏡架幾何中心水平距；計算水平移心量；測量鏡圈（　）；計算垂直移心量；根據計算結果確定移心量。　(A)最大直徑　(B)最小直徑　(C)寬度　(D)高度

55. 第一次操作掃描儀時需要校驗移心量的計算值。如計算值為4mm，而加工完成後實測移心量為3.5mm，此時需將移心量改為（　）mm才能滿足實際要求。　(A)3　(B)3.5　(C)4　(D)4.5

56. 使用（　）確定漸進鏡移心量的方法是：掃描鏡架或襯片後，按鏡片定中心鍵，並選擇漸進鏡，然後輸入瞳距和瞳高。　(A)定中心儀　(B)掃描儀　(C)電腦掃描全自動磨邊機　(D)半自動磨邊機

57. 測量鏡架幾何中心水平距的方法是：一手拿鏡圈，另一手拿瞳距尺；將瞳距尺水平放置在鏡圈水平中心線上；瞳距尺的「0」刻度對準右眼鏡圈鼻側的內緣，左眼鏡圈（　）所對的刻度值即為鏡架幾何中心水平距。　(A)鼻側的內緣　(B)鼻側的外緣　(C)顳側的內緣　(D)顳側的外緣

58. 測量（　）的方法是：將瞳距尺垂直放置在鏡圈或模板上；瞳距尺的「0」刻度對準模板上緣最高處；模板下緣最低處所對的刻度值即是。　(A)鏡圈中心高度　(B)鏡圈高度　(C)鏡圈水平距離　(D)鏡圈中心水平距離

59. （　）的計算結果為負數時，說明需向顳側移心。　(A)水平移心量　(B)垂直移心量　(C)移心量　(D)移心

60. （　）的計算結果為負數時，說明需向上側移心。　(A)水平移心量　(B)垂直移心量　(C)移心量　(D)移心

61. 一鏡架的幾何中心水平距為70mm，鏡架的規格尺寸不可能是（　）。　(A)標記為52□18-135的鏡架　(B)標記為50-20-140的鏡架　(C)標記為52-18-135的鏡架　(D)標記為50□18-140的鏡架

62. 加工眼鏡時，（　）是指固定模板移動鏡片。　(A)光學中心水平偏差　(B)光學中心垂直互差　(C)移心　(D)移心量

63. 有框眼鏡模板的製作方法如下：放置模板坯料；放置鏡架；（　　）；切割模板；加工模板邊緣；檢查模板；標注標記。　(A)標注顳側標記　(B)標注鼻側標記　(C)固定撐片　(D)固定鏡架

64. 將鏡架放在製模機上，同時兩鏡圈上緣頂住水平擋板，固定鼻樑、椿頭、用兩夾固定鏡圈下緣（　　）固定。　(A)兩點　(B)三點　(C)四點　(D)五點

65. 使用（　　）測量鏡架幾何中心水平距時，一定要以鏡圈水平中心線為基準。　(A)頂焦度計　(B)定中心儀　(C)瞳距尺　(D)瞳距儀

66. 使用模板機製作模板時鏡架應兩鏡腿向上放置於鏡架工作座上，鏡架上下邊框所處的刻度值相同，但左右邊框所處的刻度值不同，此時（　　）。　(A)鏡架中心位於模板中心下側　(B)鏡架中心位於模板中心上側　(C)鏡架中心與模板中心一致　(D)鏡架高度與模板高度一致

67. 模板切割完畢後，模板邊緣要用（　　）。　(A)挫刀進行拋光　(B)挫刀進行倒角　(C)砂輪逆行拋光　(D)砂輪進行倒角

68. （　　）的大小和形狀，應與鏡圈內緣大小和形狀完全吻合。　(A)鏡圈顳側緣　(B)鏡圈鼻側緣　(C)加工後模板　(D)模板坯料

69. （　　）製作後，其對稱性應滿足上下、左右對稱。　(A)鏡圈　(B)鏡架　(C)中心型模板　(D)偏心型模板

70. 使模板製作完畢後，應在模板上標注（　　）。　(A)光學中心　(B)幾何中心　(C)鼻側和上側　(D)鼻側或上側

71. 使用電腦掃描全自動磨邊機加工鏡片時，要輸入單邊瞳距與瞳高，將鏡片光心或配鏡中心對準加工中心，使鏡片水平基準線與鏡架水平基準線（　　）。　(A)保持平行　(B)保持垂直　(C)重合　(D)相交

72. 用電腦掃描全自動磨邊機製作漸進眼鏡的步驟：鏡架類型的選擇，輸入遠用單眼瞳距和瞳高，（　　），鏡片材料的選擇，尖邊種類的選擇。　(A)拋光材料的選擇　(B)磨邊速度的選擇　(C)鏡片厚度的選擇　(D)壓力的選擇

73. 鏡片的光學中心或配鏡十字中心要對準掃描儀上的移心位置，（　　）保持與鏡架水平基準線平行，且上下不能顛倒。　(A)鏡片散光軸向　(B)鏡片水平基準線　(C)鏡片幾何中心水平線　(D)漸避鏡片遠用光學水平線

74. 使用（　　）加工無框眼鏡的方法是：在鏡片上標出孔位；在標記點偏內處鑽出定位孔；矯正鑽孔位置角度，打通定位孔；擴孔；裝配鏡片。　(A)銼刀 (B)鑽孔機　(C)磨邊機　(D)製模機

75. 使用鑽孔機加工無框眼鏡時，兩鏡片上的標記點位置要對稱；若鑽孔位置位於鏡架樁頭的孔的位置的（　　）或偏向鏡片邊緣，裝入鏡片後，鏡架易鬆動。　(A)中心　(B)邊緣　(C)上側　(D)下側

76. 使用模板磨邊機加工漸進鏡片的磨邊步驟不包括：（　　）。　(A)漸進鏡片的十字標記對準瞳孔中心　(B)使用定中心儀　(C)安裝吸盤　(D)掃描鏡架或襯片

77. 加工漸進多焦點眼鏡注意移心時要保持鏡片的隱性刻印的連線與模板的水平中心線平行，還要注意模板與鏡片的（　　）同向。　(A)鼻側或上側　(B)鼻側和上側　(C)鼻側和下側　(D)上側和顳側

78. 製作無框眼鏡的模板時，等高線與水平基準線必須相互（　　）。　(A)重合 (B)平行　(C)垂直　(D)交叉

79. 改變無框眼鏡模板形狀時，（　　），並要使模板樁頭處的形狀與鏡架樁頭形狀一致，以防裝片後樁頭處有縫隙。　(A)不可移動模板的等高線　(B)可移動模板的中心位置　(C)不可移動模板的中心位置　(D)可移動模板的光心位置

80. 加工無框眼鏡時，（　　）。　(A)兩鏡片鑽孔方向要對稱，加工基準線要成一直線　(B)兩鏡片鑽孔方向要對稱，加工基準線要水平成一直線　(C)兩鏡片鑽孔位置要對稱，加工基準線要成一直線　(D)兩鏡片鑽孔位置要對稱，加工基準線要水平成一直線

81. 加工無框眼鏡時，如果兩鏡片加工基準線沒有水平成一直線、鑽孔位置不良都會使鏡片（　　）的發生變化。　(A)透光率　(B)折射率　(C)散光度數　(D)散光軸

82. 使用開漕機的正確步驟是：夾緊鏡片；（　　）；確定槽痕位置；選擇開漕深度；加工鏡片溝槽。　(A)調節左導輪調節鈕　(B)調整導輪距離　(C)確定導輪定位方式　(D)確定開漕方向

83. 半框眼鏡加工時，以鏡片邊緣厚度（以最薄處為基準），確定開漕的位置，

調整（　）的距離。　(A)左導輪調節鈕　(B)右導輪調節鈕　(C)兩砂輪　(D)兩導輪

84. 塑料鏡架裝配漸進多焦點鏡片時，注意鏡片上隱性刻印的連線與鏡架水平基準線保持平行。加熱鏡架先裝鏡片（　），再將鏡片外露尖邊逐漸推入鏡圈槽內，之後整理鏡架。　(A)鼻側尖邊　(B)顳側尖邊　(C)上半部分尖邊　(D)下半部分尖邊

85. （　）裝配漸進多焦點鏡片時，先鬆開鎖緊塊螺絲，將鏡片裝入鏡圈槽內，注意鏡片隱性刻印的連線與鏡架水平基準線保持平行；旋緊螺絲；檢查鏡片的裝配情況；最後整理鏡架。　(A)半框鏡架　(B)無框鏡架　(C)塑料鏡架　(D)金屬鏡架

86. 半框眼鏡裝配漸進多焦點鏡片的順序不包括：（　）。　(A)裝上尼龍絲　(B)將鏡片上緣放入鏡架的溝槽　(C)將尼龍絲嵌入鏡片的U型槽　(D)卸下鏡架鎖緊塊螺絲

87. 無框眼鏡（　）漸進多焦點鏡片的方法是：檢查鏡片的磨邊質量與尺寸式樣，檢查鏡片上的鑽孔與鏡架上的螺孔在靠近鏡片中心處是否內切，螺絲穿入後是否起到銷子的作用；裝配鏡片；檢查兩鏡片的四個隱性刻印的連線與鏡架水平基準線是否平行；整理眼鏡。　(A)裝配　(B)磨邊　(C)整形　(D)檢測

88. 漸進多焦點眼鏡裝配時應注意檢查兩鏡片的四個隱性刻印的連線與鏡架水平基準線否（　）；裝配完成後不要擦去鏡片上的標記。　(A)成135°夾角　(B)成45°夾角　(C)平行　(D)垂直

89. 無框眼鏡裝配的正確步驟為：（　）。　(A)檢查鏡片質量與尺寸樣式；調整眼鏡；檢查鑽孔是否合格；裝配鏡架鏡片　(B)檢查鑽孔是否合格；裝配鏡架鏡片；檢查鏡片質量與尺寸樣式；調整眼鏡　(C)檢查鏡片質量與尺寸樣式；檢查鑽孔是否合格；裝配鏡架鏡片；調整眼鏡　(D)檢查鏡片質量與尺寸樣式；裝配鏡架鏡片；調整眼鏡；檢查鑽孔是否合格

90. 選鏡架的總原則是：（　）的統一。　(A)鏡架的大小與瞳距　(B)實際應用與美容　(C)鏡框的大小與臉型　(D)鏡架的顏色與膚色

91. 鑽孔機在將鏡片鑽通的瞬間用力不要過大，防止（　）。　(A)鏡片破裂　(B)

鏡片劃痕　(C)絞刀損壞　(D)絞刀斷裂

92. 應力儀可用來檢測鏡片在鏡架中所受的（　）是否均勻。　(A)拉力　(B)壓力　(C)應力　(D)彈力

92. 商標是（　）鏡片上的永久性標記。　(A)漸進　(B)老花　(C)雙光　(D)散光

93. 漸進鏡片上的臨時性標記是（　）。　(A)商標　(B)配鏡十字　(C)隱形小刻印　(D)下加光度

95. 在（　）的加工過程中，為了鏡片減薄在後曲面的研彎過程中加上底向下的三稜鏡。　(A)漸進鏡片　(B)雙光鏡片　(C)樹脂鏡片　(D)水晶鏡片

96. 品牌商標在漸進鏡片上位於鼻側隱形小刻印（　）。　(A)上方　(B)下方　(C)鼻側　(D)顳側

97. 如果被檢測漸進鏡片上的標記被擦去了，需重新標記，首先要（　）。　(A)辨別品牌商標，然後選用相應廠商的測量卡　(B)找出並標記鏡片上的兩個隱形小刻印　(C)將鏡片凸面朝下方在測量卡上　(D)將小刻印和測量卡上相應的點對好

98. 漸進眼鏡雙眼垂直稜鏡度互差不允許超過（　）稜鏡度。　(A)0.5　(B)1.0　(C)1.5　(D)2.0

99. 一鏡片屈光度為－3.00DS/－1.00DC×60，則水平方向的屈光度為（　），垂直方向的屈光度為（　）。　(A)－3.75D：－3.25　(B)－3.25D：－3.75D　(C)－3.50D：－3.50D　(D)－3.37D：－3.63D

100. 配裝眼鏡鏡架的外觀質量檢測不包括（　）。　(A)表面粗糙度　(B)折射率　(C)銲點質量　(D)表面疵病

101. 單純柱鏡軸位在90°方向時，無需考慮光學中心（　）。　(A)垂直互差　(B)水平互差　(C)偏差　(D)互差

102. 有色眼鏡鏡片的（　）應基本一致，通過（　）檢查。　(A)色澤；色譜儀　(B)基色；目視　(C)色澤；目視　(D)基色；色譜儀

103. 無框眼鏡裝配後（　）之間應不鬆動、無明顯縫隙，通過目視檢查。　(A)鏡片和螺絲　(B)鏡片和鼻孔　(C)鏡圈和定片扣　(D)鏡片和定片扣

104. 無框眼鏡不應存在因螺絲旋得過緊而引起的嚴重應力，用（　）檢查。　(A)

頂焦度計　(B)曲率計　(C)偏光儀　(D)偏光應力儀

105.（　）並左右對稱是左右兩鏡腿的外張角的國標要求。　(A)85°～100°　(B)90°～100°　(C)90°～105°　(D)80°～95°

106.無框眼鏡的鏡片邊緣應光滑，通過（　）檢查。　(A)應力儀　(D)曲率儀　(C)卡尺　(D)目視

107.無框眼鏡左右兩鏡面應（　）。　(A)薄厚一致　(B)保持相對平整　(C)前後彎度一致　(D)鏡度一致

108.批量生產的老視鏡應標明的項目不包括（　）。　(A)頂焦度　(B)規格尺寸　(D)鏡架光潔度　(D)光學中心

109.（　）是對無框眼鏡外觀質量檢查過程中螺絲孔的要求。　(A)中心應塗潤滑劑　(B)中心應塗防腐劑　(C)周邊應加緊固膠水　(D)周邊應光滑無裂紋

110.對玳瑁材質鏡架整形後，最好抹上（　），防止鏡架（　）。　(A)潤滑油　變形　(B)潤滑油　乾裂　(C)龜油　翻邊　(D)龜油　乾裂

111.K金架、鈦材架在使用鉗子校正時，應墊一塊布，以防（　）。　(A)鉗傷金屬或鍍層　(B)造成鏡架焦損　(C)造成鏡架變形　(D)造成鏡架斷裂

112.無框眼鏡整形時，對於材質比較硬的打孔架一定要先卸下（　），然後再調整。　(A)鼻托葉　(B)鼻架　(C)鏡腿　(D)鏡片

113.對無框眼鏡的（　）是：在裝配鏡片後，首先要檢查，然後調整兩鏡片在一條線，調整外張角，而後調整傾斜角等，最後要鏡架在桌面上保持平整。　(A)研磨步驟　(B)校配步驟　(C)加工步驟　(D)整形步驟

114.對無框眼鏡的整形，兩鏡片不在一條線，螺絲已上牢，產生的原因可能是（　）。　(A)鏡片形狀不一致　(B)托葉鬆動　(C)鼻樑處扭曲　(D)鼻托處扭曲

115.對無框鏡架進行整形，外張角不正確，原因可能是（　）。　(A)傾斜角太大　(B)傾斜角太大　(C)身腿傾斜角太小　(D)鼻樑向內或向外彎曲

116.對無框鏡架進行整形，當把眼鏡放在桌上時，鏡腿不能同時放置於桌面，需要將（　）上的螺絲調鬆，使鏡腿移到平行的位置，再將（　）上的螺絲上緊。　(A)鼻架、鏡片　(B)鼻架、鼻架　(C)鏡片、鼻架　(D)鏡片、鏡片

117.加大無框眼鏡身腿傾斜角時，應一手握（　）鉗住螺栓兩端固定鏡架，另一

手握（　　）鉗住鏡腿垂直向下方向扭動。　(A)圓嘴鉗；鏡腿鉗　(B)無框眼鏡調整鉗；圓嘴鉗　(C)無框眼鏡裝配鉗；鏡腿鉗　(D)鏡腿鉗；無框眼鏡裝配鉗

118.校配無框眼鏡時，在觀察配鏡者的臉型，根據配鏡者臉型校配的其他步驟之前，應首先（　　）。　(A)檢查鏡架有無損傷　(B)檢查鼻托合適與否　(C)檢查鏡腿合適與否　(D)對新配無框眼鏡進行外觀檢查，看是否符合技術要求

119.無框眼鏡校配好以後，要注意檢查（　　）。　(A)鼻托是否合適　(B)鏡腿是否合適　(C)傾斜角是否合適　(D)兩鏡片是否鬆動

120.校配無框眼鏡時，應首先對新配無框眼鏡進行外觀檢查，然後再觀察配鏡者的臉型，然後讓顧客試戴。如發現不合適，根據配鏡者臉型進行校配，在調整鼻托之前，要先（　　）。　(A)檢查鏡片鏡度、軸向等　(B)調整鏡腿長短　(C)調整鏡腿腳套　(D)調整兩鏡腿的寬窄

121.校配無框眼鏡時，讓顧客試戴後，兩鏡腿的寬窄合適，但戴鏡時，左右鏡眼距不同，則可能是（　　）。　(A)顧客鼻樑較高　(B)顧客鼻樑較低　(C)顧客耳部高低不同　(D)顧客臉部不對稱

122.校配無框眼鏡時，顧客的鼻樑寬窄合適，但發現顧客鼻樑較高，會造成鏡架位置偏高，應調整（　　），直至合適。　(A)將鼻托向下拉，並且加大鼻托間距　(B)將鼻托向上拉，並且減小鼻托間距　(C)將鼻托向下拉，鼻托間距不動　(D)將鼻托向上拉，鼻托間距不動

123.校配無框眼鏡時，顧客的眼睛與耳朵距離較長，會造成鏡架鏡腿彎點長（　　），應調整（　　），直至合適。　(A)過短　將鏡腿彎點長增大　(B)過長　將鏡腿彎點長減小　(C)過長　將鏡腿彎點長增大　(D)過短　將鏡腿彎點長減小

124.校配無框眼鏡時，顧客的左耳較右耳低，會造成鏡架（　　），應調整（　　），直至合適。　(A)左高右低　使鏡架左側身腿傾斜角大於右側身腿傾斜角　(B)左高右低　使鏡架左側身腿傾斜角小於右側身腿傾斜角　(C)右高左低　使鏡架左側身腿傾斜角大於右側身腿傾斜角　(D)右高左低　使鏡架左側身腿傾斜角小於右側身腿傾斜角

125.校配好無框眼鏡後，還應使顧客注意，摘戴眼鏡時要（　　），避免鏡片破裂。　(A)單手摘戴　(B)雙手摘戴　(C)憑個人習慣　(D)以右手為主

126.校配好無框眼鏡後，要告訴顧客擦洗無框眼鏡時，要注意（　　），以防（　　）。　(A)用手捏眼鏡框，不要捏鏡片邊；螺絲鬆動　(B)用手捏鏡片邊，不要捏眼鏡框；螺絲鬆動　(C)用手捏鏡腿，不要捏鏡片邊；擦傷鏡片　(D)用手捏鼻架，不要捏眼鏡框；擦傷鏡片

127.自動磨邊機使用循環水時，（　　）。因為髒水會劃傷鏡片、堵塞水管、電磁閥和噴水嘴。水箱裡的聚集物也有可能損傷泵葉。　(A)加工50片後換水　(B)加工100片後換水　(C)一天內最好多換幾次水　(D)加工兩天後換水

128.自動磨邊機水箱供給循環水換水時，（　　），倒掉廢水，並清洗水箱內和過濾網上的粉垢。　(A)請先清洗工作臺，再取出水箱　(B)請先停機，再取出水箱　(C)請先拔掉電源插頭，再取出水箱　(D)請先關水閥，再取出水箱

129.自動磨邊機清潔磨邊機防水蓋的原因是：長時間工作，會使鏡片的切削粉塵附著在防水蓋上，如不及時清洗，切削粉塵將會固化，難以清除，（　　）。　(A)從而導致加工能力降低甚至無法工作　(B)將導致鏡片光心移位　(C)將導致砂輪磨損　(D)從而影響觀察視線

130.自動磨邊機清潔磨邊室的原因是：長時間加工，會使夾片軸、夾頭及磨邊室內壁附著切削粉塵，若不及時清除，（　　）。　(A)會導致鏡片損壞　(B)會影響觀察視線　(C)會導致水管堵塞　(D)會劃傷鏡片，還會使夾片軸密封圈磨損導致機頭進水

131.每天用完機器後，必須立即清潔磨邊機及掃描器外殼。若放幾天後再清洗，切削粉末會固化機殼上，將難以除去。（　　）。　(A)請用軟布沾中性清洗劑清潔外殼　(B)請用軟布沾酸性清洗劑清潔外殼　(C)請用軟布沾鹼性清洗劑清潔外殼　(D)請用軟布沾酒精清潔外殼

132.當砂輪鈍後，加工時間變長。為恢復砂輪性能，應修整，時間約磨（　　）。　(A)800片PC片後　(B)2000片PC片後　(C)2000片玻璃片後　(D)1000片玻璃片後

133.不符合自動磨邊機使用環境要求的是：（　　）。　(A)乾燥通風　(B)無陽光直射　(C)適宜機器的合適溫度　(D)潮濕環境

134. 自動磨邊機檢查吸盤密封橡膠的原因是：若有吸盤密封橡膠破損，因為積聚在裂縫裡的粉末會劃傷鏡片，同時也會造成（ ）。 (A)劃傷排水管 (B)加工速度減慢 (C)堵塞噴水嘴 (D)鏡片中心及軸位偏移

135. 自動磨邊機磨邊時，以下哪條不會造成水嘴不噴水或水量很少，砂輪冒火星：（ ）。 (A)噴水嘴堵塞或損壞；水閥開關未打開 (B)電磁閥堵塞或壞掉或水泵壞掉 (C)進水管未連接好或堵塞；用自來水時，自來水斷水 (D)砂輪損壞

136. 自動磨邊機倒邊時，（ ）會造成鏡片下槽位置不對。 (A)鏡片未夾正或水泵損壞 (B)砂輪損壞或機器內部設置參數錯亂 (C)水嘴不噴水或機器內部設置參數錯亂 (D)機頭不平衡或機器內部設置參數錯亂

137. 自動磨邊機磨邊加工時間過長的原因是：（ ）。 (A)鏡片未夾正或皮帶鬆了 (B)電機損壞或機頭平衡不好 (C)水嘴不噴水或機頭平衡不好 (D)砂輪長時間使用後變鈍或砂輪壽命已到

138. （ ）不是自動磨邊機加工後的鏡片軸位偏移的原因。 (A)機器軸位裝置出故障 (B)用帶水吸盤 (C)容易打滑的鏡片 (D)電磁閥損壞

139. （ ）不可能造成自動磨邊機加工的鏡框邊顯示不平滑。 (A)掃描器探頭沒有置入鏡架槽內 (B)鏡框接頭處有錯位或縫隙，鏡架鼻托阻擋掃描針 (C)樣板邊緣上有不規則毛刺 (D)鏡架太小

140. 自動磨邊機磨邊時噪音很大的原因是由於（ ）。 (A)鏡片安裝不正 (B)鏡框接頭處有錯位或縫隙，鏡架鼻托阻擋掃描針 (C)機器軸位裝置出故障 (D)皮帶鬆或部分斷裂；主電機有問題

141. 自動磨邊機更換保險絲的步驟是：(1)關機，拔下電源線；(2)（ ）；(3)換上同型號新保險絲，並擰好；(4)開啟電源，確認有問題否。 (A)用扳手反時針旋轉去掉保險絲蓋 (B)用內六角扳手反時針旋轉去掉保險絲蓋 (C)手反時針旋轉去掉保險絲蓋 (D)用螺絲刀反時針旋轉去掉保險絲蓋

142. 「你好」的正確中文解釋為：（ ）。 (A)Would you honor us with a visit (B)Haven't seen you for a long time (C)How's everything with you? (D)How do you do!

143.「您配新眼鏡的目的是什麼？」的正確英文解釋為：（　　）。　　(A)Do you have anyone wearing glasses in your family?　(B)Do you always wear glasses?　(C)Please show me your reading position?　(D)Why do you want new glasses?

144.「您左眼看得清楚還是右眼看得清楚？」的正確英文解釋為：（　　）。　(A)Do you always wear glasses?　(B)Which do you see clearer, with the right eye or with the left eye?　(C)Please keep your eyes wide open now?　(D)Please show me your reading position?

145.質量管理八項原則包括：（　　）；以顧客為中心原則；全員參與原則；過程方法原則；系統管理的方法原則；基於事實的決策方法原則；與供方的互利關係原則。　(A)保持恆定原則；領導作用原則　(B)保持恆定原則；商家作用原則　(C)持續改進原則；領導作用原則　(D)持續改進原則；商家作用原則

146.（　　）的含義是：組織依存於顧客，因此組織應當理解顧客當前和未來的需求，滿足顧客要求並爭取超越顧客期望。　(A)以顧客為中心原則　(B)基於事實的決策方法原則　(C)領導作用原則　(D)全員參與原則

147.（　　）的作用為：使得整個組織都能理解顧客以及其他受益者的需求；能夠保證將目標直接與顧客的需求和期望相關聯；能夠改進組織滿足顧客需求；保證員工具有滿足組織的顧客所需的知識和技能。　(A)以顧客為中心原則　(B)以員工為中心原則　(C)以組織為中心原則　(D)以領導為中心原則

148.（　　）的含義是：領導者確立組織統一的宗旨及方向。他們應當創造並保持員工能充分參與實現組織目標的內部環境。　(A)過程方法原則　(B)持續改進原則　(C)領導作用原則　(D)全員參與原則

149.（　　）原則的作用為：組織的未來有明確的前景；將組織未來的前景轉化為可測量的目標；通過授權和員工的參與，實現組織的目標；建立一支經充分授權、充滿激情、資訊靈通和穩定的勞動力隊伍。　(A)領導作用　(B)以顧客為中心　(C)持續改進　(D)過程方法

150.（　　）原則的含義是：各級人員都是組織之本，只有他們的充分參與，才能使他們的才幹為組織帶來收益。　(A)系統管理　(B)過程方法　(C)全員參與　(D)領導作用

151.全員參與原則的作用不包括：（　　）。　(A)員工能夠有效地對改進組織的方針和戰略目標做出貢獻　(B)員工承擔起對組織目標的責任　(C)積極參與有助於個人的成長和發展活動，符合組織的利益　(D)保證員工具有滿足組織的顧客所需的知識和技能

152.過程方法原則的含義是：（　　）。　(A)將活動和相關的資源作為過程進行管理，可以更高效地得到期望的結果　(B)各級人員都是組織之本，只有他們的充分參與，才能使他們的才幹為組織帶來收益　(C)有效決策是建立在數據的基礎上　(D)有效決策是建立在資訊分析的基礎上

153.（　　）原則的作用為：整個組織利用確定的過程，可以增強結果的預見性、更好的使用資源，縮短循環時間，降低成本。　(A)領導作用　(D)系統管理　(C)持續改進　(D)過程方法

154.系統管理原則的含義是：（　　）。　(A)將相互關聯的過程作為系統加以識別、理解和管理，有助於組織提高實現目標的有效性和效率　(B)員工確立組織統一的宗旨及方向　(C)各級人員都是組織之本，只有他們的充分參與，才能使他們的才幹為組織帶來收益　(D)顧客依存於組織

155.系統管理原則的作用包括：（　　）。　(A)了解過程能力有助於確立更具有挑戰性的目標　(B)對過程的有效性進行廣泛的評審，可了解問題的產生原因並適時地進行改進　(C)採用過程的方法降低成本，避免錯誤，控制偏差，縮短循環時間，增強對輸出的可預見性的方式得到運作的結果　(D)可降低人力資源管理過程的成本，能夠把這些過程與組織的需要相結合，並造就一支有能力的勞動力隊伍

156.（　　）的含義是：持續改進總體業績是組織的永恆目標。　(A)過程方法原則　(B)持續改進原則　(C)系統管理原則　(D)全員參與原則

157.持續改進系統管理原則的作用包括（　　）。　(A)了解過程能力有助於確立更具有挑戰性的目標　(B)對過程的持續改進涉及組織的員工的參與　(C)對過程的有效性進行廣泛的評審，可了解問題的產生原因並適時地進行改進　(D)可降低人力資源管理過程的成本，能夠把這些過程與組織的需要相結合，並造就一支有能力的勞動力隊伍

158.（　）的含義是：有效決策是建立在數據和資訊分析的基礎上。　(A)以顧客為中心原則　(B)基於事實的決策方法原則　(C)系統管理原則　(D)全員參與原則

159.（　）原則的含義是：組織與供方相互依存，互利的關係可增強雙方創造價值的能力。　(A)系統管理　(B)過程方法　(C)與供方的互利關係　(D)領導作用

160.與供方的互利關係原則的作用包括：（　）。　(A)員工能夠有效地對改進組織的方針和戰略目標做出貢獻　(B)通過供方早期的參與，可設定更具有挑戰性的目標　(C)積極參與有助於個人的成長和發展活動，符合組織的利益　(D)保證員工具有滿足組織的顧客所需的知識和技能

二、是非題（第161題～第200題。將判斷結果填入括號中。正確的填「✓」，錯誤的填「×」。每題0.5分，滿分20分）

（　）161.鏡架上56－14－140符號表示鏡架是用基準線法表示規格尺寸，鏡圈尺寸56，鼻樑尺寸14，腿長140。

（　）162.製造鏡架的金屬材料有銅合金、蒙耐爾合金和白金。

（　）163.製造鏡架的鎳合金材料有：蒙耐爾合金、白金和不銹鋼。

（　）164.國產超薄鏡片大都採用折射率1.523，密度3.028，阿貝數41.6的鋇火石光學玻璃材料製造。

（　）165.光致變色玻璃鏡片是在無色或有色光學玻璃基礎成分中添加鹵化銀等化合物，使鏡片受到紫外線照射後分解成銀和鹵素，鏡片顏色由深變淺。

（　）166.凹透鏡按截面可分為深新月凹透鏡、淺新月凹透鏡、平凹透鏡三大類。

（　）167.負透鏡平移，像逆動。

（　）168.一薄透鏡前後兩面光焦度分別為+3.00D；－1.25D，則該透鏡的總光焦度為+3.00D。

（　）169.底相對的大小不同的三稜鏡單向排列組成負柱面透鏡。

（　）170.眼外肌的生理功能主要為司理眼球運動。當眼外肌的肌止點位置異常、某條肌肉發育不良或支配肌肉的神經發生麻痺時，則導致弱視。

（　）171.正視眼看外界任何物體都要動用調節。

（　）172.漸進多焦點眼鏡的配鏡處方包括：編號驗光單，鏡片材料，鏡片尺寸，是否加膜染色，左右眼瞳距和瞳高，是否有特殊基本要求，是否有特殊垂直稜鏡要求。

（　）173.屈光參差、高度近視且無眼前部疾病不能夠配戴隱形眼鏡。

（　）174.驗光結果為$-8.50/-1.00\times90$，驗光鏡片至角膜前頂點距離為12mm，則該隱形眼鏡度數是$-9.00D$。

（　）175.在確定無框眼鏡鏡片的使用材料時，應首選CR-39材料。

（　）176.使用瞳距儀時一定要緊貼被檢者的前額和鼻樑處，以減小配鏡高度誤差。

（　）177.檢查者與被檢者正面對坐，視線保持同一高度，被檢者戴上調整好的鏡架。將瞳高測量儀夾在鏡架上，使瞳高測量儀對稱地處於鼻樑兩側。調節測量儀上的調節旋鈕，使黑色的水平刻度線對準瞳孔中心，鏡架下外側緣處所對的刻度數值即為瞳高。

（　）178.檢查者與被檢者視線保持同一高度，請顧客直視，將筆式電筒置於檢查者的左眼下，閉右眼，觀察顧客右角膜反光點在已畫樣片上的垂直瞳距線上的位置，在瞳距線上相對瞳孔中心的位置畫一橫線。重複以上步驟測量另一眼的近用瞳距。

（　）179.使用標記襯片測量單側瞳距後，將標記完瞳孔反光點的鏡架置於漸進鏡測量卡上，注意鼻樑的中心對準測量卡的中心（斜線指標的兩側對稱），然後由中央的水平刻度線讀出左右眼的單側瞳距。

（　）180.鏡架幾何中心水平距為70mm，單側瞳距為32mm，則水平移心量為-3mm。

（　）181.一顧客配漸進多焦點眼鏡，其鏡圈高度為44mn，瞳高為25mn，鏡片光學中心需移心+3mm。

（　）182.測量漸進多焦點眼鏡移心量時應注意：正確測量鏡架幾何中心水平距；使用中心型模板；使用掃描儀時需校驗移心量的計算數值等。

（　）183.無模板磨邊機加工漸進眼鏡的步驟包括：使用定中心儀。

（　）184.無框眼鏡的加工程序包括(1)磨平邊，(2)在平邊上使用開漕機開漕。

（　）185.一般鏡片開漕深度選擇在深度調節鈕上刻字2～5範圍內。

（　）186.塑料鏡架裝配漸進多焦點眼鏡時應注意：鏡架加熱要集中防止鏡架變形；加熱時不要加熱鏡片；檢查兩鏡片的四個隱性刻印的連線與鏡架水平基準線是否平行。

（　）187.無框眼鏡裝配時，應注意螺絲長度與鏡片厚度相配合，旋螺絲釘時不可過鬆，防止鏡片破裂。

（　）188.無框眼鏡鏡片上的鑽孔與鏡架上的螺孔在靠近鏡片樁頭（外側）處內切，而且螺絲穿入後要起到銷子的作用。

（　）189.在漸進鏡片中下加光度位於鼻側隱形小刻印下方。

（　）190.在測定眼鏡的光學中心垂直互差時，是以兩腳鏈中點連線為水平基準線。

（　）191.配裝眼鏡的整形要求包括無鎖接管間隙、無崩邊、焦損、翻邊、扭曲、鉗痕、鍍層脫落及擦痕等。

（　）192.鈦材鏡架有很多特點，其中良好的可塑性是鈦材鏡架最大的特點。

（　）193.無框眼鏡在裝配鏡片後，首先要檢查整體外觀，檢查鏡片打孔的位置是否合適，觀察鏡片的形狀大小是否一致，然後檢查兩鏡片是否在一條線等。

（　）194.校配無框眼鏡時，緊固打孔鏡螺絲的工具是外六角管套。

（　）195.自動磨邊機加工樹脂片時，水箱內會產生泡沫，當氣泡特別多的時候，可直接對準氣泡噴射消泡劑10～15次，加以攪拌後效果更佳。

（　）196.自動磨邊機清潔噴水口的原因是：噴水口一旦堵塞，水量減少或無水，導致砂輪減速。

（　）197.自動磨邊機尖邊位置跑偏的原因是：電機損壞或機頭平衡不好。

（　）198.自動磨邊機更換砂輪的正確步驟是：(1)首先拔下電源；(2)用內六角扳手來鎖定砂輪；(3)用大扳手去掉螺母；(4)小心去掉砂輪；(5)按與上相反步驟裝回砂輪。

（　）199.自動磨邊機夾片軸不轉動的原因是：轉軸電機壞了或夾片軸機構裡進粉塵過多，造成摩擦力過大。

（　）200.progressive addition lenses、single vision lenses、bifocal lenses三個詞的正確解釋依次為：漸進鏡、雙光鏡、單光鏡。

模擬試卷（九）

一、選擇題（第1題～第160題。選擇一個正確的答案，將相應的字母填入題內的括號中。每題0.5分，滿分80分）

1. 鏡架上56□14-140符號指的是（　　），鼻樑尺寸14。　(A)方框法表示鏡架的規格尺寸，鏡圈尺寸56　(B)方框法表示鏡架的規格尺寸，鏡圈高度56　(C)基準線法表示鏡架的規格尺寸，鏡圈尺寸56　(D)基準線法表示鏡架的規格尺寸，鏡圈高度56

2. 鏡架上57-13-140符號指的是（　　），鼻樑尺寸13。　(A)基準線法表示鏡架的規格尺寸，鏡圈尺寸57　(B)基準線法表示鏡架的規格尺寸，鏡圈高度57　(C)方框法表示鏡架的規格尺寸，鏡圈尺寸57　(D)方框法表示鏡架的規格尺寸，鏡圈高度57

3. 製造鏡架的金屬材料分為（　　）三大類。　(A)銅鎳鋅錫合金、鋅白銅和白金　(B)銅合金、鋅白銅和包金　(C)銅合金、蒙耐爾合金和金　(D)銅合金、鎳合金和貴金屬

4. 製造鏡架的銅合金材料分為鋅白銅、（　　）。　(A)黃銅、白金和青銅　(B)洋銀、銅鎳鋅錫合金和青銅　(C)黃銅、銅鋅合金和青銅　(D)黃銅、銅鎳鋅錫合金和青銅

5. 製造鏡架的鎳合金材料有（　　）。　(A)蒙耐爾合金、鎳銅金和不銹鋼　(B)白金、高鎳合金和不銹鋼　(C)包金、高鎳合金和不銹鋼　(D)蒙耐爾合金、高鎳合金和不銹鋼

6. 黃色有色玻璃鏡片的特點是（　　），這種鏡片的用途是可以作為夜視鏡或駕駛員陰雨、霧天配戴。　(A)均勻吸收光譜線、吸收紫外線、紅外線　(B)吸收紫外線、紅外線　(C)防熒光刺眼　(D)吸收紫外線

7. 光致變色玻璃鏡片是在無色或有色光學玻璃基礎成分中添加鹵化銀等化合物，使鏡片受到（　　）照射後分解成銀和鹵素，鏡片顏色由淺變深。　(A)γ射線　(B)紅外線　(C)射線　(D)紫外線

8. 所有物高自光軸往下度量的距離其符號為（ ）。 (A)任意 (B)個人習慣 (C)負 (D)正

9. 平行光線經凸透鏡後出射光線將（ ）。 (A)會聚 (B)發散 (C)偏折 (D) 仍平行

10. 按截面的不同將凸透鏡進行分類，不包括（ ）。 (A)非對稱凸面鏡 (B)平 凸透鏡 (C)雙凸透鏡 (D)新月凸透鏡

11. 平行光線經（ ）折射後其反向延長線將會聚於一點。 (A)凹面鏡 (B)凸面 鏡 (C)凹透鏡 (D)凸透鏡

12. 光發生反射時，如果入射角為30°，則反射角為（ ）。 (A)90° (B)60° (C)45° (D)30°

13. 光由n=1.6的玻璃入射空氣，當入射角為30°時，則折射角為（ ）。 (A)30° (B)60° (C)53.13° (D)23.13°

14. 屈光度為2.00D的薄透鏡，物在透鏡前2m處，像在透鏡後（ ）處。 (A)0.67m (B)3.00m (C)1.00m (D)0.47m

15. 正透鏡沿豎直方向平移，像（ ）。 (A)沿水平方向逆動 (B)沿水平方向順 動 (C)沿豎直方向順動 (D)沿豎直方向逆動

16. 負透鏡沿豎直方向平移，像（ ）。 (A)沿水平方向逆動 (B)沿水平方向順 動 (C)沿豎直方向順動 (D)沿豎直方向逆動

17. 凹柱面透鏡沿垂軸的方向平移，像（ ）。 (A)沿垂軸的方向逆動 (B)沿垂 軸的方向順動 (C)沿垂軸的方向不動 (D)沿軸的方向順動

18. 當透鏡旋轉時，若十字光標的像不產生剪動，該透鏡不是（ ）。 (A)負透 鏡 (B)正透鏡 (C)平光鏡 (D)柱面透鏡

19. 圖中斜線為左眼散光軸向，二線夾角為60°，TABO法表示的該眼散光軸向是 （ ）。

(A)30° (B)60° (C)150° (D)120°

20. 柱鏡屈光度為－3.00D，與軸成30度角方向屈光力為（ ）。 (A)－1.00D (B)－0.75D (C)－0.25D (D)－0.50D

21. －3.00DS/1.50DC×60；+1.00DS/+2.50DC×60；－2.00DS/－2.50DC×150三鏡

疊合總效果為（　　）。　　(A)−3.00DS/−3.50DC×60　　(B)−3.00DS/+3.50DC×6C　　(C)−3.00DS/+3.50DC×150　　(D)−3.00DS/−3.50DC×150

22. 一薄透鏡前後兩面光焦度分別為+6.00D；−1.25D，則該透鏡的總光焦度為（　　）。　　(A)+6.00D　　(B)−1.25D　　(C)+1.25D　　(D)+4.75D

23. 單折射球面，前後兩面n1=1；n2=1.6，屈光度為2.00D，球面曲率半徑為（　　）。　　(A)1.50m　　(B)1.00m　　(C)2.00m　　(D)0.30m

24. 3△基底向左眼鼻側的三稜鏡，用360°底向標示法可表示為（　　）。　　(A)3△B90°　　(B)3△B0°　　(C)3△B180°　　(D)3△B270°

25. 左眼稜鏡度為4△B60°也可表示為（　　）。　　(A).2△BI聯合3.46△BD　　(B).2△BI聯合3.46△BU　　(C).2△BO聯合3.46△BD　　(D).2△BO聯合3.46△BU

26. 兩個三稜鏡分別為2⊿B270°和3⊿B360°疊加效果為（　　）。　　(A)3.61△B56.31°　　(B)3.61△B123.69°　　(C)3.61△B236.31°　　(D)3.61△B326.31°

27. （　　）可視為由底相對的大小不同的稜鏡單向排列組成。　　(A)正球面透鏡(B)負球面透鏡　　(C)負柱面透鏡　　(D)正柱面透鏡

28. 頂相對的大小不同的三稜鏡旋轉組成（　　）。　　(A)正柱面透鏡　　(B)負柱面透鏡　　(C)正球面透鏡　　(D)負球面透鏡

29. 角膜占眼球前方1/6，透明，外表面中央約3mm左右為球形弧面，周邊曲率半徑逐漸增大，呈非球面。橫徑大於縱徑，（　　）。　　(A)中央厚度約為0.8～1.2m.m，邊厚約為0.8mm　　(B)中央厚度約為1.5～1.7mm，邊厚約為1.9mm　　(C)中央厚度約為0.5～0.7mm，邊厚約為1.1mnm　　(D)中央厚度約為0.3～0.5mm，邊厚約為0.6mm

30. 角膜的折射率（　　），光透射比大於97%，占眼的總屈光力的70%～75%，約為40.00D～45.00D，是眼的主要屈光介質之一。　　(A)隨外界溫度變化（約為1.376～1.486）　　(B)晝夜不同（約為1.376～1.486）　　(C)恆定（約為1.376）　　(D)恆定（約為1.976）

31. 睫狀肌的環形纖維的舒縮對晶狀體的凸度起著調節作用，當肌纖維收縮時，睫狀小帶放鬆，（　　）。　　(A)則晶狀體凸度減小，使眼睛看清近目標　　(B)則晶狀體凸度加大，使眼睛看清遠目標　　(C)則晶狀體凸度減小，使眼睛看清遠

目標 (D)則晶狀體凸度加大，使眼睛看清近目標

32. 眼外肌的生理功能主要為司理眼球運動。當眼外肌的肌止點位置異常、某條肌肉發育不良或（ ），則導致斜視。 (A)晶狀體混濁時 (B)角膜發生軟化時 (C)支配肌肉的神經發生麻痺時 (D)角膜發生炎症時

33. 在重量、抗衝擊性上，玻璃鏡片與相比CR-39鏡片的缺點是（ ）。 (A)重量輕，抗衝擊性差 (B)重量重，抗衝擊性強 (C)重量重，抗衝擊性差 (D)重量輕，抗衝擊性強

34. 漸進多焦點眼鏡的配鏡處方包括：編號驗光單，（ ），鏡片尺寸，是否加膜染色，左右眼瞳距和瞳高，是否有特殊基彎要求，是否有特殊垂直三稜鏡要求。 (A)漸進鏡片的中心厚度 (B)漸進鏡片厚度 (C)漸進鏡片種類 (D)漸進鏡片的生產廠家

35. （ ）可以通過Detest儀器快速決定。 (A)鏡片的折射率 (B)鏡片的重量 (C)鏡片的材料 (D)鏡片的大小

36. 開孔處的邊厚在（ ）以上的可以用來製作樹脂打孔漸進鏡片。 (A)1.5～2.0mm (B)1.0～1.5mm (C)0.8～1.5mm (D)0.8～1.0mm

37. （ ）是漸進眼鏡下加光度不一致的因素。 (A)遠用雙眼視力不平衡 (B)有散光 (C)調節力差 (D)青光眼

38. 用樹脂鏡片做無框漸進眼鏡時，開孔處的鏡片厚度應為（ ）。 (A)1.0～2.0mm (B)0.8～1.2mm (C)1.2～2.0mm (D)1.5～2.0mm

39. 漸進眼鏡的適應症是（ ）。 (A)暈車暈船的人 (B)白內障術後 (C)內耳功能障礙的人 (D)需要做一定的近距離工作，又期望鏡片美觀的人

40. （ ）漸進鏡片的邊厚應不小於2.0～2.5mm。 (A)樹脂半框 (B)玻璃半框 (C)水晶半框 (D)變色半框

41. 顧客一眼配漸進鏡片，另一眼配單光鏡片時，要特別注意（ ）。 (A)垂直方向三稜鏡度差異 (B)水平方向三稜鏡度差異 (C)雙眼球鏡屈光度互差 (D)雙眼散光鏡片屈光度互差

42. 雙光眼鏡的缺點是（ ）。 (A)視野小 (B)鏡片厚 (C)鏡片重 (D)對於中高度以上的加光，會感到缺少中間視力

43. 首次在國際視光學大會上推出漸進多焦點鏡片的人是（　　）。　(A)豪雅　(B)弗蘭克林　(C)梅特納茲　(D)VariLux

44. 驗光結果為（　　），驗光鏡片至角膜前頂點距離為12mm，則該隱形眼鏡度數是−8.00D。　(A)−9.00D　(B)−9.50D　(C)−8.00D/1.00×90　(D)−7.25D

45. （　　）戴隱形眼鏡後所見的物像比戴框架眼鏡所見的物像大；遠視眼戴隱形眼鏡後所見的物像比戴框架眼鏡所見的物像小。　(A)老花眼　(B)近視眼　(C)散光眼　(D)正視眼

46. 角膜接觸鏡與框架眼鏡的放大倍率差異說法中，錯誤的是（　　）。　(A)近視配戴者稱戴角膜接觸鏡所見的物像較戴框架眼鏡大　(B)近視配戴者稱戴角膜接觸鏡所見的物像較戴框架眼鏡小　(C)遠視配戴者稱戴角膜接觸鏡所見的物像較戴框架眼鏡大　(D)遠視配戴者稱戴角膜接觸鏡所見的物像較戴框架眼鏡一樣

47. 角膜接觸鏡與框架眼鏡近視調節差異的說法中，正確的是（　　）。　(A)近視眼戴角膜接觸鏡比戴框架眼鏡視近時付出的調節多　(B)近視眼戴角膜接觸鏡比戴框架眼鏡視近時付出的調節少　(C)近視眼戴角膜接觸鏡比戴框架眼鏡視近時付出的調節少　(D)戴角膜接觸鏡比戴框架眼鏡視近時付出的調節一樣多

48. 關於角膜接觸鏡與框架眼鏡的視野差異的說法中，不正確的是（　　）。　(A)正透鏡框架眼鏡有環形盲區　(B)負透鏡框架眼鏡有環形復像區　(C)框架眼鏡的視野比角膜接觸鏡的視野大　(D)框架眼鏡的視野比角膜接觸鏡的視野小

49. （　　）材料不適合用作無框眼鏡鏡片材料。　(A)PMMA和CR−39　(B)CR−39和PC　(C)PMMA和PC　(D)水晶和玻璃

50. （　　）的顧客不應配戴大鼻樑架的無框鏡架。　(A)小瞳孔　(B)小瞳距　(C)大瞳孔　(D)大瞳距

51. 戴框架試片適應15分鐘後，雙眼分別改用相同度數的（　　），進行片上驗光時，須進行霧視放鬆調節張力。　(A)有色鏡片　(B)變色鏡片　(C)成品眼鏡　(D)角膜接觸鏡

52. 在漸進眼鏡的驗配過程中，將標記樣片貼在鏡架襯片上，讓被檢者戴上（　　），檢查者與被檢者相對而坐，持一筆式電筒，用單眼根據角膜反光點

的位置用筆標記在標記樣片上，再根據測量卡上的刻度線讀出瞳距數值。
(A)選擇好的鏡架　(B)調整好的鏡架　(C)塑料鏡架　(D)金屬鏡架

53. （　）的常見測量方法包括使用瞳距尺、瞳距儀、標記襯片三種方法。　(A)瞳高　(B)瞳孔大小　(C)近用瞳距　(D)單側瞳距

54. 使用標記襯片測量瞳距、瞳高時，鏡架應先作調整。注意鏡面的（　）為10°～14°，鏡眼距離為12～14mm左右。　(A)斜角　(B)前角　(C)鏡面角 (D)傾斜角

55. 3△基底向左眼鼻側的三稜鏡，用360°底向標示法可表示為（　）。　(A)3 △B90°　(B)3△B0°　(C)3△B180°　(D)3△B270°

56. 使用瞳距儀時一定要緊貼被檢者的前額和鼻樑處，以（　）。　(A)減小瞳距誤差　(B)減小稜鏡度誤差　(C)減小瞳高誤差　(D)減小頂焦度誤差

57. 檢查者與被檢者正面對坐，（　），被檢者戴上調整好的鏡架。將瞳高測量儀夾在鏡架上，使瞳高測量儀對稱地處於鼻樑兩側。調節測量儀上的調節旋鈕，使黑色的水平刻度線對準瞳孔中心，鏡架下內側緣處所對的刻度數值即為瞳高。　(A)視線保持同一高度　(B)視線平行　(C)檢者視線高於被檢者 (D)被檢者視線高於檢者

58. 檢查者與被檢者視線保持同一高度，請顧客直視，將筆式電筒置於檢查者的左眼下，閉右眼，觀察顧客右角膜反光點在已畫樣片上的垂直瞳距線上的位置，在瞳距線上相對（　）的位置畫一橫線。重複以上步驟測量另一眼的配鏡高度。　(A)近用瞳距　(B)雙眼近用瞳距　(C)瞳孔外緣　(D)瞳孔中心

59. （　）的常見測量方法包括使用瞳高測量儀和標記襯片兩種方法。　(A)瞳距 (B)瞳高　(C)瞳孔直徑　(D)瞳孔大小

60. 使用筆式電筒測量瞳距、瞳高時，電筒要置於（　），直射被檢查眼。　(A)檢查者眼睛的正下方　(B)檢查者鼻樑處　(C)檢查者眼前一定距離　(D)檢查者顳側

61. 使用標記襯片測量單側瞳距後，將標記完瞳孔反光點的鏡架置於漸進鏡測量卡上，注意鼻樑的中心對準測量卡的中心（斜線指標的兩側對稱），然後由中央的（　）讀出左右眼的單側瞳距。　(A)隱性刻印連線　(B)十字標記連線

(C)水平刻度線　(D)垂直刻度線

62. 確定漸進多焦點鏡片遠用配戴中心移心量的方法是：測量鏡架幾何中心水平距；計算水平移心量；測量鏡圈（　）；計算垂直移心量；根據計算結果確定移心量。　(A)最大直徑　(B)最小直徑　(C)寬度　(D)高度

63. 鏡架幾何中心水平距為68mm，單側瞳距為29mm，則水平移心量為（　）mm。　(A)5　(B)−5　(C)4　(D)−4

64. 一顧客配漸進多焦點眼鏡，其鏡圈高度為42mm，瞳高為24mm，鏡片光學中心需移心（　）。　(A)−3mm　(B)+3mn　(C)−2mm　(D)+2mm

65. 測量漸進多焦點眼鏡移心量時應注意：正確測量鏡架幾何中心水平距；使用中心型模板；使用（　）時需校驗移心量的計算數值等。　(A)瞳距儀　(B)掃描儀　(C)應力儀　(D)定中心儀

66. 使用（　）確定漸進鏡移心量的方法是：掃描鏡架或襯片後，按鏡片定中心鍵，並選擇漸進鏡，然後輸入瞳距和瞳高。　(A)定中心儀　(B)掃描儀　(C)電腦掃描全自動磨邊機　(D)半自動磨邊機

67. 測量鏡架幾何中心水平距的方法是：一手拿鏡圈，另一手拿瞳距尺；將瞳距尺水平放置在鏡圈水平中心線上；瞳距尺的「0」刻度對準右眼鏡圈鼻側的內緣，左眼鏡圈（　）所對的刻度值即為鏡架幾何中心水平距。　(A)鼻側的內緣(B)鼻側的外緣　(C)顳側的內緣　(D)顳側的外緣

68. 測量（　）的方法是：將瞳距尺垂直放置在鏡圈或模板上；瞳距尺的「0」刻度對準模板上緣最高處；模板下緣最低處所對的刻度值即是。　(A)鏡圈中心高度　(B)鏡圈高度　(C)鏡圈水平距離　(D)鏡圈中心水平距離

69. （　）的計算結果為負數時，說明需向顳側移心。　(A)水平移心量　(B)垂直移心量　(C)移心量　(D)移心

70. （　）的計算結果為負數時，說明需向上側移心。　(A)水平移心量　(B)垂直移心量　(C)移心量　(D)移心

71. 一鏡架的幾何中心水平距為70mm，鏡架的規格尺寸不可能是（　）。(A)標記為52□18−135的鏡架　(B)標記為50−20−140的鏡架　(C)標記為52−18−135的鏡架　(D)標記為50□18−140的鏡架

72. 加工眼鏡時，（　　）是指固定模板移動鏡片。　(A)光學中心水平偏差　(B)光學中心垂直互差　(C)移心　(D)移心量

73. 將鏡架放在製模機上，同時兩鏡圈上緣頂住水平擋板，固定鼻樑、椿頭、用兩夾固定鏡圈下緣（　　）固定。　(A)兩點　(B)三點　(C)四點　(D)五點

74. 使用（　　）測量鏡架幾何中心水平距時，一定要以鏡圈水平中心線為基準。　(A)頂焦度計　(B)定中心儀　(C)瞳距尺　(D)瞳距儀

75. 使用模板機製作模板時鏡架應兩鏡腿向上放置於鏡架工作座上，鏡架上下邊框所處的刻度值相同，但左右邊框所處的刻度值不同，此時（　　）。　(A)鏡架中心位於模板中心下側　(B)鏡架中心位於模板中心上側　(C)鏡架中心與模板中心一致　(D)鏡架高度與模板高度一致

76. （　　）的大小和形狀，應與鏡圈內緣大小和形狀完全吻合。　(A)鏡圈顳側緣　(B)鏡圈鼻側緣　(C)加工後模板　(D)模板坯料

77. （　　）製作後，其對稱性應滿足上下、左右對稱。　(A)鏡圈　(B)鏡架　(C)中心型模板　(D)偏心型模板

78. 使模板製作完畢後，應在模板上標注（　　）。　(A)光學中心　(B)幾何中心　(C)鼻側和上側　(D)鼻側或上側

79. 使用電腦掃描全自動磨邊機加工鏡片時，要輸入單邊瞳距與瞳高，將鏡片光心或配鏡中心對準加工中心，使鏡片水平基準線與鏡架水平基準線（　　）。　(A)保持平行　(B)保持垂直　(C)重合　(D)相交

80. 鏡片的光學中心或配鏡十字中心要對準掃描儀上的移心位置，（　　）保持與鏡架水平基準線平行，且上下不能顛倒。　(A)鏡片散光軸向　(B)鏡片水平基準線　(C)鏡片幾何中心水平線　(D)漸進鏡片遠用光學水平線

81. 使用模板磨邊機加工漸進鏡片的磨邊步驟不包括：（　　）。　(A)漸進鏡片的十字標記對準瞳孔中心　(B)使用定中心儀　(C)安裝吸盤　(D)掃描鏡架或襯片

82. 無模板磨邊機加工漸進眼鏡的步驟不包括：（　　）。　(A)輸入瞳高、選擇斜邊類型　(B)輸入瞳距、選擇斜邊類型　(C)輸入瞳高、輸入瞳距　(D)選擇斜邊類型、固定模板

83. 加工漸進多焦點眼鏡注意移心時要保持鏡片的隱性刻印的連線與模板的水平

中心線平行，還要注意模板與鏡片的（　　）同向。　(A)鼻側或上側　(B)鼻側和上側　(C)鼻側和下側　(D)上側和顳側

84. 製作無框眼鏡的模板時，等高線與水平基準線必須相互（　　）。　(A)重合　(B)平行　(C)垂直　(D)交叉

85. 改變無框眼鏡模板形狀時，（　　），並要使模板椿頭處的形狀與鏡架椿頭形狀一致，以防裝片後椿頭處有縫隙。　(A)不可移動模板的等高線　(B)可移動模板的中心位置　(C)不可移動模板的中心位置　(D)可移動模板的光心位置

86. 加工無框眼鏡時，（　　）。　(A)兩鏡片鑽孔方向要對稱，加工基準線要成一直線　(B)兩鏡片鑽孔方向要對稱，加工基準線要水平成一直線　(C)兩鏡片鑽孔位置要對稱，加工基準線要成一直線　(D)兩鏡片鑽孔位置要對稱，加工基準線要水平成一直線

87. 加工無框眼鏡時，如果兩鏡片加工基準線沒有水平成一直線、鑽孔位置不良都會使鏡片（　　）的發生變化。　(A)透光率　(B)折射率　(C)散光度數　(D)散光軸

88. 半框眼鏡的加工程序包括(1)（　　），(2)在平邊上使用開漕機開漕。　(A)倒角　(B)倒棱　(C)磨平邊　(D)磨尖邊

89. 半框眼鏡加工時，以鏡片邊緣厚度（以最薄處為基準），確定開漕的位置，調整（　　）的距離。　(A)左導輪調節鈕　(B)右導輪調節鈕　(C)兩砂輪　(D)兩導輪

90. （　　）裝配漸進多焦點鏡片時，先鬆開鎖緊塊螺絲，將鏡片裝入鏡圈槽內，注意鏡片隱性刻印的連線與鏡架水平基準線保持平行；旋緊螺絲；檢查鏡片的裝配情況；最後整理鏡架。　(A)半框鏡架　(B)無框鏡架　(C)塑料鏡架　(D)金屬鏡架

91. 無框眼鏡（　　）漸進多焦點鏡片的方法是：檢查鏡片的磨邊質量與尺寸式樣；檢查鏡片上的鑽孔與鏡架上的螺孔在靠近鏡片中心處是否內切，螺絲穿入後是否起到銷子的作用；裝配鏡片；檢查兩鏡片的四個隱性刻印的連線與鏡架水平基準線是否平行；整理眼鏡。　(A)裝配　(B)磨邊　(C)整形　(D)檢測

92. 塑膠材質的鏡架裝配漸進多焦點眼鏡時應注意：鏡架加熱要均勻防止鏡架

（　　）；加熱時不要加熱鏡片；檢查兩鏡片的四個隱性刻印的連線與鏡架水平基準線是否平行。　(A)硬化　(B)鍍層脫落　(C)軟化　(D)變形

93. 漸進多焦點眼鏡裝配時應注意檢查兩鏡片的四個隱性刻印的連線與鏡架水平基準線是否（　　）；裝配完成後不要擦去鏡片上的標記。　(A)成135°夾角　(B)成45°夾角　(C)平行　(D)垂直

94. 無框眼鏡裝配的正確步驟為：（　　）。　(A)檢查鏡片質量與尺寸樣式；調整眼鏡；檢查鑽孔是否合格；裝配鏡架鏡片　(B)檢查鑽孔是否合格；裝配鏡架鏡片；檢查鏡片質量與尺寸樣式；調整眼鏡　(C)檢查鏡片質量與尺寸樣式；檢查鑽孔是否合格；裝配鏡架鏡片；調整眼鏡　(D)檢查鏡片質量與尺寸樣式；裝配鏡架鏡片；調整眼鏡；檢查鑽孔是否合格

95. 無框眼鏡裝配時，應注意螺絲長度與（　　）相配合，旋螺釘時不可過緊，防止鏡片破裂。　(A)鏡片角度　(B)鏡片鏡度　(C)鏡片厚度　(D)鏡片弧度

96. 選鏡架的總原則是：（　　）的統一。　(A)鏡架的大小與瞳距　(B)實際應用與美容　(C)鏡框的大小與臉型　(D)鏡架的顏色與膚色

97. 鑽孔機在將鏡片鑽通的瞬間用力不要過大，防止（　　）。　(A)鏡片破裂　(B)鏡片劃痕　(C)絞刀損壞　(D)絞刀斷裂

98. 應力儀可用來檢測鏡片在鏡架中所受的（　　）是否均勻。　(A)拉力　(B)壓力　(C)應力　(D)彈力

99. 商標是（　　）鏡片上的永久性標記。　(A)漸進　(B)老花　(C)雙光　(D)散光

100. 漸進鏡片上的臨時性標記是（　　）。　(A)商標　(B)配鏡十字　(C)隱形小刻印　(D)下加光度

101. 在（　　）的加工過程中，為了鏡片減薄在後曲面的研彎過程中會加上底向下的稜鏡。　(A)漸進鏡片　(B)雙光鏡片　(C)樹脂鏡片　(D)水晶鏡片

102. 在漸進鏡片中（　　）。　(A)下加光度位於顳側隱形小刻印下方　(B)下加光度位於鼻側隱形小刻印上方　(C)遠用參考圈位於顳側隱形小刻印上方　(D)遠用參考圈位於鼻側隱形小刻印下方

103. （　　）在漸進鏡片上位於鼻側隱形小刻印下方。　(A)近用參考圈　(B)三稜鏡參考點　(C)品牌商標　(D)下加光度

104.如果被檢測漸進鏡片上的標記被擦去了，需重新標記，首先要（　）。　(A)辨別品牌商標，然後選用相應廠商的測量卡　(B)找出並標記鏡片上的兩個隱形小刻印　(C)將鏡片凸面朝下方在測量卡上　(D)將小刻印和測量卡上相應的點對好

105.漸進眼鏡雙眼（　）互差不允許超過0.5三稜鏡度。　(A)水平三稜鏡度　(B)垂直三稜鏡度　(C)高度　(D)軸向

106.一鏡片屈光度為-3.00DS/-1.00DC×60，則水平方向的屈光度為（　），垂直方向的屈光度為（　）.　(A)−3.75D；−3.25D　(B)−3.25D；−3.75D　(C)−3.50D；−3.50D　(D)−3.37D；−3.63D

107.配裝眼鏡鏡架的外觀質量檢測不包括（　）。　(A)表面粗糙度　(B)折射率　(C)焊點質量　(D)表面疵病

108.（　）的整形要求包括左右兩鏡面應保持相對平整、托葉對稱、鏡腿外張角對稱、平整、鏡架無扭曲現象。　(A)鏡圈　(B)鏡身　(C)鏡腿　(D)配裝眼鏡

109.單純柱鏡軸位在90°方向時，無需考慮到光學中心（　）。　(A)垂直互差　(B)水平互差　(C)偏差　(D)互差

110.有色眼鏡鏡片的（　）應基本一致，通過（　）檢查。　(A)色澤；色譜儀　(B)基色；目視　(C)色澤；目視　(D)基色；色譜儀

111.（　）應為80°～95°左右對稱。　(A)左右兩鏡腿外張角　(B)鏡面傾斜角　(C)鏡片尖角　(D)身腿傾斜角

112.無框眼鏡的鏡片邊緣應光滑，通過（　）檢查。　(A)應力儀　(B)曲率儀　(C)卡尺　(D)目視

113.在無框眼鏡外觀質量檢查過程中應（　）是對左右兩鏡面的要求。　(A)薄厚一致　(B)把散光面做在外面　(C)前後彎度一致　(D)保持相對平整

114.批量生產的老視鏡應標明的項目不包括（　）。　(A)頂焦度　(B)規格尺寸　(C)鏡架光潔度　(D)光學中心

115.對玳瑁材質鏡架整形後，最好抹上（　）。防止鏡架（　）。　(A)潤滑油　變形　(B)潤滑油　乾裂　(C)龜油　翻邊　(D)龜油　乾裂

116.重量輕是（　）鏡架最大的特點。　(A)蒙耐爾　(B)白銅　(C)K金　(D)鈦材

117.無框眼鏡整形時，對於材質比較硬的打孔架一定要先卸下（　　），然後再調整。　　(A)鼻托葉　(B)鼻架　(C)鏡腿　(D)鏡片

118.對無框眼鏡的（　　）是：在裝配鏡片後，首先要檢查，然後調整兩鏡片在一條線，調整外張角，而後調整傾斜角等，最後要鏡架在桌面上保持平整。

(A)研磨步驟　(B)校配步驟　(C)加工步驟　(D)整形步驟

119.對無框眼鏡的整形，兩鏡片不在一條線，螺絲已上牢，產生的原因可能是（　　）。　　(A)鏡片形狀不一致　(B)托葉鬆動　(C)鼻樑處扭曲　(D)鼻托處扭曲

120.對無框鏡架進行整形，外張角不正確，原因可能是（　　）。　　(A)傾斜角太大　(B)傾斜角太小　(C)身腿傾斜角太小　(D)鼻樑向內或向外彎曲

121.對無框鏡架進行整形，當把眼鏡放在桌上時，鏡腿不能同時放置於桌面，需要將（　　）上的螺絲調動，使鏡腿移到平行的位置，再將（　　）上的螺絲上緊。　　(A)鼻架、鏡片　(B)鼻架、鼻架　(C)鏡片、鼻架　(D)鏡片、鏡腿

122.加大無框眼鏡身腿傾斜角時，應一手握（　　）鉗住螺栓兩端固定鏡架，另一手握（　　）鉗住鏡腿垂直向下方向扭動。　　(A)圓嘴鉗；鏡腿鉗　(B)無框眼鏡調整鉗；圓嘴鉗　(C)無框眼鏡裝配鉗；鏡腿鉗　(D)鏡腿鉗；無框眼鏡裝配鉗

123.無框眼鏡校配好以後，要注意檢查（　　）。　　(A)鼻托是否合適　(B)鏡腿是否合適　(C)傾斜角是否合適　(D)兩鏡片是否鬆動

124.校配無框眼鏡時，應首先對新配無框眼鏡逆行外觀檢查，然後再觀察配鏡者的臉型，然後讓顧客試戴，如發現不合適，根據配鏡者臉型進行校配，在調整鼻托之前，要先（　　）。　　(A)檢查鏡片鏡度、軸向等　(B)調整鏡腿長短　(C)調整鏡腿腳套　(D)調整兩鏡腿的寬窄

125.校配無框眼鏡時，讓顧客試戴後，兩鏡腿的寬窄合適，但戴鏡時，左右鏡眼距不同，則可能是（　　）。　　(A)顧客鼻樑較高　(B)顧客鼻樑較低　(C)顧客耳部高低不同　(D)顧客臉部不對稱

126.校配無框眼鏡時，顧客的鼻樑寬窄合適，但發現顧客鼻樑較高，會造成鏡架位置偏高；應調整（　　），直至合適。　　(A)將鼻托向下拉，並且加大鼻托間距　(B)將鼻托向上拉，並且減小鼻托間距　(C)將鼻托向下拉，鼻托間距不

動　(D)將鼻托向上拉，鼻托間距不動

127. 校配好無框眼鏡後，要告訴顧客擦洗無框眼鏡時，要注意（　），以防
（　）。　(A)用手捏眼鏡框，不要捏鏡片邊；螺絲鬆動　(B)用手捏鏡片
邊，不要捏眼鏡框；螺絲鬆動　(C)用手捏鏡腿，不要捏鏡片邊；擦傷鏡片
(D)用手捏鼻架，不要捏眼鏡框；擦傷鏡片

128. 校配（　）時，固定鏡片的螺絲鬆動，要使用（　）緊固。　(A)無框眼鏡、
裝配鉗　(B)半框眼鏡、十字螺絲刀　(C)半框眼鏡、一字螺絲刀　(D)無框眼
鏡、外六角管套

129. 自動磨邊機使用循環水時，（　）。因為髒水會劃傷鏡片、堵塞水管、電磁
閥和噴水嘴。水箱裡的聚集物也有可能損傷泵葉。　(A)加工50片後換水
(B)加工100片後換水　(C)一天內最好多換幾次水　(D)加工兩天後換水

130. 自動磨邊機水箱供給循環水換水時，（　），倒掉廢水，並清洗水箱內和過
濾網上的粉垢。　(A)請先清洗工作臺，再取出水箱　(B)請先停機，再取出
水箱　(C)請先拔掉電源插頭，再取出水箱　(D)請先關水閥，再取出水箱

131. 自動磨邊機加工樹脂片時，水箱內會產生泡沫，當氣泡特別多的時候，
（　），加以攪拌後效果更佳。　(A)可直接對準氣泡噴射消泡劑10～15次
(B)可直接對準氣泡噴射清潔劑2～3次　(C)可直接對準氣泡噴射清潔劑10～
15次　(D)可直接對準氣泡噴射消泡劑2～3次

132. 自動磨邊機清潔噴水口的原因是：噴水口一旦堵塞，水量減少或無水
（　）。　(A)導致表面鏡片劃傷　(B)導致砂輪減速　(C)導致砂輪磨損　(D)
從而導致加工能力降低甚至無法工作

133. 自動磨邊機清潔磨邊機防水蓋的原因是：長時間工作，會使鏡片的切削粉塵
附著在防水蓋上，如不及時清洗，切削粉塵將會固化，難以清除，（　）。
(A)從而導致加工能力降低甚至無法工作　(B)將導致鏡片光心移位　(C)將導
致砂輪磨損　(D)從而影響觀察視線

134. 自動磨邊機清潔磨邊室的原因是：長時間加工，會使夾片軸、夾頭及磨邊室
內壁附著切削粉塵，若不及時清除，（　）。　(A)會導致鏡片損壞　(B)會
影響觀察視線　(C)會導致水管堵塞　(D)會劃傷鏡片，還會使夾片軸密封圈

磨損導致機頭進水

135.每天用完機器後，必須立即清潔磨邊機及掃描器外殼。若放幾天後再清洗，切削粉末會固化機殼上，將難以除去。（　）。　(A)請用軟布沾中性清洗劑清潔外殼　(B)請用軟布沾酸性清洗劑清潔外殼　(C)請用軟布沾鹼性清洗劑清潔外殼　(D)請用軟布沾酒精清潔外殼

136.當砂輪鈍後，加工時間變長。為恢復砂輪性能，應修整，時間約磨（　）。(A)800片PC片後　(B)2000片PC片後　(C)2000片玻璃片後　(D)1000片玻璃片後

137.不符合自動磨邊機使用環境要求的是：（　）。　(A)乾燥通風　(B)無陽光直射　(C)適宜機器的合適溫度　(D)潮濕環境

138.自動磨邊機檢查吸盤密封橡膠的原因是：若有吸盤密封橡膠破損，因為積聚在裂縫裡的粉末會劃傷鏡片，同時也會造成（　）。　(A)劃傷排水管　(B)加工速度減慢　(C)堵塞噴水嘴　(D)鏡片中心及軸位偏移

139.自動磨邊機磨邊時，以下哪條不會造成水嘴不噴水或水量很少，砂輪冒火星：（　）。　(A)噴水嘴堵塞或損壞；水閥開關未打開　(B)電磁閥堵塞或壞掉或水泵壞掉　(C)進水管未連接好或堵塞；用自來水時，自來水斷水　(D)砂輪損壞

140.（　）不可能造成自動磨邊機加工的鏡框邊顯示不平滑。　(A)掃描器探頭沒有置入鏡架槽內　(B)鏡框接頭處有錯位或縫隙，鏡架鼻托阻擋掃描針　(C)樣板邊緣上有不規則毛刺　(D)鏡架太小

141.自動磨邊機磨邊時噪音很大的原因是由於（　）。　(A)鏡片安裝不正　(B)鏡框接頭處有錯位或縫隙，鏡架鼻托阻擋掃描針　(C)機器軸位裝置出故障　(D)皮帶鬆或部分斷裂；主電機有問題

142.自動磨邊機更換砂輪的步驟是：(1)首先拔下電源；(2)用大扳手來鎖定砂輪；(3)（　）；(4)小心去掉砂輪；(5)按與上相反步驟裝回砂輪。　(A)用大扳手去掉螺母　(B)用手去掉螺母　(C)用鉗子去掉螺母　(D)用內六角扳手去掉螺母

143.自動磨邊機更換保險絲的步驟是：(1)關機，拔下電源線；(2)（　）；(3)換上同型號新保險絲，並擰好；(4)開啟電源，確認有問題否。　(A)用扳手反時針旋轉去掉保險絲蓋　(B)用內六角扳手反時針旋轉去掉保險絲蓋　(C)手反

時針旋轉去掉保險絲蓋　(D)用螺絲刀反時針旋轉去掉保險絲蓋

144.自動磨邊機夾片軸不轉動的原因是：（　）或夾片軸機構裡進粉塵過多，造成摩擦力過大。　(A)夾片電機壞了　(B)主電機壞了　(C)砂輪壞了　(D)轉軸電機壞了

145.質量管理八項原則包括：（　）；以顧客為中心原則；全員參與原則；過程方法原則；系統管理的方法原則；基於事實的決策方法原則；與供方的互利關係原則。　(A)保持恆定原則；領導作用原則　(B)保持恆定原則；商家作用原則　(C)持續改進原則；領導作用原則　(D)持續改進原則；商家作用原則

146.（　）的含義是：組織依存於顧客，因此組織應當理解顧客當前和未來的需求，滿足顧客要求並爭取超越顧客期望。　(A)以顧客為中心原則　(B)基於事實的決策方法原則　(C)領導作用原則　(D)全員參與原則

147.（　）的含義是：領導者確立組織統一的宗旨及方向。他們應當創造並保持員工能充分參與實現組織目標的內部環境。　(A)過程方法原則　(B)持續改進原則　(C)領導作用原則　(D)全員參與原則

148.（　）原則的作用為：組織的未來有明確的前景；將組織未來的前景轉化為可測量的目標；通過授權和員工的參與，實現組織的目標；建立一支經充分授權、充滿激情、資訊靈通和穩定的勞動力隊伍。　(A)領導作用　(B)以顧客為中心　(C)持續改進　(D)過程方法

149.（　）原則的含義是：各級人員都是組織之本，只有他們的充分參與，才能使他們的才幹為組織帶來收益。　(A)系統管理　(B)過程方法　(C)全員參與　(D)領導作用

150.全員參與原則的作用不包括：（　）。　(A)員工能夠有效地對改進組織的方針和戰略目標做出貢獻　(B)員工承擔起對組織目標的責任　(C)積極參與有助於個人的成長和發展活動，符合組織的利益　(D)保證員工具有滿足組織的顧客所需的知識和技能

151.過程方法原則的含義是：（　）。　(A)將活動和相關的資源作為過程進行管理，可以更高效地得到期望的結果　(B)各級人員都是組織之本，只有他們的充分參與，才能使他們的才幹為組織帶來收益　(C)有效決策是建立在數據的

基礎上　(D)有效決策是建立在資訊分析的基礎上

152.（　）原則的作用為：整個組織利用確定的過程，可以增強結果的預見性、更好的使用資源，縮短循環時間，降低成本。　(A)領導作用　(B)系統管理　(C)持續改進　(D)過程方法

153.系統管理原則的含義是：（　）。　(A)將相互關聯的過程作為系統加以識別、理解和管理，有助於組織提高實現目標的有效性和效率　(B)員工確立組織統一的宗旨及方向　(C)各級人員都是組織之本，只有他們的充分參與，才能使他們的才幹為組織帶來收益　(D)顧客依存於組織

154.系統管理原則的作用包括：（　）。　(A)了解過程能力有助於確立更具有挑戰性的目標　(B)對過程的有效性進行廣泛的評審，可了解問題的產生原因並適時地進行改進　(C)採用過程的方法降低成本，避免錯誤，控制偏差，縮短循環時間，增強對輸出的可預見性的方式得到運作的結果　(D)可降低人力資源管理過程的成本，能夠把這些過程與組織的需要相結合，並造就一支有能力的勞動力隊伍

155.（　）的含義是：持續改進總體業績是組織的永恆目標。　(A)過程方法原則　(B)持續改進原則　(C)系統管理原則　(D)全員參與原則

156.持續改進系統管理原則的作用包括（　）。　(A)了解過程能力有助於確立更具有挑戰性的目標　(B)對過程的持續改進涉及組織的員工的參與　(C)對過程的有效性進行廣泛的評審，可了解問題的產生原因並適時地進行改進　(D)可降低人力資源管理過程的成本，能夠把這些過程與組織的需要相結合，並造就一支有能力的勞動力隊伍

157.（　）的含義是：有效決策是建立在數據和資訊分析的基礎上。　(A)以顧客為中心原則　(B)基於事實的決策方法原則　(C)系統管理原則　(D)全員參與原則

158.（　）原則的作用為：對從員工監督、建議等來源的數據和資訊進行分析，可指導人力資源方針的制定。　(A)領導作用　(B)系統管理　(C)基於事實的決策方法　(D)過程方法

159.（　）原則的含義是：組織與供方相互依存，互利的關係可增強雙方創造價值

的能力。　(A)系統管理　(B)過程方法　(C)與供方的互利關係　(D)領導作用

160. 與供方的互利關係原則的作用包括：（　）。　(A)員工能夠有效地對改進組織的方針和戰略目標做出貢獻　(B)通過供方早期的參與，可設定更具有挑戰性的目標　(C)積極參與有助於個人的成長和發展活動，符合組織的利益　(D)保證員工具有滿足組織的顧客所需的知識和技能

二、是非題（第161題～第200題。將判斷結果填入括號中。正確的填「✓」，錯誤的填「×」。每題0.5分，滿分20分）

（　）161. 國產超薄鏡片大都採用折射率1.523，密度3.028，阿貝數41.6的鋇火石光學玻璃材料製造。

（　）162. 凹透鏡按截面可分為深新月凹透鏡、淺新月凹透鏡、平凹透鏡三大類。

（　）163. 一束平行光入射三稜鏡工作面後，出射光為向基底方向偏折的平行光。

（　）164. 通過基底向上的三稜鏡視物，其像向上偏移。

（　）165. 正視眼遠點在眼前無限遠距離處。

（　）166. 軸性遠視眼軸每短縮1mm，約有+4.00D屈折力之減弱，即+4.0G遠視。

（　）167. 正視眼看外界任何物體都要動用調節。

（　）168. 屈光參差、高度近視且無眼前部疾病不能夠配戴隱形眼鏡。

（　）169. 透過凸透鏡框架眼鏡所看到的像呈鈍角狀變形。

（　）170. 使用瞳距尺測量單側瞳距時，檢查者與被檢者視線應在同一高度，根據角膜反光點測讀單眼瞳距。

（　）171. 使用標記襯片測量瞳高後，用漸進鏡測量卡讀取數據的方法為：將標記完瞳孔反光點的鏡架置於漸進鏡測量卡上，使襯片上標記的水平線對準「0」刻度線，則鏡架下內側緣所對的刻度值即為被檢者的瞳高值。

（　）172. 第一次操作掃描儀時，需要校驗移心量的計算值。如計算值為3mm，而加工完成後實測移心量為2.5mm，此時需將移心量改為2.5mm，才能滿足實際要求。

（　）173. 無框眼鏡模板的製作方法如下：放置模板坯料；放置鏡架；固定鏡架；切割模板；加工模板邊緣；檢查模板；標注標記。

（　）174.模板切割完畢後，模板邊緣要用銼刀進行倒角。

（　）175.用電腦掃描自動磨邊機製作漸進眼鏡的步驟：鏡架類型的選擇，輸入遠用雙眼瞳距和光學中心高度，壓力的選擇，鏡片材料的選擇，尖邊種類的選擇。

（　）176.使用鑽孔機加工無框眼鏡的方法是：在鏡片上標出孔位；在標記點偏內處鑽出定位孔；矯正鑽孔位置角度；擴孔；裝配鏡片。

（　）177.使用鑽孔機加工無框眼鏡時，兩鏡片上的標記點位置要對稱；若鑽孔位置位於鏡架椿頭孔的位置中心或偏向鏡片邊緣，裝入鏡片後，鏡架易鬆動。

（　）178.使用開漕機的正確步驟是：夾緊鏡片；確定開漕位置；選擇開漕深度；確定導輪定位方式；加工鏡片溝槽。

（　）179.一般鏡片開漕深度選擇在深度調節鈕上刻字2～5範圍內。

（　）180.塑料鏡架裝配漸進多焦點鏡片時，注意鏡片上隱性刻印的連線與鏡架水平基準線保持平行。加熱鏡架先裝鏡片下半部分尖邊，再將鏡片外露尖邊逐漸推入鏡圈槽內，之後整理鏡架。

（　）181.半框眼鏡裝配漸進多焦點鏡片的順序是：裝上尼龍絲；將尼龍絲嵌入鏡片的U型槽；將鏡片上緣放入鏡架的溝槽；確認裝配結果是否符合要求；調整眼鏡。

（　）182.無框眼鏡鏡片上的鑽孔與鏡架上的螺孔在靠近鏡片椿頭（外側）處內切，而且螺絲穿入後要起到銷子的作用。

（　）183.在測定眼鏡的光學中心垂直互差時，是以兩腳鏈中點連線為水平基準線。

（　）184.無框眼鏡裝配後鏡片和定片扣之間應對稱；通過專用儀器檢查。

（　）185.無框眼鏡不應存在因螺絲旋得過緊而引起的嚴重崩邊，用目視檢查。

（　）186.周邊應加緊固膠水是對無框眼鏡外觀質量檢查過程中螺絲孔的要求。

（　）187.特殊材料的鏡架整形時，必須使用專用工具，K金架、鈦材架在使用鉗子校正時，應墊一塊布，以防造成鏡架斷裂。

（　）188.無框眼鏡在裝配鏡片後，首先要檢查整體外觀，檢查鏡片打孔的位置是否合適，觀察鏡片的形狀大小是否一致，然後檢查兩鏡片是否在一條線等。

（　）189.校配無框眼鏡時，在觀察配鏡者的臉型，根據配鏡者臉型校配的其他步驟

之前，應首先檢查鼻托合適與否。

（　）190.校配無框眼鏡時，顧客的眼睛與耳朵距離較短，會造成鏡架鏡腿彎點長過短，應調整將鏡腿彎點長增大，直至合適。

（　）191.校配無框眼鏡時，顧客的右耳較左耳低，會造成鏡架左高右低，應調整使鏡架右側身腿傾斜角小於左側身腿傾斜角，直至合適。

（　）192.校配好無框眼鏡後，要告訴顧客要養成雙手摘戴眼鏡的好習慣，以免使眼鏡鏡度不準。

（　）193.自動磨邊機倒邊時，鏡片下槽位置不對的原因是：機頭不平衡或機器內部設置參數錯亂。

（　）194.自動磨邊機尖邊位置跑偏的原因是：電機損壞或機頭平衡不好。

（　）195.自動磨邊機磨邊加工時間過長的原因是：砂輪長時間使用後變鈍或砂輪壽命已到。

（　）196.以下各條都可能造成自動磨邊機加工後的鏡片軸位偏移。(1)吸盤破損；(2)用帶水吸盤；(3)容易打滑的鏡片；(4)夾片軸壓力不夠；(5)電機損壞；(6)皮帶鬆了。

（　）197.master Friday computer people四個詞的正確解釋依次為：教師、星期五、計算、民族。

（　）198.「Haven't seen you for a long time.」的正確中文解釋為：您一切都好嗎？

（　）199.「您配新眼鏡的目的是什麼？」的正確英文解釋為：Why do you want new glasses?

（　）200.「您的配鏡目的是什麼？」的正確英文解釋為：Which do you see clearer, with the right eye or with the left eye?

模擬試卷（十）

一、選擇題（第1題～第160題。選擇一個正確的答案，將相應的字母填入題內的括號中。每題0.5分，滿分80分）

1. 鏡架上56□14-140符號指的是（　　），鼻樑尺寸14。　(A)方框法表示鏡架的規格尺寸，鏡圈尺寸56　(B)方框法表示鏡架的規格尺寸，鏡圈高度56　(C)基準線法表示鏡架的規格尺寸，鏡圈尺寸56　(D)基準線法表示鏡架的規格尺寸，鏡圈高度56

2. 鏡架上57-13-140符號指的是（　　），鼻樑尺寸13。　(A)基準線法表示鏡架的規格尺寸，鏡圈尺寸57　(B)基準線法表示鏡架的規格尺寸，鏡圈高度57　(C)方框法表示鏡架的規格尺寸，鏡圈尺寸57　(D)方框法表示鏡架的規格尺寸，鏡圈高度57

3. 製造鏡架的金屬材料分為（　　）三大類。　(A)銅鎳鋅錫合金、鋅白銅和白金　(B)銅合金、鋅白銅和包金　(C)銅合金、蒙耐爾合金和金　(D)銅合金、鎳合金和貴金屬

4. 製造鏡架的的銅合金材料分為鋅白銅、（　　）。　(A)黃銅、白金和青銅　(B)洋銀、銅鎳鋅錫合金和青銅　(C)黃銅、銅鋅合金和青銅　(D)黃銅、銅鎳鋅錫合金和青銅

5. 製造鏡架的鎳合金材料有（　　）。　(A)蒙耐爾合金、鎳銅金和不鏽鋼　(B)白金、高鎳合金和不鏽鋼　(C)包金、高鎳合金和不鏽鋼　(D)蒙耐爾合金、高鎳合金和不鏽鋼

6. 國產超薄鏡片大都採用折射率1.7035，密度3.028，阿貝數（　　）的鋇火石光學玻璃材料製造。　(A)60.5　(B)58.0　(C)31.8　(D)41.6

7. 黃色有色玻璃鏡片的特點是（　　），這種鏡片的用途是可以作為夜視鏡或駕駛員陰雨、霧天配戴。　(A)均勻吸收光譜線、吸收紫外線、紅外線　(B)吸收紫外線、紅外線　(C)防熒光刺眼　(D)吸收紫外線

8. 光致變色玻璃鏡片是在無色或有色光學玻璃基礎成分中添加鹵化銀等化合

物，使鏡片受到（　　）照射後分解成銀和鹵素，鏡片顏色由淺變深。 (A)γ射線　(B)紅外線　(C)X射線　(D)紫外線

9. 所有物高自光軸向下度量的距離其符號為（　　）。 (A)任意　(B)個人習慣　(C)負　(D)正

10. 平行光線經（　　）折射後將會聚於一點。 (A)凹面鏡　(B)凸面鏡　(C)凹透鏡　(D)凸透鏡

11. 平行光線經（　　）折射後其反向延長線將會聚於一點。 (A)凹面鏡　(B)凸面鏡　(C)凹透鏡　(D)凸透鏡

12. 光由n=1.6的玻璃入射空氣，當入射角為30°時，則折射角為（　　）。 (A)30°　(B)60°　(C)53.13°　(D)23.13°

13. 像方焦距為2m的薄透鏡，物在透鏡前8m處，像在透鏡後（　　）處。 (A)5.67m　(B)2.67m　(C)4.67m　(D)1.67m

14. 正透鏡沿豎直方向平移，像（　　）。 (A)沿水平方向逆動　(B)沿水平方向順動　(C)沿豎直方向順動　(D)沿豎直方向逆動

15. 負透鏡沿豎直方向平移，像（　　）。 (A)沿水平方向逆動　(B)沿水平方向順動　(C)沿豎直方向順動　(D)沿豎直方向逆動

16. 凹柱面透鏡沿垂軸的方向平移，像（　　）。 (A)沿垂軸的方向逆動　(B)沿垂軸的方向順動　(C)沿垂軸的方向不動　(D)沿軸的方向順動

17. 當透鏡旋轉時，若十字光標的像不產生剪動，該透鏡不是（　　）。 (A)負鏡　(B)正透鏡　(C)平光鏡　(D)柱面透鏡

18. 圖中斜線為右眼散光軸向，二線夾角為30°，TABO法表示的該眼散光軸向是（　　）。

(A)30°　(B)60°　(C)150°　(D)120°

19. 柱鏡屈光度為−3.00D，與軸成60度角方向屈光力為（　　）。 (A)−1.25D　(B)−3.25D　(C)−2.75D　(D)−2.25E

20. +3.00DS/+1.50DC×60：−1.00DS/−1.50DC×150：+2.00DS/−1.50DC×60三鏡疊合總效果為（　　）。 (A)+2.50DS/−1.50DC×60　(B)+2.50DS/+1.50DC×6C　(C)+2.50DS/−1.50DC×150　(D)+2.50DS/+1.50DC×150

21. 一薄透鏡前後兩面光焦度分別為+6.00D；1.251D，則該透鏡的總光焦度為（ ）。 (A)+6.00D (B)−1.25D (C)+1.25D (D)+4.75D

22. 單折射球面鏡片，前後兩面nl=1；n2=1.6，屈光度為2.00D，球面曲率半徑為（ ）。 (A)1.50m (B)1.00m (C)2.00m (D)0.30m

23. 一束平行光入射（ ）後，出射光仍為平行光束。 (A)球柱鏡 (B)正透鏡 (C)負透鏡 (D)三稜鏡

24. 通過基底向右的三稜鏡視物，其像會（ ）。 (A)向左偏移 (B)向右偏移 (C)向上偏移 (D)向下偏移

25. 3△基底向左眼鼻側的三稜鏡，用360°底向標示法可表示為（ ）。 (A)3△B90° (B)3△B0° (C)3△B180° (D)3△B270°

26. 左眼三稜鏡度為4△B60°也可表示為（ ）。 (A)2△BI聯合3.46△BD (B)2△BI聯合3.46△BU (C)2△BO聯合3.46△BD (D)2△BO聯合3.46△BU

27. 兩個三稜鏡分別為2△B270°和3△B360°疊加效果為（ ）。 (A)3.61△B56.31° (B)3.61△B123.69° (C)3.61△B236.31° (D)3.61△B326.31°

28. （ ）可視為由底相對的大小不同的三稜鏡單向排列組成。 (A)正球面透鏡 (B)負球面透鏡 (C)負柱面透鏡 (D)正柱面透鏡

29. 頂相對的大小不同的三稜鏡旋轉組成（ ）。 (A)正柱面透鏡 (B)負柱面透鏡 (C)正球面透鏡 (D)負球面透鏡

30. 睫狀肌的環形纖維的舒縮對晶狀體的凸度起著調節作用，當肌纖維收縮時，睫狀小帶放鬆，（ ）。 (A)則晶狀體凸度減小，使眼睛看清近目標 (B)則晶狀體凸度加大，使眼睛看清遠目標 (C)則晶狀體凸度減小，使眼睛看清遠目標 (D)則晶狀體凸度加大，使眼睛看清近目標

31. 眼外肌的生理功能主要為司理眼球運動。當眼外肌的肌止點位置異常、某條肌肉發育不良或（ ），則導致斜視。 (A)晶狀體混濁時 (B)角膜發生軟化時 (C)支配肌肉的神經發生麻痺時 (D)角膜發生炎症時

32. 在重量、抗衝擊性上，玻璃鏡片與相比CR-39鏡片的缺點是（ ）。 (A)重量輕，抗衝擊性差 (B)重量重，抗衝擊性強 (C)重量重，抗衝擊性差 (D)重量輕，抗衝擊性強

33. 正視眼遠點在（　　）。　(A)眼前5公尺處　(B)眼前有限遠距離　(C)眼前6公尺處　(D)眼前無限遠距離

34. 軸性遠視眼軸每增長1mm，約有（　　）。　(A)+3.0D屈折力之增加，即+3.0D遠視　(B)+4.0D屈折力之增加，即−4.0D近視　(C)+4.0D屈折力之增加，即+4.0D遠視　(D)+3.0D屈折力之增加，即−3.0D近視

35. 漸進多焦點眼鏡的配鏡處方包括：編號驗光單，（　　），鏡片尺寸，是否加膜染色，左右眼瞳距和瞳高，是否有特殊基彎要求，是否有特殊垂直稜鏡要求。　(A)漸進鏡片的中心厚度　(B)漸進鏡片厚度　(C)漸進鏡片種類　(D)漸進鏡片的生產廠家

36. 有一種稱為（　　）的儀器，可以快速決定鏡片的大小。　(A)Detest　(B)定中心儀　(C)查片儀　(D)瞳距儀

37. 樹脂打孔漸進鏡片開孔處邊厚不應小於（　　）。　(A)0.8～1.0mm　(B)1.0～2.0mm　(C)1.2～1.5mm　(D)1.5～2.0mm

38. 漸進眼鏡下加光度不一致的因素是（　　）。　(A)遠用雙眼視力不平衡　(B)有散光　(C)調節力差　(D)輻輳功能不足

39. 漸進眼鏡的適應症是（　　）。　(A)暈車暈船的人　(B)白內障術後　(C)內耳功能障礙的人　(D)需要做一定的近距離工作，又期望鏡片美觀的人

40. 如果顧客一眼配漸進鏡片，另一眼想配一片單光鏡片，則在配鏡必須注意（　　）。　(A)厚度一致　(B)頂焦度一致　(C)水平方向三稜鏡度差異　(D)垂直方向三稜鏡度差異

41. 雙光眼鏡的缺點是（　　）。　(A)視野小　(B)鏡片厚　(C)有明顯的分割線　(D)視野小且有明顯分割線

42. 首次在國際視光學大會上推出漸進多焦點鏡片的人是（　　）。　(A)豪雅　(B)梅特納茲　(C)依視路　(D)弗蘭克林

43. 驗光結果為−8.50/−1.00×90，驗光鏡片至角膜前頂點距離為12mm，則該隱形眼鏡度數是（　　）。　(A)−9.00D　(B)−9.50D　(C)−8.00D　(D)−7.50D

44. 近視眼（　　）大。　(A)戴隱形眼鏡後所見的物像比戴框架眼鏡所見的物像　(B)戴框架眼鏡後所見的物像比戴隱形眼鏡所見的物像　(C)戴框架眼鏡後所見

的光心比戴隱形眼鏡所見的光心　(D)戴隱形眼鏡後所見的稜鏡比戴框架眼鏡所見的稜鏡

45. 角膜接觸鏡與框架眼鏡的（　）使遠視配戴者稱戴角膜接觸鏡所見的物像較戴框架眼鏡小。　(A)放大倍率　(B)視野　(C)視角　(D)調節力

46. 關於角膜接觸鏡與框架眼鏡在視野上差異的說法正確的是（　）。　(A)框架眼鏡的視野被限制在鏡片的邊緣範圍之內，當視線指向鏡片範圍以外時，不能獲得良好的矯正視力　(B)正透鏡框架眼鏡有環形盲區　(C)負透鏡框架眼鏡有環形複像區　(D)框架眼鏡的視野被限制在鏡片的邊緣範圍之內，當視線指向鏡片範圍以外時，不能獲得良好的矯正視力，正透鏡框架眼鏡有環形盲區，負透鏡框架眼鏡有環形複像區

47. 不適合用作無框眼鏡鏡片材料的是（　）材料。　(A)PMMA和CR−39　(B)CR−39和PC　(C)PMMA和PC　(D)水晶和玻璃

48. （　）的顧客不應配戴大鼻樑架的無框鏡架。　(A)小瞳孔　(B)小瞳距　(C)大瞳孔　(D)大瞳距

49. 戴框架試片適應（　）後，雙眼分別改用相同度數的角膜接觸鏡，進行片上驗光時，須進行霧視放鬆調節張力。　(A)1分鐘　(B)2分鐘　(C)5分鐘　(D)15分鐘

50. 在漸進眼鏡的驗配過程中，將標記樣片貼在鏡架襯片上，讓被檢者戴上（　），檢查者與被檢者相對而坐，持一筆式電筒，用單眼根據角膜反光點的位置用筆標記在標記樣片上，再根據測量卡上的刻度線讀出瞳距數值。　(A)選擇好的鏡架　(B)調整好的鏡架　(C)塑料鏡架　(D)金屬鏡架

51. （　）的常見測量方法包括使用瞳距尺、瞳距儀、標記襯片三種方法。　(A)瞳高　(B)瞳孔大小　(C)近用瞳距　(D)單側瞳距

52. 使用標記襯片測量瞳距、瞳高時，鏡架應先作調整。注意鏡面的（　）為10°～14°，鏡眼距離為12～14mm左右。　(A)斜角　(B)前角　(C)鏡面角　(D)傾斜角

53. 3△基底向左眼鼻側的三稜鏡，用360°底向標示法可表示為（　）。　(A)3△B90°　(B)3△B0°　(C)3△B180°　(D)3△B270°

54. 使用瞳距儀時一定要緊貼被檢者的前額和鼻樑處，以（　）。　(A)減小瞳距誤差　(B)減小三稜鏡度誤差　(C)減小瞳高誤差　(D)減小頂焦度誤差

55. 使用標記襯片測量單側瞳距後，將標記完瞳孔反光點的鏡架置於漸進鏡測量卡上，注意鼻樑的中心對準測量卡的中心（斜線指標的兩側對稱），然後由中央的（　）讀出左右眼的單側瞳距。　(A)隱性刻印連線(B)十字標記連線(C)水平刻度線　(D)垂直刻度線

56. 確定漸進多焦點鏡片遠用配戴中心移心量的方法是：測量鏡架幾何中心水平距；計算水平移心量；測量鏡圈（　）；計算垂直移心量；根據計算結果確定移心量。　(A)最大直徑　(B)最小直徑　(C)寬度　(D)高度

57. 一顧客配漸進多焦點眼鏡，其鏡圈高度為42mm，瞳高為24mm，鏡片光學中心需移心（　）。　(A)−3mm　(B)+3mm　(C)2mm　(D)+2mm

58. 測量漸進多焦點眼鏡移心量時應注意：正確測量鏡架幾何中心水平距；使用中心型模板；使用（　）時需校驗移心量的計算數值等。　(A)瞳距儀　(B)掃描儀　(C)應力儀　(D)定中心儀

59. 第一次操作掃描儀時需要校驗移心量的計算值。如計算值為4mm，而加工完成後實測移心量為3.5mm，此時需將移位量改為（　）mm才能滿足實際要求。　(A)3　(B)3.5　(C)4　(D)4.5

60. 使用（　）確定漸進鏡移心量的方法是：掃描鏡架或襯片後，按鏡片定中心鍵，並選擇漸進多焦點鏡片，然後輸入瞳距和瞳高。　(A)定中心儀　(B)掃描儀　(C)電腦掃描全自動磨邊機　(D)半自動磨邊機

61. 測量鏡架幾何中心水平距的方法是：一手拿鏡圈，另一手拿瞳距尺；將瞳距尺水平放置在鏡圈水平中心線上；瞳距尺的「0」刻度對準右眼鏡圈鼻側的內緣，左眼鏡圈（　）所對的刻度值即為鏡架幾何中心水平距。　(A)鼻側的內緣(B)鼻側的外緣　(C)顳側的內緣　(D)顳側的外緣

62. 測量（　）的方法是：將瞳距尺垂直放置在鏡圈或模板上；瞳距尺的「0」刻度對準模板上緣最高處；模板下緣最低處所對的刻度值即是。　(A)鏡圈中心高度　(B)鏡圈高度　(C)鏡圈水平距離　(D)鏡圈中心水平距離

63. （　）的計算結果為負數時，說明需向顳側移心。　(A)水平移心量　(B)垂直

移心量　(C)移心量　(D)移心

64. （　　）的計算結果為負數時，說明需向上側移心。　(A)水平移心量　(B)垂直移心量　(C)移心量　(D)移心

65. 一鏡架的幾何中心水平距為70mm，鏡架的規格尺寸不可能是（　　）。(A)標記為52□18－135的鏡架　(B)標記為50－20－140的鏡架　(C)標記為52－18－135的鏡架　(D)標記為50□18－140的鏡架

66. 加工眼鏡時，（　　）是指固定模板移動鏡片。　(A)光學中心水平偏差　(B)光學中心垂直互差　(C)移心　(D)移心量

67. 有框眼鏡模板的製作方法如下：放置模板坯料；放置鏡架；（　　）；切割模板；加工模板邊緣；檢查模板；標注標記。　(A)標注顳側標記　(B)標注鼻側標記　(C)固定撐片　(D)固定鏡架

68. 將鏡架放在製模機上，同時兩鏡圈上緣頂住水平擋板，固定鼻樑、椿頭、用兩夾固定鏡圈下緣（　　）固定。　(A)兩點　(B)三點　(C)四點　(D)五點

69. 使用（　　）測量鏡架幾何中心水平距時，一定要以鏡圈水平中心線為基準。(A)頂焦度計　(B)定中心儀　(C)瞳距尺　(D)瞳距儀

70. 使用模板機製作模板時鏡架應兩鏡腿向上放置於鏡架工作座上，鏡架上下邊框所處的刻度值相同，但左右邊框所處的刻度值不同，此時（　　）。　(A)鏡架中心位於模板中心下側　(B)鏡架中心位於模板中心上側　(C)鏡架中心與模板中心一致　(D)鏡架高度與模板高度一致

71. 模板切割完畢後，模板邊緣要用（　　）。　(A)銼刀進行拋光　(B)銼刀進行倒角　(C)砂輪進行拋光　(D)砂輪進行倒角

72. （　　）的大小和形狀，應與鏡圈內緣大小和形狀完全吻合。　(A)鏡圈顳側緣　(B)鏡圈鼻側緣　(C)加工後模板　(D)模板坯料

73. （　　）製作後，其對稱性應滿足上下、左右對稱。　(A)鏡圈　(B)鏡架　(C)中心型模板　(D)偏心型模板

74. 使模板製作完畢後，應在模板上標注（　　）。　(A)光學中心　(B)幾何中心　(C)鼻側和上側　(D)鼻側或上側

75. 使用電腦掃描全自動磨邊機加工鏡片時，要輸入單邊瞳距與瞳高，將鏡片光

心或配鏡中心對準加工中心，使鏡片水平基準線與鏡架水平基準線（　　）。
(A)保持平行　(B)保持垂直　(C)重合　(D)相交

76. 用電腦掃描全自動磨邊機製作漸進眼鏡的步驟：鏡架類型的選擇，輸入遠用單眼瞳距和瞳高，（　　），鏡片材料的選擇，尖邊種類的選擇。　(A)拋光材料的選擇　(B)磨邊速度的選擇　(C)鏡片厚度的選擇　(D)壓力的選擇

77. 鏡片的光學中心或配鏡十字中心要對準掃描儀上的移心位置，（　　）保持與鏡架水平基準線平行，且上下不能顛倒。　(A)鏡片散光軸向　(B)鏡片水平基準線　(C)鏡片幾何中心水平線　(D)漸進鏡片遠用光學水平線

78. 使用（　　）加工無框眼鏡的方法是：在鏡片上標出孔位；在標記點偏內處鑽出定位孔；矯正鑽孔位置角度；打通定位孔；擴孔；裝配鏡片。　(A)銼刀　(B)鑽孔機　(C)磨邊機　(D)製模機

79. 使用鑽孔機加工無框眼鏡時，兩鏡片上的標記點位置要對稱；若鑽孔位置位於鏡架樁頭的孔的位置的（　　）或偏向鏡片邊緣，裝入鏡片後，鏡架易鬆動。　(A)中心　(B)邊緣　(C)上側　(D)下側

80. 使用模板磨邊機加工漸進鏡片的磨邊步驟不包括：（　　）。　(A)漸進鏡片的十字標記對準瞳孔中心　(B)使用定中心儀　(C)安裝吸盤　(D)掃描鏡架或襯片

81. 製作無框眼鏡的模板時，等高線與水平基準線必須相互（　　）。　(A)重合　(B)平行　(C)垂直　(D)交叉

82. 加工無框眼鏡時，（　　）。　(A)兩鏡片鑽孔方向要對稱，加工基準線要成一直線　(B)兩鏡片鑽孔方向要對稱，加工基準線要水平成一直線　(C)兩鏡片鑽孔位置要對稱，加工基準線要成一直線　(D)兩鏡片鑽孔位置要對稱，加工基準線要水平成一直線

83. 加工無框眼鏡時，如果兩鏡片加工基準線沒有水平成一直線、鑽孔位置不良都會使鏡片（　　）的發生變化。　(A)透光率　(B)折射率　(C)散光度數　(D)散光軸

84. 半框眼鏡的加工程序包括(1)（　　），(2)在平邊上使用開漕機開漕。　(A)倒角　(B)倒棱　(C)磨平邊　(D)磨尖邊

85. 塑料鏡架裝配漸進多焦點鏡片時，注意鏡片上隱性刻印的連線與鏡架水平基

準線保持平行。加熱鏡架先裝鏡片（　　），再將鏡片外露尖邊逐漸推入鏡圈槽內，之後整理鏡架。　(A)鼻側尖邊　(B)顳側尖邊　(C)上半部分尖邊　(D)下半部分尖邊

86. （　　）裝配漸進多焦點鏡片時，先鬆開鎖緊塊螺絲，將鏡片裝入鏡圈槽內，注意鏡片隱性刻印的連線與鏡架水平基準線保持平行；旋緊螺絲；檢查鏡片的裝配情況；最後整理鏡架。　(A)半框鏡架　(B)無框鏡架　(C)塑料鏡架　(D)金屬鏡架

87. 漸進多焦點眼鏡裝配時應注意檢查兩鏡片的四個隱性刻印的連線與鏡架水平基準線是否（　　）；裝配完成後不要擦去鏡片上的標記。　(A)成135°夾角　(B)成45°夾角　(C)平行　(D)垂直

88. 選鏡架的總原則是：（　　）的統一。　(A)鏡架的大小與瞳距　(B)實際應用與美容　(C)鏡框的大小與臉型　(D)鏡架的顏色與膚色

89. 鑽孔機在將鏡片鑽通的瞬間用力不要過大，防止（　　）。　(A)鏡片破裂　(B)鏡片劃痕　(C)絞刀損壞　(D)絞刀斷裂

90. 無框眼鏡鏡片上的鑽孔與鏡架上的螺孔在靠近鏡片中心（內側）處（　　），而且螺絲穿入後要起到銷子的作用。　(A)內切　(B)外切　(C)重合　(D)相交

91. 應力儀可用來檢測鏡片在鏡架中所受的（　　）是否均勻。　(A)拉力　(B)壓力　(C)應力　(D)彈力

92. 商標是（　　）鏡片上的永久性標記。　(A)漸進　(B)老花　(C)雙光　(D)散光

93. 漸進鏡片上的臨時性標記是（　　）。　(A)商標　(B)配鏡十字　(C)隱形小刻印　(D)下加光度

94. 為了（　　）在漸進鏡片的加工過程中，在後曲面的研彎過程中加上底向下的稜鏡。　(A)鏡片減薄　(B)鏡片減小像差　(C)鏡片屈光度平衡　(D)漸進面設計需要

95. 品牌商標在漸進鏡片上位於（　　）。　(A)顳側隱形小刻印上方　(B)顳側隱形小刻印下方　(C)鼻側隱形小刻印上方　(D)鼻側隱形小刻印下方

96. 如果被檢測漸進鏡片上的標記被擦去了，需重要標記，首先要辨別品牌商標（　　）。　(A)測量近用度數　(B)測量遠用度數　(C)然後選用相應廠商的測

量卡　　(D)確定鼻側方向

97. 漸進多焦點眼鏡雙眼垂直（　　）互差不允許超過0.5三稜鏡度。　　(A)光心高度　(B)頂焦度　(C)三稜鏡度　(D)屈光度

98. 一鏡片屈光度為－3.00DS/－1.00DC×60，則水平方向的屈光度為（　　），垂直方向的屈光度為（　　）。　　(A)－3.75D；－3.25D　(B)－3.25D；－3.75D　(C)－3.50D；－3.50D　(D)－3.37D；－3.63D

99. 以（　　）為水平基準線，來測定眼鏡的（　　）。　　(A)鏡圈的兩下緣的切線、光學中心垂直互差　(B)樁頭連線、光學中心水平互差　(C)鼻樑兩焊點連線、光學中心高度互差　(D)兩鉸鏈中點連線、光學中心水平偏差

100. 配裝眼鏡鏡架的外觀質量檢測不包括（　　）。　　(A)表面粗糙度　(B)折射率　(C)焊點質量　(D)表面疵病

101. （　　）的整形要求包括左右兩鏡面應保持相對平整、托葉對稱、鏡腿外張角對稱、平整、鏡架無扭曲現象。　　(A)鏡圈　(B)鏡身　(C)鏡腿　(D)配裝眼鏡

102. 單純柱鏡軸位在90°方向時，無需考慮光學中心（　　）。　　(A)垂直互差　(B)水平互差　(C)偏差　(D)互差

103. 無框眼鏡裝配後（　　）之間應不鬆動、無明顯縫隙，通過目視檢查。　　(A)鏡片和螺絲孔　(B)鏡片和鼻孔　(C)鏡圈和定片扣　(D)鏡片和定片扣

104. （　　）並左右對稱是左右兩鏡腿的外張角的國標要求。　　(A)85°～100°　(B)90°～100°　(C)90°～105°　(D)80°～95°

105. 無框眼鏡的鏡片邊緣應光滑，通過（　　）檢查。　　(A)應力儀　(B)曲率儀　(C)卡尺　(D)目視

106. 無框眼鏡（　　）應保持相對平整。　　(A)左右兩鏡面　(B)鑽孔位置　(C)左右兩鏡腿　(D)鼻托

107. 批量生產的老視鏡應標明的項目不包括（　　）。　　(A)頂焦度　(B)規格尺寸　(C)鏡架光潔度　(D)光學中心

108. （　　）是對無框眼鏡外觀質量檢查過程中螺絲孔的要求。　　(A)中心應塗潤滑劑　(B)中心應塗防腐劑　(C)周邊應加緊固膠水　(D)周邊應光滑無裂紋

109. 重量輕是（　　）鏡架最大的特點。　　(A)蒙耐爾　(B)白銅　(C)K金　(D)鈦材

110.K金架、鈦材架在使用鉗子校正時，應墊一塊布，以防（　）。　(A)鉗傷金屬或鍍層　(B)造成鏡架焦損　(C)造成鏡架變形　(D)造成鏡架斷裂

111.對無框鏡架逆行整形，外張角不正確，原因可能是（　）。　(A)傾斜角太大　(B)傾斜角太大　(C)身腿傾斜角太小　(D)鼻樑向內或向外彎曲

112.對無框鏡架進行整形，當把眼鏡放在桌上時，鏡腿不能同時放置於桌面，需要將（　）上的螺絲調鬆，使鏡腿移到平行的位置，再將（　）上的螺絲上緊。　(A)鼻架、鏡片　(B)鼻架、鼻架　(C)鏡片、鼻架　(D)鏡片、鏡片

113.加大無框眼鏡身腿傾斜角時，應一手握（　）鉗住螺栓兩端固定鏡架，另一手握（　）鉗住鏡腿垂直向下方向扭動。　(A)圓嘴鉗；鏡腿鉗　(B)無框眼鏡調整鉗；圓嘴鉗　(C)無框眼鏡裝配鉗；鏡腿鉗　(D)鏡腿鉗；無框眼鏡裝配鉗

114.無框眼鏡裝配鏡片後，首先要檢查整體外觀，檢查鏡片打孔的（　），觀察鏡片外面的弧度，然後檢查兩鏡片是否在一條線等。　(A)數量　(B)位置是否合適　(C)直徑　(D)深度

115.無框眼鏡校配好以後，要注意檢查（　）。　(A)鼻托是否合適　(B)鏡腿是否合適　(C)傾斜角是否合適　(D)兩鏡片是否鬆動

116.校配無框眼鏡時，應首先對新配無框眼鏡進行外觀檢查，然後再觀察配鏡者的臉型，然後讓顧客試戴，如發現不合適，根據配鏡者臉型進行校配，在調整鼻托之前，要先（　）。　(A)檢查鏡片鏡度、軸向等　(B)調整鏡腿長短　(C)調整鏡腿腳套　(D)調整兩鏡腿的寬窄

117.校配無框眼鏡時，讓顧客試戴後，兩鏡腿的寬窄合適，但戴鏡時，左右鏡眼距不同，則可能是（　）。　(A)顧客鼻樑較高　(B)顧客鼻樑較低　(C)顧客耳部高低不同　(D)顧客臉部不對稱

118.校配無框眼鏡時，顧客的鼻樑寬窄合適，但發現顧客鼻樑較高，會造成鏡架位置偏高，應調整（　），直至合適。　(A)將鼻托向下拉，並且加大鼻托間距　(B)將鼻托向上拉，並且減小鼻托間距　(C)將鼻托向下拉，鼻托間距不動　(D)將鼻托向上拉，鼻托間距不動

119.校配無框眼鏡時，顧客的眼睛與耳朵距離較長，會造成鏡架鏡腿彎點長

（　　），應調整（　　），直至合適。　(A)過短　將鏡腿彎點長增大　(B)過長　將鏡腿彎點長減小　(C)過長　將鏡腿彎點長增大　(D)過短　將鏡腿彎點長減小

120. 校配無框眼鏡時，顧客的左耳較右耳低，會造成鏡架（　　），應調整（　　），直至合適。　(A)左高右低　使鏡架左側身腿傾斜角大於右側身腿傾斜角　(B)左高右低　使鏡架左側身腿傾斜角小於右側身腿傾斜角　(C)右高左低　使鏡架左側身腿傾斜角大於右側身腿傾斜角　(D)右高左低　使鏡架左側身腿傾斜角小於右側身腿傾斜角

121. 校配好無框眼鏡後，還應使顧客注意，摘戴眼鏡時要（　　），避免鏡片破裂。　(A)單手摘戴　(B)雙手摘戴　(C)憑個人習慣　(D)以右手為主

122. 校配好無框眼鏡後，要告訴顧客擦洗無框眼鏡時，要注意（　　），以防（　　）。　(A)用手捏眼鏡框，不要捏鏡片邊；螺絲鬆動　(B)用手捏鏡片邊，不要捏眼鏡框；螺絲鬆動　(C)用手捏鏡腿，不要捏鏡片邊；擦傷鏡片　(D)用手捏鼻架，不要捏眼鏡框；擦傷鏡片

123. 自動磨邊機使用循環水時，（　　）。因為髒水會劃傷鏡片、堵塞水管、電磁閥和噴水嘴。水箱裡的聚集物也有可能損傷泵葉。　(A)加工50片後換水　(B)加工100片後換水　(C)一天內最好多換幾次水　(D)加工兩天後換水

124. 自動磨邊機水箱供給循環水換水時，（　　），倒掉廢水，並清洗水箱內和過濾網上的粉垢。　(A)請先清洗工作臺，再取出水箱　(B)請先停機，再取出水箱　(C)請先拔掉電源插頭，再取出水箱　(D)請先關水閥，再取出水箱

125. 自動磨邊機加工樹脂片時，水箱內會產生泡沫，當氣泡特別多的時候，（　　），加以攪拌後效果更佳。　(A)可直接對準氣泡噴射消泡劑10～15次　(B)可直接對準氣泡噴射清潔劑2～3次　(C)可直接對準氣泡噴射清潔劑10～15次　(D)可直接對準氣泡噴射消泡劑2～3次

126. 自動磨邊機清潔噴水口的原因是：噴水口一旦堵塞，水量減少或無水（　　）。　(A)導致表面鏡片劃傷　(B)導致砂輪減速　(C)導致砂輪磨損　(D)從而導致加工能力降低甚至無法工作

127. 自動磨邊機清潔磨邊機防水蓋的原因是：長時間工作，會使鏡片的切削粉塵

附著在防水蓋上，如不及時清洗，切削粉塵將會固化，難以清除，（　）。
(A)從而導致加工能力降低甚至無法工作　(B)將導致鏡片光心移位　(C)將導致砂輪磨損　(D)從而影響觀察視線

128.自動磨邊機清潔磨邊室的原因是：長時間加工，會使夾片軸、夾頭及磨邊室內壁附著切削粉塵，若不及時清除，（　）。　(A)會導致鏡片損壞　(B)會影響觀察視線　(C)會導致水管堵塞　(D)會劃傷鏡片，還會使夾片軸密封圈磨損導致機頭進水

129.每天用完機器後，必須立即清潔磨邊機及掃描器外殼。若放幾天後再清洗，切削粉末會固化機殼上，將難以除去。（　）。　(A)請用軟布沾中性清洗劑清潔外殼　(B)請用軟布沾酸性清洗劑清潔外殼　(C)請用軟布沾鹼性清洗劑清潔外殼　(D)請用軟布沾酒精清潔外殼

130.當砂輪鈍後，加工時間變長。為恢復砂輪性能，應修整，時間約磨（　）。
(A)800片PC片後　(B)200片PC片後　(C)2000片玻璃片後　(D)1000片玻璃片後

131.自動磨邊機檢查吸盤密封橡膠的原因是：若有吸盤密封橡膠破損，因為積聚在裂縫裡的粉末會劃傷鏡片，同時也會造成（　）。　(A)劃傷排水管　(B)加工速度減慢　(C)堵塞噴水嘴　(D)鏡片中心及軸位偏移

132.自動磨邊機磨邊時，以下哪條不會造成水嘴不噴水或水量很少，砂輪冒火星：（　）。　(A)噴水嘴堵塞或損壞；水閥開關未打開　(B)電磁閥堵塞或壞掉或水泵壞掉　(C)進水管未連接好或堵塞；用自來水時，自來水斷水　(D)砂輪損壞

133.自動磨邊機倒邊時，（　）會造成鏡片下槽位置不對。　(A)鏡片未夾正或水泵損壞　(B)砂輪損壞或機器內部設置參數錯亂　(C)水嘴不噴水或機器內部設置參數錯亂　(D)機頭不平衡或機器內部設置參數錯亂

134.自動磨邊機尖邊位置跑偏是由於（　）。　(A)修石棒修V型槽時兩邊不均衡或鏡片未夾正　(B)電機損壞或皮帶鬆了　(C)水嘴不噴水或機頭平衡不好　(D)修石棒修V型槽時兩邊不均衡或機頭平衡不好

135.自動磨邊機磨邊加工時間過長的原因是：（　）。　(A)鏡片未夾正或皮帶鬆了　(B)電機損壞或機頭平衡不好　(C)水嘴不噴水或機頭平衡不好　(D)砂輪

長時間使用後變鈍或砂輪壽命已到

136.（　）不是自動磨邊機加工後的鏡片軸位偏移的原因。　(A)機器軸位裝置出故障　(B)用帶水吸盤　(C)容易打滑的鏡片　(D)電磁閥損壞

137.（　）不可能造成自動磨邊機加工的鏡框邊顯示不平滑。　(A)掃描器探頭沒有置入鏡架槽內　(B)鏡框接頭處有錯位或縫隙，鏡架鼻托阻擋掃描針　(C)樣板邊緣上有不規則毛刺　(D)鏡架太小

138.自動磨邊機磨邊時噪音很大的原因是由於（　）。　(A)鏡片安裝不正　(B)鏡框接頭處有錯位或縫隙，鏡架鼻托阻擋掃描針　(C)機器軸度裝置出故障　(D)皮帶鬆或部分斷裂；主電機有問題

139.自動磨邊機更換砂輪的步驟是：(1)首先拔下電源；(2)用大扳手來鎖定砂輪；(3)（　）；(4)小心去掉砂輪；(5)按與上相反步驟裝回砂輪。　(A)用大扳手去掉螺母　(B)用手去掉螺母　(C)用鉗子去掉螺母　(D)用內六角扳手去掉螺母

140.自動磨邊機更換保險絲的步驟是：(1)關機，拔下電源線；(2)（　）；(3)換上同型號新保險絲，並擰好；(4)開啟電源，確認有問題否。　(A)用扳手反時針旋轉去掉保險絲蓋　(B)用內六角扳手反時針旋轉去掉保險絲蓋　(C)手反時針旋轉去掉保險絲蓋　(D)用螺絲刀反時針旋轉去掉保險絲蓋

141.自動磨邊機夾片軸不轉動的原因是：（　）或夾片軸機構裡進粉塵過多，造成摩擦力過大。　(A)夾片電機壞了　(B)主電機壞了　(C)砂輪壞了　(D)轉軸電機壞了

142.master Friday load people四個詞的正確解釋依次為：（　）。　(A)教師　星期六　載重量　民族　(B)桅桿　星期日　沃土　民族　(C)良知　星期六　沃土　民族　(D)教師　星期五　載重量　民族

143.progressive addition lenses、single vision lenses、bifocal lenses三個詞的正確解釋依次為：（　）。　(A)漸進鏡、單光鏡、雙光鏡　(B)漸進鏡、雙光鏡、單光鏡　(C)雙光鏡、單光鏡、漸進鏡　(D)單光鏡、漸進鏡、雙光鏡

144.「你好」的正確中文解釋為：（　）。　(A)Would you honor us with a visit　(B)Haven't seen you for a long time.　(C)How's everything with you.?　(D)How do you do!

145. 「您配新眼鏡的目的是什麼？」的正確英文解釋為：（　　）。　(A)Do you have anyone wearing glasses in your family?　(B)Do you always wear glasses?　(C)Please show me your reading position?　(D)Why do you want new glasses?

146. 質量管理八項原則包括：（　　）；以顧客為中心原則；全員參與原則；過程方法原則；系統管理的方法原則；基於事實的決策方法原則；與供方的互利關係原則。　(A)保持恆定原則；領導作用原則　(B)保持恆定原則；商家作用原則　(C)持續改進原則；領導作用原則　(D)持續改進原則；商家作用原則

147. （　　）的含義是：組織依存於顧客，因此組織應當理解顧客當前和未來的需求，滿足顧客要求並爭取超越顧客期望。　(A)以顧客為中心原則　(B)基於事實的決策方法原則　(C)領導作用原則　(D)全員參與原則

148. （　　）的含義是：領導者確立組織統一的宗旨及方向。他們應當創造並保持員工能充分參與實現組織目標的內部環境。　(A)過程方法原則　(B)持續改進原則　(C)領導作用原則　(D)全員參與原則

149. （　　）原則的作用為：組織的未來有明確的前景；將組織未來的前景轉化為可測量的目標；通過授權和員工的參與，實現組織的目標；建立一支經充分授權、充滿激情、資訊靈通和穩定的勞動力隊伍。　(A)領導作用　(B)以顧客為中心　(C)持續改進　(D)過程方法

150. （　　）原則的含義是：各級人員都是組織之本，只有他們的充分參與，才能使他們的才幹為組織帶來收益。　(A)系統管理　(B)過程方法　(C)全員參與　(D)領導作用

151. 全員參與原則的作用不包括：（　　）。　(A)員工能夠有效地對改進組織的方針和戰略目標做出貢獻　(B)員工承擔起對組織目標的責任　(C)積極參與有助於個人的成長和發展活動，符合組織的利益　(D)保證員工具有滿足組織的顧客所需的知識和技能

152. 過程方法原則的含義是：（　　）。　(A)將活動和相關的資源作為過程進行管理，可以更高效地得到期望的結果　(B)各級人員都是組織之本，只有他們的充分參與，才能使他們的才幹為組織帶來收益　(C)有效決策是建立在數據的基礎上　(D)有效決策是建立在資訊分析的基礎上

153.（　）原則的作用為：整個組織利用確定的過程，可以增強結果的預見性、更好的使用資源，縮短循環時間，降低成本。　(A)領導作用　(B)系統管理　(C)持續改進　(D)過程方法

154.系統管理原則的含義是：（　）。　(A)將相互關聯的過程作為系統加以識別、理解和管理，有助於組織提高實現目標的有效性和效率　(B)員工確立組織統一的宗旨及方向　(C)各級人員都是組織之本，只有他們的充分參與，才能使他們的才幹為組織帶來收益　(D)顧客依存於組織

155.（　）的含義是：持續改進總體業績是組織的永恆目標。　(A)過程方法原則　(B)持續改進原則　(C)系統管理原則　(D)全員參與原則

156.持續改進系統管理原則的作用包括（　）。　(A)了解過程能力有助於確立更具有挑戰性的目標　(B)對過程的持續改進涉及組織的員工的參與　(C)對過程的有效性進行廣泛的評審，可了解問題的產生原因並適時地進行改進　(D)可降低人力資源管理過程的成本，能夠把這些過程與組織的需要相結合，並造就一支有能力的勞動力隊伍

157.（　）的含義是：有效決策是建立在數據和資訊分析的基礎上。　(A)以顧客為中心原則　(B)基於事實的決策方法原則　(C)系統管理原則　(D)全員參與原則

158.（　）原則的作用為：對從員工監督、建議等來源的數據和資訊進行分析，可指導人力資源方針的制定。　(A)領導作用　(B)系統管理　(C)基於事實的決策方法　(D)過程方法

159.（　）原則的含義是：組織與供方相互依存，互利的關係可增強雙方創造價值的能力。　(A)系統管理　(B)過程方法　(C)與供方的互利關係　(D)領導作用

160.與供方的互利關係原則的作用包括：（　）。　(A)員工能夠有效地對改進組織的方針和戰略目標做出貢獻　(B)通過供方早期的參與，可設定更具有挑戰性的目標　(C)積極參與有助於個人的成長和發展活動，符合組織的利益　(D)保證員工具有滿足組織的顧客所需的知識和技能

二、是非題（第161題～第200題。將判斷結果填入括號中。正確的填「✓」，錯誤的填「×」。每題0.5分，滿分20分）

（　）161.凸透鏡按截面可分為深新月凸透鏡、淺新月凸透鏡、平凸透鏡三大類。

（　）162.凹透鏡按截面可分為深新月凹透鏡、淺新月凹透鏡、平凹透鏡三大類。

（　）163.光發生反射時，若入射角為60°，則反射角為30°。

（　）164.角膜占眼球前方1/6，透明，外表面中央約3mm左右為球形弧面，周邊曲率半徑逐漸增大，呈非球面。橫徑大於縱徑，中央厚度約為0.5～0.7nm，邊厚約為1.1mm。

（　）165.角膜的纖維板層黃色透明，曲率不同；其間細胞數豐富，有血管，含水量恆定（約為72%～82%），折射率恆定（約為1.376），角膜的光透射比大於97%，占眼的總屈光度的70%～75%，約為40.00D～45.00D，是眼的主要屈光介質之一。

（　）166.正視眼看外界任何物體都要動用調節。

（　）167.用樹脂鏡片做無框漸進眼鏡時，開孔處的鏡片厚度應為1.2～2.0mm。

（　）168.樹脂拉絲漸進鏡片的邊厚應不小於1.5～2.0mm。

（　）169.屈光參差、高度近視且無眼前部疾病不能夠配戴隱形眼鏡。

（　）170.角膜接觸鏡與框架眼鏡近視調節差異是遠視眼戴角膜接觸鏡比戴框架眼鏡視近時付出的調節多。

（　）171.透過凸透鏡框架眼鏡所看到的像呈鈍角狀變形。

（　）172.使用瞳距尺測量單側瞳距時，檢查者與被檢者視線應在同一高度，根據角膜反光點測讀單眼瞳距。

（　）173.檢查者與被檢者正面對坐，視線保持同一高度，被檢者戴上調整好的鏡架。將瞳高測量儀夾在鏡架上，使瞳高測量儀對稱地處於鼻樑兩側。調節測量儀上的調節旋鈕，使黑色的水平刻度線對準瞳孔中心，鏡架下外側緣處所對的刻度數值即為瞳高。

（　）174.檢查者與被檢者視線保持同一高度，請顧客直視，將筆式電筒置於檢查者的左眼下，閉右眼，觀察顧客右角膜反光點在已畫樣片上的垂直瞳距線上

的位置，在瞳距線上相對瞳孔中心的位置畫一橫線。重複以上步驟測量另一眼的近用瞳距。

( )175.瞳高的常見測量方法包括使用瞳高測量儀和標記襯片兩種方法。

( )176.使用筆式電筒測量近用瞳距、瞳高時，電筒要置於檢查者檢查眼的正下方，直射被檢查眼。

( )177.使用標記襯片測量瞳高後，用漸進鏡測量卡讀取數據的方法為：將標記完瞳孔反光點的鏡架置於漸進鏡測量卡上，使襯片上標記的水平線對準「0」刻度線，則鏡架下內側緣所對的刻度值即為被檢者的瞳高值。

( )178.鏡架幾何中心水平距為70mm，單側瞳距為32mm，則水平移心量為3mm。

( )179.無模板磨邊機加工漸進眼鏡的步驟包括：使用定中心儀。

( )180.加工漸進眼鏡時注意移心時要保持鏡片的隱性刻印的連線與模板的水平中心線平行，還要注意模板與鏡片的鼻側和上側同向。

( )181.改變無框眼鏡模板形狀時，可移動模板的中心位置，並要使模板樁頭處的形狀與鏡架樁頭形狀一致，以防裝片後樁頭處有縫隙。

( )182.使用開漕機的正確步驟是：夾緊鏡片；確定開漕位置；選擇開漕深度；確定導輪定位方式；加工鏡片溝槽。

( )183.半框眼鏡加工時，以鏡片邊緣厚度（以最厚處為基準），確定開漕的位置，調整兩導輪的距離。

( )184.一般鏡片開漕深度選擇在深度調節鈕上刻字2～5範圍內。

( )185.半框眼鏡裝配漸進多焦點鏡片的順序是：裝上尼龍絲；將尼龍絲嵌入鏡片的U型槽；將鏡片上緣放入鏡架的溝槽；確認裝配結果是否符合要求；調整眼鏡。

( )186.無框眼鏡裝配漸進多焦點鏡片的方法是：檢查鏡片的磨邊質量與尺寸式樣，檢查鏡片上的鑽孔與鏡架上的螺孔在靠近鏡片中心處是否內切，螺絲穿入後是否起到銷子的作用；裝配鏡片；檢查兩鏡片的四個隱性刻印的連線與鏡架垂直基準線是否平行；整理眼鏡。

( )187.塑料鏡架裝配漸進多焦點眼鏡時應注意：鏡架加熱要集中防止鏡架變形；加熱時不要加熱鏡片；檢查兩鏡片的四個隱性刻印的連線與鏡架水平基準

線是否平行。

( ) 188.無框眼鏡裝配的步驟為：檢查鏡片質量與尺寸樣式；檢查鑽孔是否合格；調整眼鏡；裝配鏡架鏡片。

( ) 189.無框眼鏡裝配時，應注意螺絲長度與鏡片厚度相配合，旋螺絲釘時不可過鬆，防止鏡片破裂。

( ) 190.在漸進鏡片中下加光度位於鼻側隱形小刻印下方。

( ) 191.變色眼鏡鏡片的基色應基本一致。

( ) 192.無框眼鏡不應存在因螺絲旋得過緊而引起的嚴重崩邊，用目視檢查。

( ) 193.對玳瑁材質鏡架整形，加熱的方法是熱水加熱或用微火慢慢加熱，以防玳瑁材質變形。

( ) 194.無框眼鏡整形時，對材質較硬的打孔架一定要先卸下鏡腿，然後再調整。

( ) 195.對無框眼鏡的整形的步驟是：在裝配鏡片後，首先要檢查整體外觀，檢查鏡片打孔的位置是否合適，調整鏡片使之形狀大小一致，然後調整兩鏡片使之在一條線等。

( ) 196.對無框眼鏡的調整，兩鏡片不在一條線，螺絲已上牢，應檢查是否鼻托處扭曲，並進行調整。

( ) 197.校配無框眼鏡時，在觀察配鏡者的臉型，根據配鏡者臉型進行校配的其他步驟之前，應首先檢查鼻托合適與否。

( ) 198.校配無框眼鏡時，緊固打孔鏡螺絲的工具是外六角管套。

( ) 199.自動磨邊機使用的環境要求是：保證儀器在高溫和乾淨清潔的環境中使用，同時避免陽光直射，且乾燥通風。

( ) 200.系統管理原則的作用為：可降低人力資源管理過程的成本，能夠把這些過程與組織的需要相結合，並造就一支有能力的勞動力隊伍。

模擬試卷（一）解答

一、選擇題（第1題～第160題。選擇一個正確的答案，將相應的字母填入題內的括號中。每題0.5分，滿分80分）

1.A	2.D	3.D	4.D	5.D	6.D	7.D	8.C	9.C	10.A
11.D	12.A	13.A	14.A	15.D	16.C	17.B	18.D	19.D	20.C
21.D	22.D	23.D	24.D	25.C	26.D	27.D	28.D	29.D	30.C
31.D	32.C	33.C	34.D	35.D	36.C	37.A	38.D	39.A	40.D
41.D	42.C	43.D	44.C	45.B	46.C	47.B	48.D	49.D	50.D
51.D	52.D	53.D	54.C	55.B	56.D	57.D	58.C	59.A	60.B
61.C	62.D	63.A	64.B	65.D	66.B	67.A	68.D	69.D	70.B
71.C	72.D	73.B	74.C	75.C	76.C	77.A	78.D	79.B	80.A
81.B	82.D	83.D	84.C	85.C	86.D	87.A	88.C	89.D	90.A
91.C	92.B	93.A	94.A	95.A	96.A	97.A	98.B	99.A	100.A
101.A	102.A	103.B	104.D	105.A	106.C	107.D	108.D	109.D	110.D
111.A	112.D	113.D	114.C	115.D	116.C	117.B	118.D	119.D	120.D
121.D	122.A	123.C	124.B	125.B	126.D	127.C	128.C	129.D	130.D
131.D	132.D	133.A	134.D	135.D	136.D	137.D	138.D	139.D	140.D
141.D	142.D	143.D	144.A	145.D	146.C	147.A	148.A	149.C	150.A
151.C	152.D	153.A	154.D	155.A	156.B	157.B	158.C	159.C	160.B

二、是非題（第161題～第200題。將判斷結果填入括號中。正確的填「✓」，錯誤的填「×」。每題0.5分，滿分20分）

161.×	162.×	163.×	164.×	165.×	166.×	167.✓	168.×	169.×	170.×
171.✓	172.×	173.×	174.×	175.×	176.×	177.×	178.×	179.×	180.✓
181.×	182.×	183.×	184.✓	185.×	186.×	187.×	188.×	189.✓	190.×
191.×	192.×	193.×	194.✓	195.×	196.×	197.×	198.×	199.×	200.×

模擬試卷（二）解答

一、選擇題（第1題～第160題。選擇一個正確的答案，將相應的字母填入題內的括號中。每題0.5分，滿分80分）

1.A	2.A	3.D	4.D	5.D	6.C	7.C	8.A	9.D	10.A
11.D	12.C	13.C	14.C	15.D	16.C	17.B	18.A	19.D	20.D
21.A	22.C	23.D	24.D	25.D	26.D	27.C	28.D	29.D	30.C
31.D	32.C	33.A	34.D	35.D	36.D	37.A	38.A	39.D	40.C
41.C	42.A	43.A	44.D	45.A	46.C	47.A	48.A	49.C	50.D
51.C	52.D	53.A	54.D	55.B	56.C	57.D	58.A	59.A	60.B
61.D	62.C	63.B	64.A	65.B	66.D	67.C	68.D	69.B	70.C
71.D	72.B	73.C	74.C	75.C	76.A	77.D	78.B	79.A	80.D
81.B	82.C	83.D	84.C	85.C	86.A	87.C	88.D	89.A	90.D
91.B	92.A	93.A	94.C	95.A	96.A	97.A	98.A	99.A	100.A
101.A	102.A	103.B	104.D	105.A	106.C	107.D	108.D	109.A	110.D
111.A	112.C	113.D	114.D	115.D	116.A	117.D	118.D	119.C	120.D
121.D	122.C	123.D	124.D	125.D	126.D	127.B	128.B	129.D	130.C
131.D	132.D	133.D	134.A	135.D	136.D	137.D	138.D	139.D	140.D
141.D	142.D	143.D	144.D	145.A	146.D	147.C	148.A	149.A	150.A
151.D	152.A	153.D	154.A	155.B	156.B	157.B	158.C	159.C	160.B

二、是非題（第161題～第200題。將判斷結果填入括號中。正確的填「✓」，錯誤的填「×」。每題0.5分，滿分20分）

161.×	162.×	163.×	164.×	165.×	166.✓	167.×	168.✓	169.×	170.✓
171.×	172.×	173.✓	174.×	175.×	176.✓	177.×	178.×	179.×	180.✓
181.×	182.×	183.×	184.✓	185.×	186.×	187.×	188.×	189.×	190.×
191.×	192.×	193.×	194.×	195.×	196.✓	197.×	198.×	199.×	200.×

模擬試卷（三）解答

一、選擇題（第1題～第160題。選擇一個正確的答案，將相應的字母填入題內的括號中。每題0.5分，滿分80分）

1.A	2.D	3.D	4.D	5.D	6.A	7.A	8.D	9.A	10.D
11.C	12.A	13.D	14.C	15.B	16.D	17.A	18.D	19.B	20.D
21.D	22.D	23.A	24.C	25.D	26.D	27.D	28.C	29.D	30.C
31.D	32.D	33.C	34.C	35.A	36.D	37.A	38.D	39.A	40.B
41.A	42.B	43.C	44.A	45.A	46.A	47.B	48.D	49.D	50.A
51.B	52.A	53.A	54.C	55.D	56.C	57.A	58.D	59.B	60.C
61.D	62.A	63.C	64.B	65.A	66.C	67.D	68.B	69.C	70.D
71.B	72.C	73.C	74.C	75.A	76.D	77.B	78.B	79.A	80.D
81.D	82.B	83.C	84.D	85.D	86.C	87.D	88.A	89.C	90.D
91.C	92.C	93.B	94.A	95.A	96.C	97.A	98.B	99.A	100.A
101.A	102.D	103.D	104.A	105.B	106.D	107.D	108.D	109.D	110.D
111.D	112.D	113.D	114.A	115.D	116.D	117.D	118.D	119.D	120.D
121.D	122.D	123.D	124.A	125.C	126.B	127.B	128.D	129.C	130.C
131.D	132.D	133.D	134.D	135.A	136.D	137.D	138.D	139.D	140.D
141.D	142.D	143.D	144.D	145.D	146.D	147.A	148.B	149.C	150.A
151.A	152.A	153.C	154.D	155.A	156.B	157.B	158.B	159.C	160.C

二、是非題（第161題～第200題。將判斷結果填入括號中。正確的填「✓」，錯誤的填「×」。每題0.5分，滿分20分）

161.✓	162.×	163.×	164.×	165.×	166.✓	167.×	168.×	169.✓	170.×
171.×	172.✓	173.×	174.✓	175.×	176.×	177.×	178.×	179.✓	180.×
181.×	182.×	183.×	184.×	185.×	186.×	187.×	188.×	189.×	190.×
191.×	192.×	193.×	194.×	195.×	196.×	197.×	198.×	199.×	200.✓

模擬試卷（四）解答

一、選擇題（第1題～第160題。選擇一個正確的答案，將相應的字母填入題內的括號中。每題0.5分，滿分80分）

1.A	2.D	3.D	4.D	5.D	6.C	7.A	8.A	9.A	10.D
11.D	12.B	13.D	14.C	15.B	16.D	17.D	18.D	19.A	20.D
21.D	22.D	23.A	24.C	25.B	26.D	27.D	28.C	29.C	30.D
31.C	32.A	33.A	34.A	35.D	36.A	37.C	38.A	39.D	40.A
41.D	42.A	43.D	44.A	45.D	46.B	47.B	48.B	49.D	50.D
51.C	52.A	53.B	54.C	55.D	56.A	57.A	58.B	59.D	60.C
61.C	62.B	63.B	64.D	65.C	66.D	67.B	68.C	69.D	70.B
71.C	72.C	73.C	74.A	75.D	76.B	77.B	78.A	79.D	80.B
81.B	82.C	83.D	84.D	85.C	86.C	87.D	88.A	89.D	90.D
91.C	92.B	93.A	94.A	95.B	96.A	97.A	98.D	99.C	100.A
101.A	102.B	103.D	104.A	105.C	106.D	107.D	108.A	109.D	110.B
111.C	112.D	113.D	114.A	115.D	116.C	117.D	118.D	119.C	120.B
121.D	122.D	123.D	124.D	125.D	126.A	127.C	128.B	129.B	130.D
131.C	132.C	133.D	134.D	135.A	136.D	137.D	138.D	139.D	140.D
141.D	142.D	143.D	144.D	145.D	146.B	147.C	148.A	149.A	150.C
151.A	152.D	153.D	154.A	155.B	156.B	157.B	158.C	159.C	160.B

二、是非題（第161題～第200題。將判斷結果填入括號中。正確的填「✓」，錯誤的填「×」。每題0.5分，滿分20分）

161.✓	162.×	163.×	164.×	165.×	166.×	167.×	168.×	169.✓	170.×
171.×	172.×	173.✓	174.✓	175.×	176.×	177.×	178.✓	179.×	180.×
181.×	182.×	183.×	184.×	185.×	186.×	187.×	188.×	189.×	190.×
191.×	192.×	193.×	194.×	195.×	196.✓	197.×	198.×	199.×	200.×

模擬試卷（五）解答

一、選擇題（第1題～第160題。選擇一個正確的答案，將相應的字母填入題內的括號中。每題0.5分，滿分80分）

1.A	2.A	3.D	4.D	5.D	6.D	7.D	8.A	9.B	10.A
11.D	12.A	13.B	14.D	15.C	16.B	17.D	18.C	19.D	20.B
21.D	22.D	23.D	24.C	25.C	26.D	27.D	28.D	29.C	30.C
31.D	32.C	33.C	34.D	35.D	36.A	37.D	38.D	39.A	40.D
41.D	42.B	43.D	44.A	45.A	46.B	47.D	48.D	49.A	50.A
51.D	52.C	53.D	54.C	55.A	56.A	57.B	58.C	59.D	60.A
61.B	62.D	63.C	64.C	65.B	66.A	67.A	68.C	69.B	70.C
71.D	72.B	73.C	74.C	75.A	76.D	77.B	78.B	79.D	80.B
81.B	82.D	83.D	84.C	85.D	86.A	87.C	88.D	89.D	90.A
91.D	92.A	93.A	94.C	95.A	96.B	97.B	98.A	99.C	100.D
101.A	102.A	103.D	104.C	105.D	106.D	107.A	108.D	109.A	110.C
111.D	112.D	113.A	114.D	115.D	116.D	117.D	118.C	119.B	120.D
121.D	122.D	123.D	124.D	125.A	126.C	127.B	128.C	129.C	130.D
131.D	132.A	133.D	134.D	135.D	136.D	137.D	138.D	139.D	140.D
141.D	142.D	143.D	144.A	145.D	146.B	147.C	148.A	149.A	150.C
151.A	152.C	153.D	154.A	155.D	156.A	157.B	158.B	159.C	160.C

二、是非題（第161題～第200題。將判斷結果填入括號中。正確的填「✓」，錯誤的填「✗」。每題0.5分，滿分20分）

161.✗	162.✗	163.✗	164.✗	165.✓	166.✗	167.✗	168.✓	169.✗	170.✓
171.✗	172.✗	173.✗	174.✓	175.✗	176.✗	177.✗	178.✗	179.✓	180.✗
181.✗	182.✗	183.✓	184.✗	185.✗	186.✗	187.✗	188.✗	189.✗	190.✗
191.✗	192.✗	193.✓	194.✗	195.✗	196.✗	197.✓	198.✗	199.✗	200.✓

模擬試卷（六）解答

一、選擇題（第1題～第160題。選擇一個正確的答案，將相應的字母填入題內的括號中。每題0.5分，滿分80分）

1.A	2.A	3.D	4.D	5.D	6.D	7.D	8.D	9.D	10.C
11.B	12.C	13.D	14.C	15.B	16.D	17.B	18.C	19.A	20.D
21.D	22.A	23.C	24.A	25.D	26.D	27.C	28.C	29.D	30.C
31.A	32.D	33.A	34.D	35.A	36.B	37.C	38.B	39.B	40.D
41.D	42.D	43.A	44.C	45.A	46.D	47.C	48.B	49.D	50.D
51.A	52.D	53.B	54.C	55.D	56.A	57.A	58.B	59.C	60.C
61.B	62.A	63.D	64.B	65.C	66.D	67.B	68.C	69.C	70.A
71.D	72.B	73.B	74.A	75.D	76.B	77.B	78.D	79.A	80.C
81.D	82.D	83.A	84.D	85.C	86.B	87.A	88.C	89.A	90.B
91.A	92.A	93.C	94.C	95.D	96.A	97.A	98.B	99.D	100.D
101.D	102.D	103.D	104.D	105.C	106.D	107.D	108.D	109.D	110.D
111.C	112.D	113.D	114.C	115.B	116.D	117.D	118.D	119.D	120.D
121.A	122.C	123.B	124.B	125.D	126.C	127.C	128.D	129.D	130.D
131.D	132.D	133.D	134.D	135.D	136.D	137.D	138.D	139.D	140.D
141.A	142.D	143.D	144.B	145.C	146.A	147.A	148.C	149.A	150.D
151.A	152.D	153.A	154.B	155.B	156.B	157.B	158.C	159.C	160.B

二、是非題（第161題～第200題。將判斷結果填入括號中。正確的填「✓」，錯誤的填「✗」。每題0.5分，滿分20分）

161.✗	162.✗	163.✗	164.✗	165.✓	166.✗	167.✓	168.✗	169.✗	170.✓
171.✗	172.✗	173.✗	174.✗	175.✗	176.✗	177.✗	178.✓	179.✗	180.✗
181.✗	182.✗	183.✓	184.✗	185.✗	186.✗	187.✗	188.✗	189.✗	190.✗
191.✗	192.✗	193.✗	194.✗	195.✗	196.✗	197.✗	198.✓	199.✓	200.✓

模擬試卷（七）解答

一、選擇題（第1題～第160題。選擇一個正確的答案，將相應的字母填入題內的括號中。每題0.5分，滿分80分）

1.A	2.A	3.D	4.D	5.D	6.D	7.C	8.B	9.A	10.A
11.D	12.B	13.D	14.D	15.C	16.C	17.C	18.A	19.D	20.D
21.A	22.C	23.B	24.D	25.D	26.C	27.C	28.C	29.D	30.C
31.C	32.A	33.D	34.A	35.D	36.A	37.A	38.D	39.D	40.B
41.D	42.A	43.A	44.A	45.D	46.D	47.A	48.D	49.A	50.C
51.D	52.A	53.D	54.B	55.A	56.C	57.D	58.A	59.A	60.B
61.D	62.C	63.C	64.B	65.A	66.C	67.D	68.C	69.C	70.C
71.A	72.D	73.B	74.B	75.A	76.D	77.D	78.B	79.B	80.C
81.D	82.D	83.D	84.A	85.D	86.A	87.C	88.B	89.A	90.A
91.C	92.A	93.B	94.A	95.D	96.D	97.C	98.C	99.A	100.A
101.B	102.D	103.C	104.D	105.D	106.D	107.A	108.D	109.D	110.D
111.A	112.D	113.D	114.C	115.D	116.D	117.C	118.B	119.D	120.D
121.D	122.D	123.A	124.B	125.B	126.D	127.C	128.C	129.D	130.D
131.D	132.D	133.A	134.D	135.D	136.D	137.D	138.D	139.D	140.D
141.D	142.D	143.D	144.D	145.D	146.D	147.D	148.B	149.C	150.A
151.A	152.C	153.A	154.A	155.B	156.B	157.B	158.B	159.C	160.B

二、是非題（第161題～第200題。將判斷結果填入括號中。正確的填「✓」，錯誤的填「×」。每題0.5分，滿分20分）

161.×	162.×	163.×	164.×	165.×	166.✓	167.×	168.✓	169.×	170.×
171.×	172.✓	173.×	174.×	175.×	176.✓	177.✓	178.×	179.✓	180.×
181.✓	182.×	183.×	184.×	185.×	186.×	187.×	188.×	189.×	190.×
191.×	192.×	193.✓	194.×	195.×	196.×	197.×	198.×	199.×	200.×

模擬試卷（八）解答

一、選擇題（第1題～第160題。選擇一個正確的答案，將相應的字母填入題內的括號中。每題0.5分，滿分80分）

1.A	2.D	3.D	4.C	5.C	6.A	7.A	8.D	9.D	10.B
11.D	12.B	13.D	4.B	15.A	16.A	17.D	18.D	19.A	20.C
21.A	22.D	23.D	24.C	25.D	26.D	27.C	28.D	29.D	30.C
31.D	32.A	33.D	34.D	35.A	36.A	37.C	38.B	39.B	40.D
41.A	42.D	43.A	44.A	45.A	46.C	47.B	48.D	49.D	50.C
51.B	52.A	53.C	54.D	55.D	56.C	57.C	58.B	59.A	60.B
61.D	62.C	63.D	64.B	65.C	66.D	67.B	68.C	69.C	70.C
71.A	72.D	73.B	74.B	75.A	76.D	77.B	78.B	79.C	80.D
81.D	82.C	83.D	84.C	85.D	86.D	87.A	88.C	89.C	90.B
91.A	92.C	93.A	94.B	95.A	96.B	97.A	98.A	99.A	100.B
101.A	102.C	103.D	104.D	105.D	106.D	107.B	108.C	109.D	110.D
111.A	112.D	113.D	114.C	115.D	116.D	117.C	118.D	119.D	120.D
121.D	122.D	123.A	124.C	125.B	126.B	127.C	128.C	129.D	130.D
131.A	132.D	133.D	134.D	135.D	136.D	137.D	138.D	139.D	140.D
141.D	142.D	143.D	144.B	145.C	146.A	147.A	148.C	149.A	150.C
151.D	152.A	153.D	154.A	155.B	156.B	157.B	158.B	159.C	160.B

二、是非題（第161題～第200題。將判斷結果填入括號中。正確的填「✓」，錯誤的填「×」。每題0.5分，滿分20分）

161.✓	162.×	163.×	164.×	165.×	166.×	167.×	168.×	169.×	170.×
171.×	172.×	173.×	174.×	175.×	176.×	177.×	178.×	179.✓	180.×
181.×	182.✓	183.×	184.×	185.×	186.×	187.×	188.×	189.×	190.×
191.×	192.×	193.×	194.✓	195.×	196.×	197.×	198.×	199.✓	200.×

模擬試卷（九）解答

一、選擇題（第1題～第160題。選擇一個正確的答案，將相應的字母填入題內的括號中。每題0.5分，滿分80分）

1.A	2.A	3.D	4.D	5.D	6.D	7.D	8.C	9.A	10.A
11.C	12.D	13.C	14.A	15.D	16.C	17.B	18.D	19.D	20.B
21.D	22.D	23.D	24.C	25.D	26.D	27.D	28.D	29.C	30.C
31.D	32.C	33.C	34.C	35.D	36.A	37.A	38.D	39.D	40.A
41.A	42.D	43.C	44.A	45.B	46.A	47.A	48.C	49.A	50.B
51.D	52.B	53.D	54.D	55.C	56.A	57.A	58.D	59.B	60.A
61.C	62.D	63.A	64.A	65.B	66.C	67.C	68.B	69.A	70.B
71.D	72.C	73.B	74.C	75.D	76.C	77.C	78.C	79.A	80.B
81.D	82.D	83.B	84.B	85.C	86.D	87.D	88.C	89.D	90.D
91.A	92.D	93.C	94.C	95.C	96.B	97.A	98.C	99.A	100.B
101.A	102.A	103.C	104.A	105.B	106.A	107.B	108.D	109.A	110.C
111.A	112.D	113.D	114.C	115.D	116.D	117.D	118.D	119.C	120.D
121.D	122.C	123.D	124.D	125.D	126.D	127.B	128.D	129.C	130.C
131.D	132.D	133.D	134.D	135.A	136.D	137.D	138.D	139.D	140.D
141.D	142.D	143.D	144.D	145.C	146.A	147.C	148.A	149.C	150.D
151.A	152.D	153.A	154.B	155.B	156.B	157.B	158.C	159.C	160.B

二、是非題（第161題～第200題。將判斷結果填入括號中。正確的填「✓」，錯誤的填「✗」。每題0.5分，滿分20分）

161.✗	162.✗	163.✓	164.✗	165.✓	166.✗	167.✗	168.✗	169.✗	170.✓
171.✓	172.✗	173.✗	174.✓	175.✗	176.✗	177.✓	178.✗	179.✗	180.✗
181.✗	182.✗	183.✗	184.✗	185.✗	186.✗	187.✗	188.✗	189.✗	190.✗
191.✗	192.✗	193.✓	194.✗	195.✓	196.✗	197.✗	198.✗	199.✗	200.✗

模擬試卷（十）解答

一、選擇題（第1題～第160題。選擇一個正確的答案，將相應的字母填入題內的括號中。每題0.5分，滿分80分）

1.A	2.A	3.D	4.D	5.D	6.D	7.D	8.D	9.C	10.D
11.C	12.C	13.B	14.D	15.C	16.B	17.D	18.A	19.D	20.B
21.D	22.D	23.D	24.A	25.C	26.D	27.D	28.D	29.D	30.D
31.C	32.C	33.D	34.D	35.C	36.A	37.D	38.A	39.D	40.D
41.C	42.B	43.C	44.A	45.A	46.D	47.A	48.B	49.D	50.B
51.D	52.D	53.C	54.A	55.C	56.D	57.A	58.B	59.D	60.C
61.C	62.B	63.A	64.B	65.D	66.C	67.D	68.B	69.C	70.D
71.B	72.C	73.C	74.C	75.A	76.D	77.B	78.B	79.A	80.D
81.B	82.D	83.D	84.C	85.C	86.D	87.C	88.B	89.A	90.A
91.C	92.A	93.B	94.A	95.D	96.C	97.C	98.A	99.A	100.B
101.D	102.A	103.D	104.D	105.D	106.A	107.C	108.D	109.D	110.A
111.D	112.D	113.C	114.B	115.D	116.D	117.D	118.D	119.A	120.C
121.B	122.B	123.C	124.C	125.D	126.D	127.D	128.D	129.A	130.D
131.D	132.D	133.D	134.D	135.D	136.D	137.D	138.D	139.D	140.D
141.D	142.D	143.A	144.D	145.D	146.C	147.A	148.C	149.A	150.C
151.D	152.A	153.D	154.A	155.B	156.B	157.B	158.C	159.C	160.B

二、是非題（第161題～第200題。將判斷結果填入括號中。正確的填「✓」，錯誤的填「×」。每題0.5分，滿分20分）

161.×	162.×	163.×	164.✓	165.×	166.×	167.×	168.×	169.×	170.×
171.×	172.✓	173.×	174.×	175.✓	176.×	177.✓	178.×	179.×	180.✓
181.×	182.×	183.×	184.×	185.×	186.×	187.×	188.×	189.×	190.×
191.×	192.×	193.×	194.×	195.×	196.×	197.×	198.✓	199.×	200.×

延伸閱讀
能源與光電系列叢書

OLED：夢幻顯示器
Materials and Devices of Dream Displays・OLED 材料與元件

陳金鑫、黃孝文　著

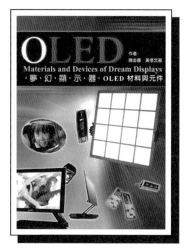

台灣OLED顯示科技的發展，從零到幾乎與世界各國並駕齊驅的規模與氣勢，可說是台灣光電產業中極為亮麗的「奇蹟」，這股OLED的研發熱潮幾乎無人可擋，從萌芽、生根而茁壯，台灣現在已堂堂擠入世界「第一」之列。

本書可分為五個單元，分別為技術介紹、基礎知識、小分子材料、元件與面板製程等。為了達到報導最新資訊的目的，在這新版中我們加入了近二年國際資訊顯示年會（SID）及相關期刊文獻的論文，及添加了幾乎所有新興OLED材料與元件的進展，包括新穎材料的發明，元件構造的改良，發光效率與功率的提昇，操作壽命的增長，高生產量的製程，還有高效率白光元件（WOLED），雷射RGB轉印技術（LITI，RIST及LIPS）及未來的主動（AM）可撓曲式面板等。書中各章新增的參考文獻大約有一百多篇及超過50張新的圖表。作者都用深入淺出的教學方法，「系統化」的整理，明確的詮釋，生動的講解，呈現給大家。

書號5DA1　　定價720元

光電科技與生活

林宸生　著

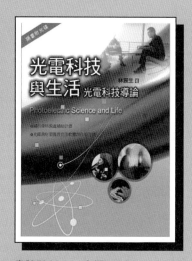

本書本書包含了光電科技技術之基本原理架構、發展應用及趨勢，內容採用淺顯易懂的表現方式，涵蓋了六大類光電產業範圍：「光電元件、光電顯示器、光輸出入、光儲存、光通訊、雷射及其他光電」，這些光電科技，都與我們日常生活息息相關。書中也強調一些生活中的簡易光電實驗，共分為兩大部分，分別為「一支雷射光筆可以作哪些光電實驗」與「結合電腦與光電的有趣實驗」，包含了：「光的繞射觀察」、「光的散射與折射」、「光的透鏡成像與焦散」、「光的偏振」、「雷射光的直線性」、「光的干涉」、「照他的形象」、「奇妙的條紋」、「針孔相機」等相關光電科技實驗。

您將發現光電科技早已融入我們日常生活中，本書則是讓您從日常生活中去體會光電科技。

書號5D93　　定價540元

光子晶體－從蝴蝶翅膀到奈米光子學
Photonic Crystals

欒丕綱、陳啓昌　著

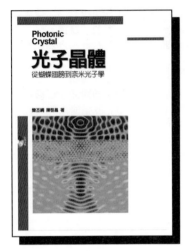

書號5D67　　定價480元

光子晶體就是人工製造的週期性介電質結構。1987年，兩位來自不同國家的科學家Eli Yablonovitch與Sajeev John不約而同地在理論上發現電磁波在週期性的介電質中的傳播模態具有頻帶結構。當某一電磁波的頻率恰巧落在光子晶體的禁制帶時，它將無法穿透光子晶體。

利用此一特性，各種反射器、波導與共振腔的設計紛紛被提出，成為有效操控電磁波行為的新手段。

光子晶體的實作是由在均勻介電質中週期性的挖洞，或是將介電質柱或介電質小球做週期性排列而成。早期的光子晶體結構較大，其工作頻率落在微波頻段。近年由於奈米製程的進步，使得工作頻率落在可見光區的各種光子晶體結構得以具體地實現，並成為奈米光學研究中最熱門的課題之一。本書詳細介紹光子晶體的理論、製作，以及應用，使讀者能從物理觀點到工程之面向都有深入的認識，為光子晶體相關課題研究（如：波導、LED、Laser等）必備之參考書籍。

光學設計達人必修的九堂課（附光碟）
DESIGN NINE COMPULSORY LESSONS OF THE PAST MASTER INF POTICS

黃忠偉、陳怡永、楊才賢、林宗彥　著

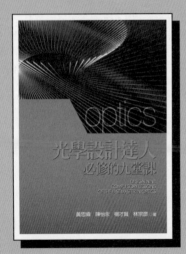

書號5DA6　　定價650元

本書主要是為了讓每一位對於光學領域有興趣的使用者，能透過圖形化介面(Graphical User Interface, GUI)的光學模擬軟體，進行一系列光學模擬設計與圖表分析。

本書主要分為三個部分：第一部份「入門範例操作說明」，經由翻譯FRED原廠（Photon Engineering LLC.）提供的Tutorial教學手冊，由淺入深幫助使用者快速掌握「軟體功能」，即使是沒有使用過光學軟體的初學者，也能輕鬆的上手；第二部份「應用實例」，內容涵蓋原廠所提供的三個案例，也是目前業界實際運用的案例，使用者可輕易的了解業界是如何應用模擬軟體來進行光學設計；第三部份「主題應用白皮書」，取材自原廠對外發佈的白皮書內容，使用者可了解FRED的最新功能及可應用的光學領域。

國家圖書館出版品預行編目資料

驗光配鏡職考題庫／朱泌錚，黃大明編著.
－－初版.－－臺北市：五南，2009.03
　　面；　公分
　ISBN 978-957-11-5348-3（平裝）
　1.眼鏡　2.驗光
　416.767　　　　　　　　　　　97015190

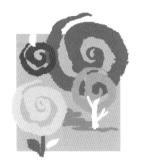

5DA9

驗光配鏡職考題庫

作　　　者 ― 朱泌錚(34.2)　黃大明(292.4)

發 行 人 ― 楊榮川

總 編 輯 ― 王翠華

主　　　編 ― 王者香

文字編輯 ― 李敏華

封面設計 ― 簡愷立

出 版 者 ― 五南圖書出版股份有限公司

地　　　址：106台北市大安區和平東路二段339號4樓

電　　　話：(02)2705-5066　　傳　　真：(02)2706-6100

網　　　址：http://www.wunan.com.tw

電子郵件：wunan@wunan.com.tw

劃撥帳號：01068953

戶　　　名：五南圖書出版股份有限公司

法律顧問　林勝安律師事務所　林勝安律師

出版日期　2009年 3 月初版一刷
　　　　　 2016年12月初版三刷

定　　　價　新臺幣450元